实用中医小方

李春深◎编著

U0245038

天津出版传媒集团

天津科学技术出版社

本书具有让你"时间耗费少，养生知识掌握好"的方法

免费获取专属于你的
《实用中医小方》阅读服务方案

循序渐进式阅读？省时高效式阅读？深入研究式阅读？由你选择！
建议配合二维码一起使用本书

微信扫描二维码
免费获取阅读方案

◆ **本书可免费获取三大个性化阅读服务方案**

1、**轻松阅读**：为你提供简单易懂的辅助阅读资源，每天读一点，简单了解本书知识；

2、**高效阅读**：为你提供高效阅读技巧，花少量时间掌握方法，专攻本书核心知识，快速掌握本书精华；

3、**深度阅读**：为你提供更全面、更深度的拓展阅读资源，辅助你对本书知识进行深入研究，透彻理解，牢固掌握本书知识。

◆ **个性化阅读服务方案三大亮点**

时间管理
科学时间计划

阅读资料
精准资料匹配

社群共读
阅读心得交流

★不论你只是想循序渐进，轻松阅读本书，还是想掌握方法，快速阅读本书，或者想获取丰富资料，对本书知识进行深入研究，都可以通过微信扫描【本页】的二维码，根据指引，选择你的阅读方式，免费获得专属于你的个性化读书方案。帮你时间花的少，阅读效果好。

图书在版编目（CIP）数据

实用中医小方／李春深编著 .--天津：天津科学技术出版社，2020.5

ISBN 978-7-5576-5852-6

Ⅰ.①实… Ⅱ.①李… Ⅲ.①验方-汇编 Ⅳ.①R289.5

中国版本图书馆 CIP 数据核字（2019）第 051570 号

实用中医小方
SHIYONGZHONGYIXIAOFANG
责任编辑：孟祥刚

出　　版：	天津出版传媒集团 天津科学技术出版社
地　　址：	天津市西康路 35 号
邮　　编：	300051
电　　话：	（022）23332390
网　　址：	www.tjkjcbs.com.cn
发　　行：	新华书店经销
印　　刷：	三河市恒升印装有限公司

开本 670×960　1/16　印张 20　字数 500 000
2020 年 5 月第 1 版第 1 次印刷
定价：68.00 元

前 言

中医学源远流长，绵延数千载，是世界科学史上具有独特理论体系和卓越临床疗效的一门自然科学，它曾为中华民族的繁荣昌盛和人类的文明做出了巨大贡献。时至今日，中医界同道在"继承不离古，发扬不离宗"的精神指导下，面对新世纪的机遇和挑战，注重传承，勇于创新，涌现出一大批医德高尚，成绩卓著的名医名家。他们经过几十年的苦心研读和潜心实践，积累了大量的临床经验，并著书立说，留下宝贵的文献资料。这些文献既有丰富的中医理论，也有屡试屡爽的治病良方。为归纳整理这些珍贵文献，也为方便广大患者，我们组织人员编写了这本《实用中医小方》，以求实现求全致用，造福人民的目的。

中医学理论的《黄帝内经》，与药物学的《神农本草》到《本草纲目》，病与药的阴阳五行生克，自神农尝百草，日中七十毒，诸药的性味，有毒、无毒，及其祛毒、炮制方法，对人之适应，成方的配伍禁忌，到君臣佐使，入何经络，对疾病的疗效，皆有详载条述，乃诸先贤累积的经验，五行生克与药物的君臣佐使，甚至出神入化的使用以达到治疗的目的，免除药物对人体的危害（副作用）都有很翔实的记载。

中国医学是以人类实际生活与整个变化的宇宙为实验室，即疾病由日常生活中罹患，而疾病的痊愈，亦可在日常生活中寻求自然的解决之法。中医以其智慧，面对大自然环境的各种冲击与适应，不论在任何变因之下，皆以"中医小方"不变应万变，为人们的医疗健康保驾护航。

目　录

第一章　常见传染病

第二章　内科常见疾病

第五章　外科常见疾病

第六章　骨科常见病

第七章　男科常见疾病

第八章 眼科常见疾病

第九章 耳鼻喉科常见疾病

第一章　常见传染病

（一）流行性感冒

流行性感冒简称流感，是由流感病毒引起的急性呼吸道传染病。由于对流感一无所知，曾使人们误以为这种病是上帝的惩罚，并把它命名为"Influenza"，意即"被魔鬼侵入"。本病临床特点为起病急，病程短，有高热、恶寒、头痛、乏力、全身酸痛等中毒症状和轻微呼吸道症状，有的也可出现消化道症状。本病主要通过空气、飞沫传播，具有高度传染性，且常发生抗原性变异而引起流感反复流行和大流行。本病一年四季均可发病，以冬春季节多见。临床分典型流感、轻型流感、肺炎型流感、胃肠型流感、中毒型流感、神经型流感等。绝大多数的病人表现为典型流感，人群普遍易感，病后无持久免疫力，可反复患病。老年人以及患有各种慢性病或者体质虚弱者患流感后容易出现严重并发症，病死率较高。临床血常规检查显示白细胞总数正常或减少，淋巴细胞相对增加，嗜酸性粒细胞消失；如合并细菌感染时，白细胞计数及中性粒细胞可显著增多；病毒抗原检查有助于早期诊断。

本病属于祖国医学"时行感冒"范畴。临床上可分为外感风寒、外感风热、外感暑湿、外感风燥四个证型。（1）外感风寒型，症见恶寒重，发热轻，无汗，头痛乏力，鼻塞流清涕，喷嚏，咽痒，痰少色白，舌淡红、苔薄白，脉浮紧。治宜辛温发散，宣肺解表。（2）外感风热型，症见发热重，微恶风寒，微汗出，头身疼痛，咳嗽，痰黄稠，鼻塞，流黄涕，咽喉肿痛，口干微渴，舌质红、苔薄黄，脉浮数。治宜辛凉解表，清热宣肺。（3）外感暑湿型，症见身热，微恶风寒，无汗或汗出不畅，头昏脑胀，肢倦酸痛沉重，咳嗽痰稠，鼻流浊涕，胸闷心烦，口渴不饮，或口中粘腻，脘痞，泛恶，小便短赤，或大便溏薄，舌苔薄黄或腻，脉濡数。治宜祛暑解表，化湿和中。（4）外感风燥型，症见发热头痛，微恶风，口干鼻燥，咽痛声哑，干咳少痰或夹血丝，胸胁疼痛，乏力易倦，舌质干红、苔少，脉浮数。治宜辛凉清解，润燥肃肺。

【方一】葱豉汤

【来源】《孟诜方》

【组成】 连须葱白30克，淡豆豉10克，生姜3片，黄酒30克。

【用法】 将葱白、淡豆豉、生姜加水500克，煎沸再加黄酒煎煮。热服，服后盖被取汗。

【功效】 解表和中。

【主治】 外感风寒型流行性感冒。

【方二】葱姜汤

【来源】 验方

【组成】 葱白连须3~5根，生姜5片，红糖适量。

【用法】 取上药加水煎300毫升。顿服。

【功效】 调和营卫，发表散邪。

【主治】 流行性感冒，属外感风寒型，恶寒重，发热轻，无汗，流清涕，打喷嚏，咽痒，痰少色白。

（二）麻疹

麻疹由麻疹病毒所引起的急性呼吸道传染病。主要症状有发热、上呼吸道炎、眼结膜炎等。而以皮肤出现红色斑丘疹和颊黏膜上有麻疹黏膜斑为其特征。麻疹传染性极强，人类为唯一自然宿主。急性患者为本病最重要的传染源。多发于冬春两季，小儿多见。临床分为三期。（1）疹前期：3~5日。症状有发热及上呼吸道卡他症状，发热低到中等，亦有突发高热伴惊厥者。流鼻涕、刺激性干咳、眼结膜充血、流泪、畏光等日渐加重，精神不振、厌食、肺部可闻到干啰音。幼儿常有呕吐、腹泻，在软腭、硬腭弓出现红色细小内疹。第2~3日可于双侧近臼齿颊黏膜处出现细砂样灰白色小点，绕以红晕，称麻疹黏膜斑，为本病早期特征，也可见于下唇内侧及牙龈黏膜，偶见于上腭，一般维持16~18小时，有时1~2日，多于出疹后1~2日内消失。发热至疹点开始出现，约3天。（2）出疹期：3~5日后，全身症状及上呼吸道症状加剧，体温高达 40℃，精神萎靡、嗜睡、厌食。出疹顺序：耳后发际、面颈部、胸、背、腹及四肢，2～3 日内遍及手心、足底，此时头面部皮疹开始隐退。皮疹 2～3mm 大小，初呈淡红色，散在，后渐密集呈鲜红色，再转为暗红色，疹间皮肤正常。出疹时全身淋巴结、肝、脾可肿大，肺部可闻干粗啰音。疹点开始出现至透发完毕，约 3 天。

(3) 恢复期：皮疹出齐后按出疹顺序隐退，留有棕色色素斑，伴糠麸样脱屑，存在 2～3 周。随皮疹隐退全身症状减轻，热退，精神、食欲好转，咳嗽痊愈。10～14 天。病后产生持久免疫力，很少第二次患病。预防本病采用麻疹减毒活疫苗接种。孩子得了麻疹如无并发症应在家中隔离。隔离时间为 5 天，有并发症者需延长至 10 大。

中医名麻疹，又称痧子，属温病范畴，早在公元二世纪的医学著作《金匮要略》中已有记载。中医学认为本病系内蕴疫毒，外感时疫，热毒侵犯肺脾二经所致。临床一般分为初热期、见形期、收没期三期。(1) 初热期：症见发热，干咳，泪多，羞明，颊黏膜上散布灰白色小点，量少，舌淡红、苔微黄、脉浮数。治宜辛凉透表，宣毒泄热。(2) 见形期：症见发热重，皮肤出现稀疏不规则的红色斑丘疹，疹间皮肤正常，始见于耳后、颈部，沿着发际边缘一天内向下发展，遍及面部、躯干及上肢，皮疹压之褪色，口干，尿赤，舌红、苔黄，脉数或滑数。治宜清热解毒，透疹外出。(3) 收没期：症见于出疹 3～4 天后，疹出热渐退，皮疹亦开始消退，消退顺序与出疹顺序相同，退疹后，皮肤留有糠麸状脱屑及棕色色素沉着，肢倦体乏，舌红、苔黄或白，脉细数。治宜养阴清热，扶正祛邪。

【方一】 红萝卜芫荽汤
【来源】 验方
【组成】 红萝卜 50～100 克，芫荽（香菜）30 克。
【用法】 将红萝卜、芫荽同煎汤。每日 2 次，适量饮服。
【功效】 清热透疹。
【主治】 适用于各型麻疹疹前期，症见发热，十咳，泪多，羞明，颊黏膜上散布灰白色小点，量少，舌淡红、苔微黄、脉浮数。

【方二】 荸荠萝卜汁
【来源】 验方
【组成】 鲜荸荠 10 个，鲜萝卜汁 500 克，白糖适量。

【用法】将鲜荸荠削皮与鲜萝卜汁一同煮开，加白糖适量，空腹温热服。

【功效】清热养阴，解毒消炎。

【主治】适用于疹后伤阴，疹出热渐退，皮疹亦开始消退，肢倦体乏，舌红、苔黄或白，脉细数。

【方三】**升麻葛根汤**

【来源】《太平惠民和剂局方》

【组成】升麻 300 克，芍药 300 克，炙甘草 300 克，葛根 450 克。

【用法】上为粗末。每服 9 克，用水 450 毫升，煎取 300 毫升，去滓稍热服，不计时候，日二三服，以病去身凉为度。小儿量力服之。

【功效】解肌透疹。

【主治】麻疹初起。疹发不出，身热头痛，咳嗽，目赤流泪，口渴，舌红，苔薄而干，脉浮数。

（三）风疹

风疹是由风疹病毒引起的一种常见的急性呼吸道传染病。冬春季节发病较多，多见于 5~9 岁儿童，流行期中青年和老人发病也不少见。临床上以上呼吸道轻度炎症、低热、特殊的斑丘疹、耳后枕部及颈后淋巴结肿大为基本特征。风疹症状较轻，分为前驱期与出疹期，前驱期较短暂，为 1~2 天，主要表现是低烧或中度发热，伴有轻度的上呼吸道感染症状，如咳嗽、流涕、打喷嚏、咽痛、眼结膜充血等轻微上呼吸道炎症。耳后、枕后淋巴结肿大，有时出疹前就开始肿大，有轻压痛。出疹期通常于 1~2 天后先在面部出现浅红色斑丘疹，1 天左右即迅速遍及全身，但手掌、脚比较少见。疹子色浅红、疹点比麻疹要小，出得特别快，发热即出疹，热退疹也退，疹消退后，脱屑不明显。实验室检查：周围血象白细胞计数减少，淋巴细胞增多，并出现异形淋巴细胞及浆细胞。血清抗体测定如红细胞凝集抑制试验、中和试验、补体结合试验和免疫荧光试验，双份血清抗体效价增高 4 倍以上为阳性。可采用风疹减毒活疫苗接种免疫，抗体大多可维持在 7 年以上。儿童、青少年及成年妇女为接种对象。妊娠早期的妇女应当尽量避免接触风疹患儿，因患了此病，新生儿可出现先天性风疹综合征，包括心脏畸形、失明、听力障碍和智力发育不全等畸形，以及发育迟缓、血小板减少性紫癜、肝脾肿大、溶血性贫血、间质性肺感染等非畸形表现。一次得病后，可终身免疫，大多不再有第二次感染。隔离患儿从起病起至出疹后5天。

中医亦称本病为风疹，又名"风痧""瘾疹"。每因风热邪毒经口鼻而入，侵及肺卫，郁于肌肤，与气血相搏而发病。临床可分为邪郁肺卫、邪热炽盛两个证型。（1）邪郁肺卫型：症见发热，恶风，头痛，咳嗽，喷嚏，流涕，咽痛，倦怠乏力，胃纳欠佳，皮疹布发，疹色红赤，稀疏细小，肌肤作痒，皮疹经 2~3 天渐见消退，耳后、颈部及枕后淋巴结肿大，舌淡红、苔薄黄，脉浮数。治宜疏散风热，发表透疹。（2）邪热炽盛型：症见壮热不退，烦躁不安，口渴饮冷，饮食不振，皮疹稠密，疹色红赤或紫暗，耳后、颈部及枕后淋巴结肿大，压痛明显，大便干结，小便短赤，舌红、苔黄，脉滑或洪数。治宜清热凉营，透疹解毒。

【方一】芦根竹叶心方
【来源】验方
【组成】芦根 30~60 克，竹叶心 30 克。
【用法】水煎代茶饮。
【功效】清热养阴。
【主治】适用于风疹属于邪郁肺卫型，症见发热，恶风，头痛，咳嗽，喷嚏，流涕，咽痛，倦怠乏力，胃纳欠佳，皮疹布发，疹色红赤，稀疏细小，肌肤作痒，皮疹经 2~3 天渐见消退，耳后、颈部及枕后淋巴结肿大，舌淡红、苔薄黄，脉浮数。

【方二】银蝉甘草茶
【来源】验方
【组成】银花 3~6 克，蝉蜕 1~3 克，甘草、绿茶各 1 克。
【用法】以上 4 味，沸水冲泡，加盖闷 10 分钟。代茶饮，不拘时，每日 1 剂。
【功效】清热疏风，解毒消肿，止渴除烦。
【主治】适用于风疹属于邪郁肺卫型，发热，恶风，头痛，咳嗽，打喷嚏，流涕，咽痛，皮疹布发，疹色红赤，稀疏细小，肌肤作痒。

（四）流行性腮腺炎

流行性腮腺炎俗称"痄腮"，是由流行性腮腺病毒引起的急性呼吸道传染病。一年四季均可发病，但以冬春季节较多见。本病病毒通过直接接触、飞沫、唾液污染食具和玩具等途径传播；多见于 4~15 岁的儿童。全年均可发病，在温带地区以春冬季最多，夏季较少，但也可发生流行。临床上以耳下部腮腺的非化脓性肿胀疼痛为特征，一侧先肿胀，但也有两侧同时肿胀者；一般以耳垂为中心，向前、后、下发展，状如梨形而具坚韧感，边缘不清。局部皮肤紧张发亮，表面灼热，但多不红，有轻触痛。同时可见发热、头痛咽痛、食欲不佳、恶心、呕吐、全身肌肉疼痛等。常见的并发症有三种即：脑炎、急性胰腺炎和睾丸炎。临床血液常规化验提示白细胞计数大多正常或稍增加，淋巴细胞相对增多。有并发症时白细胞计数可增高，偶有类白血病反应。血清和尿淀粉酶测定：90%患者的血清淀粉酶有轻至中度增高，尿中淀粉酶也增高。预防免疫可使用鸡胚减毒活疫苗，但不能用于孕妇、先天或获得性免疫低下者以及对鸡蛋蛋白过敏者。本病是一种自限性疾病，抗病毒药物无效，高热、头痛、呕吐等可予对症治疗，并发症按病情处理。病儿应卧床休息隔离至腮腺肿胀完全消退。这样可以预防睾丸炎、脑炎等并发症的发生。

中医称本病为大头瘟，又名"大头病""大头伤寒""大头风"，因感受风温时疫邪毒所致，临床可分温毒袭表，热毒蕴结两型。（1）温毒袭表：恶寒发热、头痛、一侧或两侧腮部出现肿胀疼痛，舌淡红苔薄白或黄，脉浮数。治宜疏风清热，散结消肿。（2）热毒蕴结：高热头痛，口渴思饮，腮部胀肿，局部发硬，灼热疼痛，大便干结，小便短赤，舌红苔黄腻，脉滑数。治宜清热解毒，软坚散结。

【方一】著草片
【来源】 江西省德兴县卫生局江长生
【组成】 著草，用活性炭吸附提取法提制片剂，每片含生药 5.2 克。
【用法】 2~6 岁每次取 1~2.5 片，7~11 岁服 3~4 片，日服 4 次，3 天为 1 疗程。
【功效】 退热，消肿，止痛。
【主治】 适用于流行性腮腺炎。

【方二】**夏枯草煎茶**

【来源】《实用中医临床学》

【组成】夏枯草 30 克。

【用法】取上药加水 200 毫升，武火煎沸后，改用文火续煎 10 分钟，代茶频饮。

【功效】透卫清热，解毒消肿。

【主治】适用于流行性腮腺炎，憎寒发热，头面红肿，或伴咽喉疼痛，继则恶寒渐罢而热势益增，口渴引饮，烦躁不安，头面焮肿。

【方三】**白花败酱草**

【来源】验方

【组成】白花败酱草。

【用法】水煎服，1~3 岁 15~20 克，4~15 岁 20~40 克，16 岁以上 40~60 克。

【功效】清热，解毒，消肿。

【主治】适用于流行性腮腺炎。

（五）流行性脑脊髓膜炎

　　流行性脑脊髓膜炎（简称流脑），是由脑膜炎双球菌引起的化脓性脑膜炎。脑膜炎球菌经呼吸道侵入人体，由鼻咽部侵入血循环，最后局限于脑膜和脊髓膜，形成化脓性脑脊髓膜病变。主要通过空气飞沫传播，多见于冬春季，70%~80%可通过隐性感染获得终身免疫，故发病多为儿童。本病在冬春季节流行，呈散发或大、小流行。主要临床表现为突起发热、头痛、呕吐、皮肤有瘀斑、瘀点及颈项强直等脑膜刺激征。此外，脑膜炎球菌可不侵犯脑膜而仅表现为败血症，重者可呈暴发型发作。感染亦可发生于上、下呼吸道、关节、心包及眼等部位。本病潜伏期 1~7 日，一般 2~3 日，临床上按病情及表现分为四型。①普通型：占病例的 90%。急性起病，有寒战、高热、头痛、身痛和呕吐，烦躁不安和表情呆滞等毒血症表现。70%的病例皮肤黏膜出现暗红或紫红色大小不等，分布不匀的瘀点、瘀斑。1~2 日后出现颅内高压，表现为头痛加剧，呕吐频繁及脑膜刺激症（即颈项强直，角弓反张、克、布氏征阳性）。严重者出现谵妄、昏迷。②暴发型：此型多见于儿童，病情凶猛，如不及时抢救可于 24 小时内死亡。此型又分为暴发休克型和暴发脑炎型。休克型除普通型症状外,其突出表现为全身中毒症状,精神极度萎靡,有面色苍白,四肢厥冷,皮肤出现花纹,尿量减少,血压下降。血培养及瘀点涂片为阳性。暴发脑炎型,其突出表现为剧烈头痛,烦躁不安,频繁呕吐,抽搐,迅速昏迷,最终发生脑疝,呼吸衰竭。同时具有休克型和脑炎型症状者为混合型,病死率极高。③轻型:仅出现皮肤黏膜出血点,涂片染色可发现病原菌,此型多见于儿童。④慢性败血症型:很少见,多为成人,迁延数月之久,以发热、皮疹、关节病变为特征,少数有肝大,多次血培养及瘀点涂片可找到病原菌。临床血液常规化验显示白细胞计数明显升高,脑脊液呈化脓性改变,皮肤瘀点和脑脊液沉渣有革兰阴性双球菌发现,血液和脑脊液的细菌培养阳性,后者为确诊的主要依据。流行期间做好宣传工作,注意个人及环境卫生,儿童避免到拥挤的公共场所。患者应进行呼吸道隔离。在某一局部地区有暴发流行时,可对该区及其周围地区人群作紧急菌苗预防注射。本病的预防主要是早期发现病人及时隔离直至症状消失,居室通风好,消毒衣物。

中医称本病为春温。临床可分为卫气同病、气营两燔、热陷营血、内闭心肝、阳气暴脱、气阴两虚六个证型。(1)卫气同病型:症见发热恶寒,有汗或无汗,头痛项强,肢体酸痛,口微渴,恶心呕吐,或咳嗽咽痛,不乳嗜睡,或烦躁不安,精神不振,或皮下斑疹隐隐,舌质正常或舌尖略红,苔黄白相兼,干而少津,脉浮数。治宜清热解毒,疏表达邪。(2)气营两燔型:症见壮热烦躁,头痛如劈,颈项强直,频繁呕吐或呈喷射状,口渴唇干,神志不清,或神昏谵语,四肢抽搐,斑疹红艳暴露,尿黄而少,大便干燥或秘结不通,舌红而绛,苔黄燥,脉弦数。治宜泄热解毒,清气凉营。(3)热陷营血型:症见发热不退,肌肤灼热,神志昏迷,躁扰谵语,频频抽搐,角弓反张,或肢体强硬,皮肤大片瘀斑,色紫而瘀滞,或鼻衄吐血,舌绛苔少或光剥,脉数弦。治宜清营泄热,凉血解毒。(4)内闭心肝型:症见起病急暴,高热烦躁,剧烈头痛,谵妄神昏,频繁抽搐,肢体强硬挛急,牙关紧闭,面赤气粗,两目直视,舌红绛,苔黄燥,脉弦数有力。治宜清热解毒,开窍熄风。(5)阳气暴脱证:症见高热突然下降,全身冷汗,面色青灰,四肢厥冷,神志昏迷,口鼻气凉,全身大片瘀斑,唇甲青紫,舌绛,脉微细欲绝。治宜益气固脱,回阳救逆。(6)气阴两虚证:症见低热或夜热早凉,神倦气短,口干,纳少,尿黄便干,舌红绛少津,脉细数。治宜养阴益气,佐以清热。

【方一】云母清瘟汤

【来源】浙江省宁波市传染病院徐天池

【组成】云母石 15 克（先煎）、贯仲 30 克、连翘 30 克。

【用法】加水适量，煎至 120 毫升为 1 剂量，1 日分 2 次日服。5 岁以下小儿 1 日服 2/3 剂，均服至体温正常，体征消失 3~4 天方止。

【功效】逐痰镇惊，清热解毒。

【主治】适用于气营两燔型流行性脑脊髓膜炎，症见壮热烦躁，头痛如劈，颈项强直，频繁呕吐或呈喷射状，口渴唇干，神志不清，或神昏谵语，四肢抽搐，斑疹红艳暴露，尿黄而少，大便干燥或秘结不通，舌红而绛，苔黄燥，脉弦数。

【方二】栀子豉汤

【来源】《温病学》

【组成】栀子 10 克，香豆豉 10 克。

【用法】取上药加水 300 毫升同煎，武火煎沸后，改用文火续煎 30 分钟，药汁一次服完。每剂煎服 2 次，每日 1 剂。

【功效】解表透邪，清宣郁热。

【主治】流行性脑脊髓膜炎，属邪在气分型，身热，心烦懊扰，坐卧不安，舌苔微黄，脉数。

（六）病毒性肝炎

病毒性肝炎是由多种肝炎病毒引起的传染病。已知的肝炎病毒有甲、乙、丙、丁、戊 5 种类型。近年报道，又有己型和庚型肝炎。各型肝炎之间无交叉免疫力。甲肝多发于儿童及青少年，乙肝发病年龄广泛，丙肝以成人多见。虽然病毒的种类不同，但其肝脏病理改变基本相同，主要是弥漫性肝细胞变性、坏死和增生，以及间质增生和炎性浸润。临床上主要表现为乏力、食欲减退、恶心、呕吐、肝肿大及压痛和肝功能损害，部分患者可有黄疸和发热。急性肝炎大多数在 6 个月内恢复，少数可演变为慢性，极少数呈重症，部分可转变为肝硬化，并和肝癌有关。外周血象检查：白细胞总数正常或稍低，淋巴细胞相对增多，偶见异常淋巴细胞；重症肝炎白细胞总数及中性粒细胞增高；慢性肝炎可见血小板降低。肝功能检查：急性肝炎或慢性肝炎活动期，ALT、AST 均可增高；慢性肝炎时，ALT 可反复不正常；血清白蛋白测定：慢性肝炎血清白蛋白可降低，球蛋白升高，甚则白、球蛋白比例倒置。胆红素测定：急性肝炎或慢性肝炎活动期，尿胆红素、尿胆原均可阳性；淤胆型肝炎时，尿胆红素强阳性而尿胆原阴性。血清结合和非结合胆红素在黄疸型肝炎均可升高；淤胆型肝炎时血清结合胆红素明显增高。乙肝五项检查可了解乙肝感染的病毒状况。预防：注意个人饮食卫生，控制医源性感染，注射乙肝疫苗、丙种球蛋白等。

　　根据临床症状，本病可分属于中医"黄疸""急黄""瘟黄""胁痛""虚损"等病证范畴。依据病情及病程，本病可分为急性肝炎、急性重型肝炎、慢性肝炎三型。（1）急性肝炎可分为热重于湿、湿重于热、湿热并重三型。①热重于湿型：症见身目俱黄，黄色鲜明，纳呆厌油，恶心呕吐，肝脏肿大，且触、叩痛明显，大便秘结或不爽，小便黄赤，舌红、苔黄腻，脉弦数。可见于急性黄疸型肝炎。治宜清热化湿，疏肝利胆。②湿重于热型：症见两胁肋胀满疼痛，恶心厌油，纳呆腹胀，大便不畅或溏垢，小便黄赤，舌淡、苔白厚腻或微黄腻，脉濡数。多见于无黄疸型肝炎。治宜化湿清热，运脾疏肝。③湿热并重型：症见身目俱黄，纳呆，腹胀，两胁胀痛，大便溏、不爽或干结，小便黄赤，舌红、苔黄腻，脉弦滑或濡数。治宜清热化湿，利胆退黄。（2）急性重型肝炎可分为疫毒入血、湿毒困脾二型。①疫毒入血型：症见起病急骤，黄疸迅速加深，恶心，频繁呕吐，胁痛，腹胀，尿少，齿、鼻衄血，便血或皮肤出现紫斑，舌质红绛、苔黄燥，或苔焦燥黑，脉弦数或滑数。治宜清营解毒，凉血救阴。②湿毒困脾型：症见目睛黄染，颜面、肌肤暗黄，脘痞腹胀，肢体沉重，肠鸣腹泻，下肢轻度浮肿，舌淡、苔白腻，脉象濡缓。可见于重型肝炎病程迁延，阳黄转为阴黄的病程中。治宜健脾助运，化湿解毒。（3）慢性肝炎可分为肝郁气滞、痰瘀互结、肝郁脾虚、肝肾阴虚、脾肾阳虚五型。①肝郁气滞型：症见有胁肋痛，胸脘痞满，时欲叹息，恶心纳呆，嗳气，咽中似物梗阻，舌淡、苔薄白，脉弦。治宜疏肝理气，健运中州。②痰瘀互结型：症见胁痛，倦怠乏力，口中黏腻，厌食油腻，或胸闷脘痞，恶心多痰，便溏不爽，形体肥胖，面目虚浮，或面色晦滞，目眶晦暗或青紫，舌质胖嫩、苔白厚腻，脉多细濡，或滑或弦涩。治宜涤痰化瘀，健脾调肝。③肝郁脾虚型：症见两胁胀满作痛，嗳气，呃逆，腹胀，肠鸣，便溏，舌质紫暗、苔白，脉细弦。治宜疏肝理气，调肝健脾。④肝肾阴虚型：症见两胁隐痛，眩晕乏力，二目干涩，口干咽燥，手足心热，少寐多梦或身有低热，齿、鼻衄，舌红、少苔，脉弦细数。治宜滋阴养血，调补肝肾。⑤脾肾阳虚型：症见面色萎黄无华，乏力短气，食少，腹胀便溏，肢肿足冷，男子阳痿，女子带下量多，质稀色白，肝脾肿大且质较硬，舌质淡胖、苔薄白，脉沉缓。治宜温补脾肾，利水祛湿。

【方一】茵板合剂
【来源】《茵板合剂为主治疗急性黄疸性肝炎 48 例》
【组成】茵陈 20 克，板蓝根 15 克。
【用法】每剂水煎 2 次，将药汁一起浓缩至 200 毫升，加白糖 50 克，即为"茵板合剂"。每次 100 毫升，每日 2 次。每日 1 剂。肝功能恢复正常后继续服 20 天，以巩固疗效。
【功效】清热祛湿，利胆退黄。
【主治】急性病毒性肝炎，属湿热并重型，身热，面目俱黄，舌苔黄腻，脉数。

【方二】三金清肝汤
【来源】《中医药治疗戊型病毒性肝炎 21 例临床观察》
【组成】金钱草 30 克，金荞麦 30 克，郁金 12 克。
【用法】取上药加水 300 毫升同煎，武火煎沸后，改用文火续煎 30 分钟，药汁一次服完。每剂煎服 2 次，每日 1 剂。重者每日 2 剂。连服 3 个月。
【功效】清热化湿，疏肝利胆。
【主治】急性病毒性肝炎，属热重于湿型，身目俱黄，黄色鲜明，纳呆厌油，恶心呕吐，肝脏肿大，且触、叩痛明显，大便秘结或不爽，小便黄赤。

【方三】茵陈汤
【来源】《大剂量茵陈汤治疗重症肝炎疗效观察》
【组成】茵陈、生大黄粉（后卜）各 50 克，提子仁 30 克。
【用法】上药加水 600 毫升，煎取 400 毫升，每日 1 剂分服，昏迷患者采用鼻饲法给药。此外，配合西医一般疗法。
【功效】通腑泄热，化湿解毒。
【主治】急性重型肝炎，属湿毒困脾型，目睛黄染，颜面、肌肤暗黄，脘痞腹胀，肢体沉重，肠鸣腹泻，下肢轻度浮肿。

（七）细菌性痢疾

细菌性痢疾（简称菌痢）是由痢疾杆菌引起的常见肠道传染病。临床上以发热、腹痛、腹泻、里急后重感及黏液脓血便为特征。其基本病理损害为结肠黏膜的充血、水肿、出血等渗出性炎症改变。痢疾杆菌随患者或带菌者的粪便排出，通过污染的手、食品、水源或生活接触，或苍蝇、蟑螂等间接方式传播，最终均经口入消化道使易感者受感染。终年散发，夏秋季发病最多。中毒型急性发作时，可出现高热并出现感染性休克症状，有时出现脑水肿和呼吸衰竭。病后仅有短暂和不稳定的免疫力，人类对本病普遍易感，引起该病暴发流行。本病各年龄组均可发病，但以儿童最常见，青壮年次之。临床血液常规化验：急性期白细胞计数及中性粒细胞增高；慢性期可有红细胞、血红蛋白下降。粪便检查：典型菌痢粪便肉眼观察为脓血、黏液便，无粪质；镜检为较多的脓细胞、红细胞及巨噬细胞。粪便培养：可检得致病菌。结肠镜检查：急性期可见肠黏膜充血、水肿，有点状或片状出血、溃疡等；慢性期肠黏膜呈颗粒状，有溃疡或息肉形成。

中医称本病为"痢疾"，又名"滞下"等。临床可分为湿热内蕴、寒湿滞肠、疫毒炽盛、休息痢四型。(1) 湿热内蕴型：症见腹痛，腹泻，下利赤白黏冻，每日数次至数十次，里急后重，肛门灼热，可伴畏寒发热，舌质红、苔黄腻，脉滑数。可见于急性菌痢或慢性菌痢急性发作期。治宜清肠化湿，行气和血。(2) 寒湿滞肠型：症见痢下白色黏冻或白多赤少，腹部隐痛，里急后重，脘痞纳呆，形寒肢冷，舌质淡、苔白滑，脉濡缓。可见于急、慢性菌痢病程中。治宜温中化湿，理气健脾。(3) 疫毒炽盛型：症见发病急骤，腹痛剧烈，泻下鲜紫脓血或血水，气味腐臭，恶心呕吐，噤口不食；或痢下前即有高热，烦躁，口渴，呕恶，面色苍白，汗出肢冷，甚至昏迷，惊搐，息促不匀等内闭外脱之危象，舌质红绛、苔黄燥，脉滑数。可见于中毒型菌痢。治宜清热解毒，凉血止痢。(4) 休息痢型：症见病延日久不已，腹泻时发时止，大便稀薄，夹有赤白黏冻，腹部隐痛，肛门坠胀，甚则脱肛，倦怠怯冷，舌质淡红、苔白腻，脉沉细或濡软。多见于慢性菌痢。治宜益气，清肠化湿。

【方一】苍耳草煎
【来源】验方
【组成】新鲜苍耳草全株20~30克。

【用法】捣碎，水煎服。

【功效】清热解毒，燥湿。

【主治】适用于红白痢疾。

【方二】白头翁汤

【来源】《家庭医药》

【组成】白头翁18克，黄柏、秦皮各15克，黄连9克。

【用法】水煎服，每日两次。忌生冷油腻。

【功效】清热解毒，凉血止痢。

【主治】适用于细菌性痢疾属于湿热型，症见腹痛，腹泻，下利赤白黏冻，每日数次至数十次，里急后重，肛门灼热，可伴畏寒发热，舌质红、苔黄腻，脉滑数。

（八）百日咳

百日咳是由百日咳杆菌所致的急性呼吸道传染病。婴幼儿多见。临床上以阵发性痉挛性咳嗽、鸡鸣样吸气吼声为特征。病程可长达2~3月，故名百日咳。患者是本病唯一的传染源。主要通过飞沫传播。人群普遍易感，但幼儿发病率最高。母体无足够的保护性抗体传给胎儿，故6个月以下婴幼儿发病较多。病后可获持久免疫力，第二次发病者罕见。典型经过分为三期。（1）卡他期（前驱期）：自起病至痉咳出现，为7~10天。初起类似一般上呼吸道感染症状，包括低热、咳嗽、流涕，喷嚏等。3~4日后其他症状好转而咳嗽加重。此期传染性最强，治疗效果也最好。（2）痉咳期：咳嗽由单声咳变为阵咳，连续十余声至数十声短促的咳嗽，继而一次深长的吸气，因声门仍处收缩状态，故发出鸡鸣样吼声，以后又是一连串阵咳，如此反复，直至咳出黏稠痰液或吐出胃内容物为止。每次阵咳发作可持续数分钟，每日可达十数次至数十次，日轻夜重。阵咳时患儿往往面红耳赤，涕泪交流，面唇发绀，大小便失禁。少数病人痉咳频繁可出现眼睑浮肿、眼结膜及鼻黏膜出血，舌外伸被下门齿损伤舌系带而形成溃疡。成人及年长儿童可无典型痉咳。婴儿由于声门狭小，痉咳时可发生呼吸暂停，并可因脑缺氧而抽搐，甚至死亡。此期短则1~2周。长者可达2月。（3）恢复期：阵发性痉咳逐渐减少至停止，鸡鸣样吼声消失。此期一般为2~3周。若有并发症可长达数月。如无并发症，愈后一般良好，患病后可获得持久免疫力。早期诊断，早期隔离，以防止本病扩散，隔离期间从起病之日计算7周，从痉咳开始计算4周。预防：可接种百日咳、白喉、破伤风制剂。

中医称本病为顿咳，又名"顿呛""顿嗽""天哮呛"。临床可分为初咳期、痉咳期、恢复期三型。(1) 初咳期：症见咳嗽、打喷嚏、流涕，或有发热等，咳嗽以入夜为甚，舌淡、苔薄白或薄黄，脉浮数。治宜疏风宣肺，止咳解毒。(2) 痉咳期：症见阵发性咳嗽，频频阵作，咳后有回吼声，反复不已，入夜为甚，痰多而黏，大便干，小便黄，舌红、苔微厚，脉数有力。治宜清热泻肺，化痰镇咳。(3) 恢复期：症见咳声低而无力，痰少，神疲乏力，大便清薄，小便清，舌淡、苔薄，脉弱无力。治宜养阴润肺，益气健脾。

【方一】鸡胆

【来源】 验方

【组成】 新鲜鸡胆汁。

【用法】 上药加白糖适量调成糊状，蒸熟服。按每日每岁1/2只鸡胆汁计算，最多不超过3只，分2次服，连服5~7日。如无鸡胆，用猪胆、牛胆、鸭胆均可，用量参照鸡胆量的比例计算。

【功效】 消炎，止咳，祛痰，解毒。

【主治】 适用于百日咳痉咳期。

【方二】鲜侧柏叶煎剂

【来源】 《鲜侧柏叶煎剂治疗百日咳92例》

【组成】 鲜侧柏叶适量。

【用法】 小于1岁20克，1~5岁30~50克，6~10岁60~100克，加水200~400毫升，煎至90~300毫升，分6次口服，每次15~50毫升。

【功效】 清热泻肺，化痰镇咳。

【主治】 适用于百日咳痉咳期，阵发性咳嗽，频频阵作，咳后有回吼声，反复不已，入夜为甚，痰多而黏，大便干，小便黄。

【方三】大蒜白糖饮

【来源】 验方

【组成】 大蒜15克，白糖30克。

【用法】 先将大蒜剥皮捣烂置杯中，加入白糖，冲入白开水浸泡或稍煮，分3次饮服。连服5日。

【功效】 宣肺止咳。

【主治】适用于百日咳属于初咳期和痉咳期。

（九）肺结核

结核俗称"痨病"，是结核分支杆菌侵入体内引起的肺部慢性感染性疾病，潜伏期 4~8 周。主要经呼吸道传播，传染源是接触排菌的肺结核患者。有结核中毒症状，如低热、全身不适、乏力、夜间盗汗、食欲下降、体重减轻、面颊潮红等，还可见心悸等自主神经功能紊乱症状。在病灶急剧进展播散时，常出现高热，呈稽留热或弛张热，伴畏寒等症状。轻度咳嗽，少量黏痰，空洞患者痰量增多，合并支气管结核则咳嗽加重，刺激性呛咳伴局限性哮鸣音。咳血为常见的症状。痰结核菌检查找到结核杆菌基本上可诊断为肺结核。胸部 X 线检查时发现和诊断肺结核的最重要手段，对确定病变部位、范围、性质，了解动态变化及选择治疗方案具有重要的价值。

中医称本病为"肺痨""痨瘵""骨蒸""传尸"。临床可分为阴虚、气阴两虚两个证型。（1）阴虚型：症见干咳少痰，咯血，痰中带血，口燥咽干，五心烦热，午后潮热，颧红，骨蒸盗汗，虚烦不寐，舌光红，苔少无津，脉沉细数。治宜养肺益肾，增液生津。（2）气阴两虚型：症见干咳少痰或痰黏不易咳出，或稀白痰，泡沫痰，或痰中带血，气短胸痛，口燥咽干，手足灼热，午后潮热，体倦乏力，自汗，食少便溏，舌淡或尖红，苔薄白，脉细数。治宜养阴益气，润肺生津。

【方一】冰糖黄精粥

【来源】《闽东本草》

【组成】黄精 30 克，冰糖 50 克。

【用法】黄精用冷水泡发，加冰糖，用小火煎煮 1 小时。吃黄精，喝汤，每日 1 次。

【功效】滋阴，润心肺。

【主治】适用于肺结核属于阴虚型：症见干咳少痰，咯血，痰中带血，口燥咽干，五心烦热，午后潮热，颧红，骨蒸盗汗，虚烦不寐，舌光红，苔少无津，脉沉细数。

【方二】白芨冰糖燕窝

【来源】民间方。

【组成】白芨 15 克，燕窝 10 克。

【用法】燕窝治如食法，与白芨同放瓦锅内，加水适量，隔水蒸炖至极烂，滤去滓，加冰糖适量，再炖片刻即成。

【功效】补肺养阴，止嗽止血。

【主治】适用于肺结核咯血。

【方三】**复方白芨散**

【来源】《复方白芨散治疗肺结核 67 例疗效观察》

【组成】生白部、煅牡蛎、白芨。

【用法】三味中药按 1∶2∶3 的比例研粉混合，每次温开水冲服 4 克，每日 3 次。

【功效】养阴润肺，杀虫抗痨。

【主治】适用于肺结核属于阴虚型，症见干咳少痰，咯血，痰中带血，口燥咽干，五心烦热，午后潮热，颧红，骨蒸盗汗，虚烦不寐，舌光红，苔少无津，脉沉细数。

（十）疟疾

疟疾又名打摆子，是由疟原虫经按蚊叮咬传播的传染病。临床上以周期性定时性发作的寒战、高热、出汗退热，以及贫血和脾大为特点。通过蚊子叮咬吸血时传播，多见于夏秋季节。疟疾可分为间日疟、三日疟和恶性疟。病人大多数发冷发抖，继而出现高热、面色潮红、头痛、口渴、全身酸痛。接着就是全身大汗、体温很快降至正常。如此症状可反复周期性发作。间日疟隔天发一次，三日疟隔二天发一次；恶性疟发作不规则。严重者可有剧烈头痛、精神错乱、抽搐、昏迷、大小便失禁等症状。实验室检查，发热时白细胞正常或只有轻度增高。恶性疟或凶险型疟疾白细胞数往往增高，分类见中性粒细胞增多，单核细胞增高。疟原虫检查是确诊疟疾的简易而又最确实的根据。预防包括对疟疾现症病人与带虫者的治疗及健康人的预防服药两个方面，以减少和消灭传染源。

中医称本病亦名"疟疾"。临床辨证可分为邪郁少阳证、暑热内郁证、暑湿内蕴证、疫毒侵袭证四型。（1）邪郁少阳：寒战壮热，汗出热退，休作有时，伴有头痛面赤，恶心呕吐，口苦。舌苔薄白或黄腻，脉弦或弦数。治宜和解少阳，祛邪截疟。（2）暑热内郁：热多寒少，或但热不寒。汗出不畅，头痛，骨节酸痛，口渴引饮。舌质红苔黄，脉弦数。治宜清热解毒，益气生津。（3）暑湿内蕴：寒多热少，或但寒不热。头痛身楚，口不渴，胸胁满闷，神倦乏力，舌苔白滑或白腻，脉弦紧。治宜辛温达邪，散寒除湿。（4）疫毒侵袭：发病急，病情重，热型不一。①热瘴：热甚寒微，或壮热不寒，头痛面赤，烦渴饮冷，甚则神昏谵语，惊厥，舌红少绛苔黑垢，脉洪数。治宜辟秽除瘴，清热保津。②冷瘴：寒甚热微或但寒不热，渴不欲饮，或呕吐泄泻，或神昏不语，舌苔白腻，脉弦。治宜芳香化浊，辟秽理气。（5）正虚邪恋：遇劳即发，反复发作，寒热不清。胁下痞块，神倦乏力，面黄肌瘦，懒言气短，自汗心悸。舌淡、苔少、脉细弱。治宜益气养血，调和营卫。

【方一】青蒿鲜汁饮
【来源】《青蒿鲜汁治疟疾疗效观察》
【组成】青蒿（鲜叶、嫩枝）300～400克。
【用法】取上药稍加凉开水浸泡数分钟后用纱布包裹榨汁，代茶频服。
【功效】和解表里，杀虫截疟。
【主治】适用于疟疾，寒热往来，定时而作。

【方二】马鞭草煎剂
【来源】《中草药通讯》
【组成】新鲜马鞭草100～250克。
【用法】上药加水500毫升，熬煎至300毫升，于疟疾发作前4小时、2小时各服1次，连服5~7天。
【功效】和解表里，除疟杀虫。
【主治】适用于疟疾，寒热往来，定时而作。

【方三】一年蓬煎剂
【来源】《中草药通讯》
【组成】新鲜一年蓬50克。
【用法】上药加水200毫升，熬煎至50毫升，于疟疾发作前4小时、2小时各服1次，连服5~7天。
【功效】和解表里，除疟杀虫。
【主治】适用于疟疾，寒热往来，定时而作。

第二章　内科常见疾病

一、消化系统疾病

（一）便秘

便秘是指大肠传导功能失常，导致大便秘结，排便周期延长；或周期不长但粪质干结，排出艰难；或粪质不硬，虽有便意，但便而不畅的病证。便秘分器质性便秘和功能性便秘两大类。需要先明确诊断，排除需要外科治疗的器质性便秘，方可应用下列内治方法，以免贻误诊治。

便秘为病，古已有之。目前一般将便秘分为实秘与虚秘两大类。其中实秘包括两个证型。（1）热秘：症见大便干结，腹胀或痛，按之痛甚，面红心烦，口渴欲冷饮，口干口臭，唇疮，小便短赤，舌苔黄燥，脉滑数。治当清热润肠。（2）气秘：症见排便困难，大便干结或不干，胁腹痞闷胀痛，嗳气频作，纳食减少，舌苔淡白、脉弦。治当顺气导滞。虚秘包括四个证型。（1）气虚便秘：症见大便不一定干硬，虽有便意而临厕努挣乏力，难于排出，挣则汗出短气，面色㿠白，神疲气怯，肢倦懒言，舌淡嫩苔白，脉弱，治当补气健脾。（2）血虚便秘：症见大便多日一行，临厕努挣，难于排出，面色萎黄，唇色淡，头昏心悸，舌淡苔白，脉细涩。治当养血润燥。（3）阳虚便秘：症见大便干或不干，排出困难，小便清长，面色青白，腹中冷痛，手足不温，喜热怕寒，舌淡苔白，脉沉迟，治当温润通便。（4）阴虚便秘：大便干结，形体消瘦，或见颧红，眩晕耳鸣，心悸怔忡，腰膝酸软，大便如羊屎状，舌红少苔，脉细数，治当滋阴补肾。

【方一】白术散

【来源】验方

【组成】白术。

【用法】取生白术适量，粉碎成极细末，每次服用白术散 10 克，每天 3 次。大便正常后即可停药，以后每星期服药 2~3 天，即可长期保持大便正常。

【功效】补气健脾助运。

【主治】适用于气虚便秘。

【方二】松子仁蜂蜜粥

【来源】验方

【组成】松子仁 30 克，糯米 50 克，蜂蜜适量。

【用法】将松子仁捣成泥状，加入糯米煮粥，粥成待温冲入蜂蜜，分早晚空腹服食。

【功效】润肠通便。

【主治】适用于阴虚便秘。

【方三】桑葚煎

【来源】验方

【组成】桑葚子 50 克，生首乌 30 克，胡麻仁 15 克，冰糖 20 克。

【用法】煎水，服时加冰糖。

【功效】养血润燥。

【主治】适用于血虚便秘。

（二）上消化道出血

消化道是指从口腔开始到肛门的一个管道系统，是一个连续的中空性器官，包括口腔、咽、食道、胃、十二指肠、小肠、大肠、肛门以及开口于此管道的腺体，如胰腺、胆道系统等。在解剖上，人们以屈氏韧带为界，将其以上从口腔到十二指肠一段称为上消化道。一般食管、胃、十二指肠、肝、胆、胰等病变引起的出血及上段空肠病变引起的出血称为上消化道出血。急性上消化道出血的主要临床表现是呕血与黑便，以及由于大量失血而引起的一系列全身症状。急性上消化道出血是临床常见的急症，其严重程度取决于出血的部位、失血数量以及失血速度。死亡率10%左右，误诊率20%以上，上消化道出血病人一经发现，应立即送医院急诊。

中医称上消化道出血为吐血，认为其血由胃而来，从口而出，甚至倾盆盈碗。若血随呕吐而出，血色紫暗，或有食物残渣，亦称呕血。中医将上消化道出血分为五型。(1)胃中积热型：见吐血紫暗或呈咖啡色，甚则鲜红，常混有食物残渣，大便色黑如漆，口干而臭，渴喜冷饮，或胃脘胀闷灼痛，舌红、苔黄厚而干，脉滑数。治宜清胃泻火，化瘀凉血止血。(2)肝火犯胃型：症见吐血鲜红或紫暗，大便色黑如漆，口苦目赤，胸胁胀痛，心烦易怒，失眠多梦，或有黄疸，或见赤丝蛛缕，痞块，舌红、苔黄，脉弦数。治宜清肝泻火，凉血止血。(3)肠道湿热型：症见下血鲜红，肛门疼痛，先血后便，大便不畅，舌质红、苔黄腻，脉滑数。治宜清化湿热，凉血止血。(4)脾虚不摄型：症见吐血暗淡，时发时止，大便漆黑稀溏，面色苍白，头晕乏力，神疲、腹胀、纳呆，四肢乏力，心悸，头晕，舌淡苔薄白，脉细弱。治宜健脾摄血。(5)气虚血脱型：突然发病，症见吐血量多，大便溏黑甚则紫红，面色及唇甲白，眩晕心悸，烦躁口干，冷汗淋漓，四肢厥冷，尿少神志恍惚或昏迷，舌淡，脉细无力。治宜益气摄血，固脱回阳。注意大量急迫的上消化道出血必须在急诊治疗的基础上，配合下列小方调理缓治。

【方一】 鲜莲藕汁

【来源】 验方

【组成】 鲜莲藕。

【用法】 (不去节) 磨汁1碗，凉服。

【功效】 清热止血。

【主治】 本方适宜于上消化道出血属于胃中积热型。

【方二】 阿胶血余炭方

【来源】 验方

【组成】 血余炭3~6g，阿胶10克。

【用法】 血余炭（研细末）3~6，阿胶10克溶化冲服，每日3次。

【功效】 补血、收敛、止血。

【主治】 本方适宜于上消化道出血，属于脾虚不摄型。

（三）肝硬化

肝硬化是一种常见的慢性、进行性、弥漫性肝病，由一种或几种病因的长期或反复作用，引起肝细胞弥漫性变性、坏死、再生，以及结缔组织增生和纤维膈形成等改变，终致正常肝小叶结构破坏、血管改建和假小叶形成，使肝脏逐渐变形、变硬而形成肝硬化。早期（代偿期）病人可无明显症状，或表现为肝区痛、食欲不振、腹胀、便溏、乏力等一般慢性肝病症状；晚期（失代偿期）则以肝功能损害及门静脉高压（脾脏明显增大，脾功能亢进，腹水，食管下端及胃底静脉曲张等）为主要表现，并常出现严重并发症。并发症是导致肝硬化患者病情加重甚至死亡的主要原因，亦是肝硬化的主要危害所在。死亡原因主要是食管或胃底静脉曲张破裂大出血、肝性脑病、肝肾综合征、严重感染等，少数患者死于合并原发性肝癌。在肝硬化的全过程均可应用中医药治疗，在其早期（代偿期）可以中医要治疗为主，在其晚期（失代偿期）如没有并发症出现，也可以用中医药治疗为主。当有并发症出现时，则需要中西医结合治疗，而其善后调理则又可以用中医药治疗为主。

肝硬化，根据其临床表现，分属于中医"胁痛""黄疸""癥积""臌胀"等病症范畴。据其症状不同，一般可归纳为六个证型。（1）肝郁脾虚型：多属早期肝硬化患者，症见胁肋胀痛或窜痛，食欲不振或食后脘腹胀满，嗳气不舒，四肢倦怠，乏力便溏，舌质淡红或暗，舌体较胖或边有齿痕，苔薄白或薄黄，脉虚弦。治当疏肝健脾，兼以活血。（2）气滞血瘀型：多见于肝硬化代偿期，也可见于失代偿期，除消化道症状外，尚有肝脾肿大，压痛明显，质硬，面色晦暗或紫暗，有蜘蛛痣和肝掌等，脸色晦暗，舌质紫暗或有瘀斑，脉弦或涩。治疗当疏肝理气，活血消积。（3）水湿内阻型：属肝硬化失代偿期腹水轻症，症见腹胀如鼓，按之坚满，或如蛙腹，两胁胀痛，胸闷纳呆，恶心欲吐，小便短少，大便溏薄，舌淡红，苔白腻或薄白，脉弦细。治疗当运脾利湿，理气行水。（4）肝肾阴虚型：症见胁肋隐痛，劳累后加重，两眼干涩，腰酸腿软，手足心热或低烧，口干咽燥，舌红、少苔，脉弦细或细数。治当滋养肝肾。（5）脾肾阳虚型：症见面色萎黄或苍白，脘腹胀大，如囊裹水，状如蛙腹，胸闷纳呆，便溏或五更泄泻，小便不利，腰腿酸软，阳痿，形寒肢冷，下肢水肿，舌质淡胖、苔白滑，脉沉细。治当温补脾肾，化湿利水。（6）瘀血阻络型：多见门静脉高压症明显者，腹大坚满，按之不陷而硬，腹壁青筋显露，胁腹攻痛，面色黧黑或晦暗，头颈胸腹红点赤络，唇色紫褐，大便色黑，小便短赤，舌质紫红或有瘀点、瘀斑，舌下静脉曲张，舌苔薄黄腻，脉细涩或芤。治疗当祛瘀通络，活血利水。

【方一】 鲫鱼赤豆商陆饮

【来源】 验方

【组成】 鲫鱼250克，赤小豆100克，商陆3克。

【用法】 同煮，喝汤食鱼肉。

【功效】 清热解毒，利水消肿。

【主治】 水湿内阻型肝硬化。

【方二】 猪皮红枣羹

【来源】 验方

【组成】 猪皮250克（去毛洗净），红枣120克。

【用法】 猪皮250克（去毛洗净），水适量，炖煮成黏稠的羹汤，再加红枣120克；煮熟，加冰糖适量，分2次佐餐食用。

【功效】 滋补肝肾。

【主治】 肝肾阴虚型肝硬化。

【方三】 山药桂圆炖甲鱼

【来源】 验方

【组成】 山药片40克，桂圆肉20克，甲鱼500克。

【用法】 先将甲鱼宰杀，洗净去内脏，连甲带肉加适量水，与山药片、桂圆肉清炖，至炖熟。食用时，吃肉喝汤。

【功效】 滋阴潜阳，散结消肿，补阴虚，清血热。

【主治】 适用于肝硬化、慢性肝炎、肝脾肿大患者。

（四）慢性胃炎

慢性胃炎是指由于各种原因引起的慢性胃黏膜变化的一种常见病，慢性胃炎一般无黏膜糜烂，故常称为慢性非糜烂性胃炎。慢性胃炎有原发与继发两种情况，本节主要讨论原发性慢性胃炎。慢性胃炎按病情的严重程度分为慢性浅表性胃炎、慢性萎缩性胃炎与慢性肥厚性胃炎等。按病变部位分为胃体胃炎和胃窦胃炎。慢性胃炎的临床表现，一般都不典型，病程缓慢，常反复发作，除胃部不适或疼痛外，各类型的慢性胃炎临床表现有所不同，浅表性胃炎一般表现为饭后上腹部不适，有饱闷及压迫感，嗳气后自觉舒服，有时还有恶心、呕吐泛酸及一时胃痛，无明显体征，萎缩性胃炎主要表现为食欲减退，饭后饱胀，上腹疼痛以及贫血、消瘦、疲倦和腹泻等全身虚弱症状。肥厚性胃炎则以顽固性上腹部疼痛为主要表现，食物和碱性药物能使疼痛缓解，但疼痛无节律性。部分病人可有上腹部及左上腹轻度压痛，亦有表现为反复上消化道出血。由于本病没有特异性症状和体症，所以胃镜和活组织检查是诊断本病的主要方法。

本病在祖国医学文献中属于"胃脘痛""痞满""嘈杂""吞酸"等范畴。本病的病因病机，多由烦劳紧张，思虑过度，暗耗阳气，损伤阴液而引起；亦可因长期饮食失节，缺少调养，致使后天损伤而发病；还可因先天不足，后天失养，大病失调所致。其常分以下六型。(1) 湿热型：症见胃脘痞满或胀痛，不思饮食，口苦口黏，大便不爽，肛门灼热，舌边尖红、苔黄腻，脉弦。治当清热化湿，通降气机。(2) 瘀血型：症见胃脘刺痛或刀割样痛，痛处固定、拒按，或见吐血、黑便、面色晦暗，舌质紫暗或有瘀斑，脉涩。治当活血化瘀，通络止痛。(3) 肝胃不和型：症见胃脘、胸胁胀满疼痛，食纳呆滞，嗳噫频作或嘈杂吞酸，郁闷烦躁，善太息，苔薄或黄、脉弦。治当疏肝理气，健脾和胃。(4) 气虚型：症见胃脘痞闷，似胀非胀，食少纳呆，食后胃脘发堵，倦怠乏力，舌质淡或胖淡、苔薄白，脉沉弱。治当补中益气。(5) 阴虚型：症见胃脘隐痛或灼痛，饥不欲食，口干舌燥，或有手足心热，舌红、少苔或有裂纹，或花剥苔，脉细数。治当养阴清热。(6) 阳虚型：症见胃脘隐痛或胀满，遇冷加重，食少便溏，畏寒肢冷，神疲乏力，舌质淡嫩、边有齿痕，脉沉细或迟，治当温中散寒，健脾助运。

【方一】 鲫鱼糯米粥

【来源】 验方

【组成】 鲫鱼1~2条，糯米50~100克，调料适量。

【用法】 将鲫鱼去肠杂，洗净，与糯米同入锅，加水煮粥，粥熟后去掉鱼刺，加入调料即可食用。每日1剂。

【功效】 补中益气，健脾和胃。

【主治】同治脾胃虚寒所致的慢性胃炎。

【方二】良附粥
【来源】验方
【组成】良姜、香附各9克。
【用法】水煎，滤汁去渣，加粳米100克及适量水，共煮成粥。1天内分2次服食。
【功效】温中理气。
【主治】适用于慢性胃炎证属胃寒或兼气滞者。

【方三】复方橘皮茶
【来源】验方
【组成】橘皮、佛手各9克，玫瑰花3克。
【用法】橘皮、佛手各9克，切为细丝，玫瑰花3克开水沏，代茶饮。
【功效】疏肝理气和胃。
【主治】适用于慢性胃炎气滞型。

（五）消化性溃疡

消化性溃疡主要是指发生在胃和十二指肠球部的慢性溃疡，其形成与胃酸和胃蛋白酶的消化作用有关，故称消化性溃疡。溃疡是指黏膜缺损超过黏膜肌层者而言，故不同于糜烂。消化性溃疡是人类的常见病，世界性分布，估计约有10%的人口一生中患过此病。溃疡的发生是由于对胃十二指肠黏膜有损害作用的侵袭因素与黏膜自身防御-修复因素之间失去平衡的结果，这种失平衡可能是由于侵袭因素增强，亦可能是防御-修复因素减弱，或两者兼有之。消化性溃疡有下列特点：①慢性过程呈反复发作，病史可达几年甚或十几年；②发作呈周期性，与缓解期相互交替；③发作时上腹痛呈节律性，胃溃疡疼痛多在餐后1/2小时出现，持续1~2小时渐消失，直到下次进餐后重复上述节律；十二指肠溃疡疼痛多在餐后2~3小时发作，直至下次进餐或服制酸剂后完全缓解，具有夜间痛。根据慢性病程，周期性发作及节律性疼痛，一般可作出初步诊断。然后进行上消化道X线钡餐检查，胃镜检查，必要时作活组织检查，确立诊断。本病常由精神刺激、遗传因素、地理环境因素、药物与化学品、吸烟、饮食不慎等因素诱发或加重，具有上腹部出现慢性、周期性、节律性疼痛的特点，胃溃疡疼痛多位于剑下正中或偏左，十二指肠溃疡疼痛部位多在腹正中或偏右，并可见反胃、泛酸、嗳气、恶心等胃肠道症状。本病可发生于任何年龄，但以青壮年为多。在性别方面，男性较女性为多，二者之比为 2~4 : 1。在临床上十二肠溃疡较胃溃疡为多见。溃疡病如防治不当，可引起严重的并发症，如大出血、胃穿孔或幽门梗阻等。因此，积极防治本病有着重要的意义。

中医文献中虽没有消化性溃疡的病名，根据本病以慢性周期发作并有节律的上腹疼痛为主要临床表现的特点，当属中医学"胃痛""胃脘痛"的范畴。中医常将本病分为以下六型。（1）肝气犯胃证：胃脘胀闷，攻撑作痛，脘痛连胁，频繁，大便不畅，每因情志因素而痛作，苔多薄白，脉沉弦。治当疏肝理气，和胃止痛。（2）脾胃虚寒证：胃痛隐隐，喜温喜按，空腹痛甚，得食痛减，泛吐清水，纳差，神疲乏力，甚则手足不温，大便清薄，舌淡苔白，脉虚弱或迟缓。治当温中健脾，和胃止痛。（3）胃阴亏虚证：症见胃脘隐痛或灼痛，午后更甚，或嘈杂心烦，口燥咽干，纳呆食少，大便干结或干涩不爽，舌质红、舌苔少或剥脱，或干而津少，脉细数。治当益阴养胃。（4）瘀血停滞型：胃脘疼痛，痛有定处而拒按，或痛有针刺感或刀割，食后痛甚，或见吐血便黑，舌质紫暗，脉涩。治当活血化瘀，通络止痛。（5）肝胃郁热感：胃脘灼痛，痛势急迫，烦躁易怒，泛酸嘈杂，口干口苦，舌红苔黄，脉弦或数。治当清肝泻热。（6）饮食积滞症状：胃痛，脘腹胀满，嗳腐吞酸，或吐不消化食物，吐食或矢气后痛减，或大便不爽，苔厚腻，脉滑。治当消食导滞，和胃止痛。临床需仔细辩证用药。

【方一】桃仁五灵脂丸
【来源】验方
【组成】桃仁 15 克，五灵脂 15 克。
【用法】上药微炒为末，米醋为丸如小豆粒大，每服 15~20 粒，开水送下。孕妇忌服。
【功效】活血化瘀，通络止痛。
【主治】适用于血瘀胃痛。

【方二】莱菔子煎
【来源】验方

【组成】莱菔子 15 克，木香面 4.5 克。

【用法】莱菔子 15 克水煎，送服木香面 4.5 克。

【功效】消食导滞，和胃止痛。

【主治】适用于饮食积滞型胃痛。

【方三】 佛手粥

【来源】验方

【组成】佛手 15 克，粳米 100 克。

【用法】佛手 15 克煎汤去渣备用。另外粳米 100 克煮粥，待粥熟后，将佛手汁兑入，加适量冰糖微沸即成，每日食 2~3 次。

【功效】疏肝理气，和胃止痛。

【主治】适用于肝气犯胃型的消化性溃疡。

（六）溃疡性结肠炎

溃疡性结肠炎又名慢性非特异性溃疡性结肠炎，是一种病因不明的以直肠和结肠的浅表性、非特异性炎性病变为主的疾病，病变主要限于结肠黏膜，以溃疡为主，大多累及直肠和远端结肠，也可向近端结肠扩展，甚至遍及整个结肠。可伴有肠外多器官损害，最常见累及的部位为眼、皮肤及关节。主要临床表现是腹泻、黏液脓血便、腹痛和里急后重。本病可发生于任何年龄，但以 20~40 岁居多，男多于女，病情轻重不一，有缓解和反复发作的趋势。本病在欧美较常见，但我国的发病率较低，且病情一般较轻。根据慢性腹痛，腹泻、黏液脓血便，反复粪便检查无病原体，应考虑此病，进一步应作 X 线钡剂灌肠和结肠镜检以助确诊。本病需与以下疾病相鉴别，如慢性菌痢、阿米巴痢疾、直肠结肠癌、克隆病、肠激惹综合征等。由于本病原因不明，尚无具体的预防措施，对于反复发作或持续的病人，保持心情舒畅、饮食有节、起居有常、预防肠道感染，对阻止复发或病情进展有一定的作用。此外尚应注意患者的心理调节和饮食控制，对腹痛腹泻者，宜食少渣、易消化、低脂肪、高蛋白饮食，对不耐受或可疑不耐受的食物，如虾鳖、牛奶、花生等尽量避免食用，应忌食辣椒、冰冻食品，戒除烟酒。本病约 5%~10% 发生癌变，国内发生率较低。癌变主要发生在重型病例，其病变累及全结肠和病程漫长的患者。

本病在中医内科临床分属"泄泻""痢疾""肠风""脏毒"范畴。依其临床表现，可分以下六型。（1）湿热蕴结型：症见病多为初起，腹痛腹泻，反复发作，便中夹脓血，里急后重，身热，肛门灼热，口苦口臭，脘痞呕恶纳呆，小便短赤，舌红、苔黄腻，脉数或滑数。治当清热利湿。（2）脾胃虚弱型：症见大便溏泻，反复发作，食欲不振，腹痛肠鸣，腹胀不舒，稍进油腻食物则便次增多，大便常夹有黏冻或少量脓血，或不消化食物，面色萎黄，精神乏力，舌淡苔白，脉细弱或虚缓。治法温中健脾，益气。（3）脾虚夹湿型：本型最为常见。症见下利缠绵不愈，平素大便溏薄，便中夹血，腹痛隐隐，喜暖喜按，纳食不馨，面色萎黄，倦怠无力，舌淡苔腻，脉濡细。治法：健脾为主，辅以清肠利湿。（4）肝旺克脾型：此类患者大多脾气暴躁，因情志不遂致病，腹胀且去掉痛，攻窜不定，肠鸣阵作，嗳气或矢气则舒，下利脓血，里急后重，每因情绪紧张发病或加重，舌淡红，脉弦。治法：抑肝，扶脾，佐以清肠。（5）脾肾阳虚型：本型常见于疾病后期。症见泻下清稀，或夹少量白冻黏血，腹泻多在五更，伴形寒肢冷，腰腹酸冷，面色黄白，舌淡苔白，脉沉细。治法：以温补脾肾为主，愈肠止泻。（6）瘀阻肠络型：腹痛固定不移，按之尤甚，腹泻脓便，血色紫暗，面色晦滞。舌有瘀斑，脉象细涩。治法：活血化瘀为主，健脾清肠为辅。

【方一】白术膏

【来源】验方

【组成】白术 50 克，山药 100 克，冰糖适量。

【用法】先将山药烘干研成细粉备用，白术切小片，加清水 1000 毫升，久煎，取出药液，再加入清水续煎，共 3 次；将 3 次的药液倒在一起，再煎蒸发水分，至黏稠时加入山药粉、冰糖煎熬成膏，冷却后贮于玻璃中备用。每日 3 次，每次 2 汤匙。

【功效】脾胃双补，益气升阳。

【主治】脾胃虚弱型溃疡性结肠炎。

【方二】香橼饴糖膏

【来源】验方

【组成】香橼 60 克，八角茴香 30 克，生姜 30 克，饴糖 500 克。

【用法】香橼八角茴香生姜洗净，捣烂如泥，锅内放少量清水煮沸，加入香橼八角茴香生姜饴糖混合拌匀，煮至水干即成。每日 3 次，每次 15 克，饭后服用。

【功效】疏肝理气，缓急止痛。
【主治】溃疡性结肠炎之肝脾不和型。

（七）慢性肝炎

肝脏发生炎症及肝细胞坏死持续 6 个月以上称为慢性肝炎。慢性肝炎可由各种不同原因引起的，因此不是一个单一的疾病，而是一个临床和病理学的综合征。慢性肝炎的临床表现轻重不一，可毫无症状，有轻微不适直至严重肝功能衰竭。实验室检查可表现为轻度的肝功能损害直至各项生化指标的明显异常。慢性肝炎一般分为慢性迁延性肝炎及慢性活动性肝炎两类，人们常说的慢性肝炎就是指的前者，多为乙型肝炎病毒引起。此外，酒精、药物、寄生虫等也可引起与病毒性肝炎相同的症状及肝损害。慢性肝炎多见于 30~50 岁的男性，常见的症状是间歇性全身不适、乏力、食欲下降、肝区隐痛。病重时可出现黄疸、厌食、恶心呕吐、体重下降、低热、面部常呈黝黑，巩膜可黄染，可见到蜘蛛痣、肝掌、男性乳房发育。本病为一种常见性疾病，因可转变为肝硬化、肝癌，对人类健康危害极大。慢性肝炎的西医治疗，至今尚未找到特效的治疗方法，无论是营养、休息、药物都不能显示出明显的疗效，还是强调以综合治疗为主。

祖国医学对本病早有认识，本病属中医"胁痛""黄疸""虚劳"等范畴。常分以下五型辨证治疗。（1）肝胆湿热型：症见两胁或右胁胀痛，脘腹满闷，恶心厌油，痞满嗳气，身目发黄或无黄，小便黄赤，大便黏腻臭秽不爽，低热，舌质红，舌苔黄腻，脉弦滑数。治当清利湿热，凉血解毒。（2）肝郁脾虚型：症见胁肋胀痛，精神抑郁或烦躁，面色萎黄，纳食减少，脘痞腹胀，大便溏薄，舌体胖，舌淡、苔白腻，脉弦或弦细而濡。治当疏肝解郁，健脾和中。（3）肝肾阴虚型：症见头昏耳鸣目眩，两目干涩，口燥咽干，两胁隐痛或热痛，失眠多梦，五心烦热，腰膝酸软，便干溲赤，女子经少经闭，舌体瘦，舌质红或绛、苔少或有裂纹，脉弦细数。治当养血柔肝，滋补肝肾。（4）脾肾阳虚型：症见畏寒喜暖，少腹腰膝冷痛，食少腹胀便溏，食谷不化，肠鸣腹泻，全身浮肿，甚则滑泄失禁，下肢水肿，舌质淡胖有齿痕，苔薄白或白腻，脉沉迟无力。治当温补肝肾。（5）气滞血瘀型：右胁胀痛或刺痛，痛有定处，胁下微积，肝大，或有脾大，面色灰黑或黝黑，或乳房结块，或面、颈部有蜘蛛痣，可有鼻衄、齿衄或吐血，舌质紫暗苍老，舌苔薄或无苔，脉弦涩。治当活血化瘀，疏肝健脾。

【方一】　茵陈栀子仁粥
【来源】　验方
【组成】　茵陈30~60克，栀子仁3~5克，香附6克，鲜车前草30克，粳米50~100克。
【用法】　上药取白糖适量。将四味药加水共煎为汤液，与粳米一起加水煮成粥，最后加糖。每日2~3次，适量服用。必要时可连服2~3周。
【功效】　清利湿热，凉血解毒。
【主治】　适用于慢性肝炎肝胆湿热型。

【方二】　柳枝煎
【来源】　《新疆中草药单方验方选编》
【组成】　一寸以内嫩柳枝二两。
【用法】　一寸以内嫩柳枝二两，加水1000毫升，煎至200毫升，每日一付，分二次服。
【功效】　清肝胆湿热。
【主治】　适用于慢性肝炎肝胆湿热型。

【方三】　鬼箭羽方
【来源】　《鬼箭羽治疗慢性活动性肝炎21例》
【组成】　鬼箭羽6克，红花10克。
【用法】　上药加水300毫升，煎煮30分钟，取汁留渣。再加水200毫升，煎煮20分钟，取汁。将上药混合，冷却后，分早、晚两次服。
【功效】　清热，活血化瘀。
【主治】　适用于慢性肝炎瘀血阻络型。面色晦暗，或见赤缕红斑，肝脾肿大，质地较硬，蜘蛛痣，肝掌，女子行经腹痛，经水色黯有块，舌质黯紫或有瘀斑，脉沉细涩。

【方四】　三七粉
【来源】　《三七粉降低谷丙转氨酶及改善血浆蛋白的观察》
【组成】　三七粉。
【用法】　三七研细末，过120目筛，每次1克，每日3次，空腹服，1月为1疗程。

【功效】活血化瘀。

【主治】适用于慢性肝炎瘀血阻络型。面色晦暗，或见赤缕红斑，肝脾肿大，质地较硬，蜘蛛痣，肝掌，女子行经腹痛，经水色黯有块，舌质黯紫或有瘀斑，脉沉细涩。

【方五】三草汤

【来源】《三草汤治疗慢性病毒性肝炎 100 例临床观察及实验研究》

【组成】夏枯草 300 克，白花蛇舌草 300 克，甘草 150 克。

【用法】上药加水 5000 毫升，煎煮 30 分钟，取汁留渣，再加水 2500 毫升，煎煮 20 分钟，取汁，将上药混合，浓缩至约 200 毫升，另取白糖 300克加适量水煎煮溶解，趁热过滤，与浓缩液合并，加防腐剂苯甲酸 1.25 克，尼泊金乙酯 0.075 克，搅拌溶解后，加蒸馏水至 500 毫升，即成。每次 25毫升，每日两次。

【功效】清热解毒。

【主治】适用于慢性肝炎肝胆湿热型。见两胁或右胁胀痛，脘腹满闷，恶心厌油，痞满嗳气，身目发黄或无黄，小便黄赤，大便黏腻臭秽不爽，低热，舌质红，舌苔黄腻，脉弦滑数。

（八）慢性胆囊炎

慢性胆囊炎是临床常见的胆囊疾病。可与胆石病同时存在，亦可因胆汁郁结而致。本病有时为急性胆囊炎的后遗症，但多数病例并无急性发作史，而就医时即为慢性。临床以右胁下不适或持续性钝痛为主要表现，可伴有胃灼热，嗳气，嗳酸等消化不良症状。此类症状虽不严重，却顽固难愈，进食油煎或脂肪类食物后可加剧，嗳气后可稍减轻。恶心常见，一般无呕吐，餐后腹痛有时可用碱性药物缓解。多无阳性体征，部分病人可有上腹部压痛及右胁叩击痛。

本病属中医"胁痛""黄疸""肝气痛"等病的范畴，一般分为以下三型进行治疗。（1）肝郁气滞型：症见善怒，胁痛或上腹窜痛、脘胀嗳气，舌淡、苔薄或腻，脉弦紧。治当疏肝解郁。（2）肝胆湿热型：症见腹痛拒按，口苦咽干，嗳腐吞酸，便结，尿赤，舌红、苔黄腻，脉弦滑或数。治当清肝利胆。（3）脾肾两虚型：症见腹痛绵绵，喜按喜热，食少便溏，心悸眩晕，虚烦少眠，月经不调，舌淡、苔白或少苔，脉弦细无力。治当健脾补肾。

【方一】 消炎利胆茶

【来源】 验方

【组成】 玉米须、蒲公英、茵陈各 30 克。

【用法】 玉米须、蒲公英、茵陈各 30 克，加水 1000mL，煎去渣，加白糖适量，温服。每日 3 次，每次 250mL。

【功效】 清肝利胆。

【主治】 适用于胆囊炎之肝胆湿热型。

【方二】 金钱败酱茵陈茶

【来源】 验方

【组成】 金钱草、败酱草、茵陈各 30 克。

【用法】 金钱草、败酱草、茵陈各 30 克，煎汁 1000mL，加白糖适量温服代茶。

【功效】 清肝利胆排石。

【主治】 适用于胆囊炎之肝胆湿热型。

【方三】 鸡胆汁黄瓜藤饮

【来源】 验方

【组成】 黄瓜藤 100 克，新鲜鸡胆 1 个。

【用法】 黄瓜藤 100 克，洗净煎水 100mL，新鲜鸡胆 1 个，取汁冲服。

【功效】 清肝利胆。

【主治】 适用于慢性胆囊炎之肝胆湿热型。

二、呼吸系统疾病

（一）上呼级道感染

上呼吸道感染俗称感冒，90%以上是由病毒引起，少数由细菌引起。是指细菌或病毒对鼻腔、咽、喉黏膜所造成的炎症，病程为 3~7 天，四季均可发病。据统计成年人每年发病 3~4 次，儿童则多达 6 次以上。临床以鼻塞、流涕、喷嚏，咽痛、声音嘶哑、时有咳嗽，以及畏寒、发热、头痛、四肢腰背酸痛为主要表现，如有细菌感染，白细胞总数及中性粒细胞增高，病毒感染时白细胞总数及中性粒粒细胞不增高，X线检查一般无特征。本病治疗的关键在于预防，应锻炼身体，提高人体的御寒能力，并保持室内外卫生和个人卫生，流行期间应尽量避免集体活动，也可应用流感疫苗。呼吸道病毒目前尚无特效抗病毒药物，以对症或中医治疗为常用措施。如有细菌感染，可选用适合的抗生素，单纯的病毒感染一般可不用抗生素。

本病中医称为"感冒"，病情轻者又称为"伤风""冒风""冒寒"，重者称为"重伤风"，流感则称为"时行感冒"。临床可分为风寒感冒、风热感冒、暑湿感冒和虚体感冒等四种证型。（1）风寒感冒型：症见鼻塞声重，鼻痒喷嚏流涕，咽痒，咳嗽痰多清稀，无汗头痛，肢体酸痛，舌淡、苔薄白，脉浮紧。治宜辛温解表，宣肺散寒。（2）风热感冒型：症见发热恶风，或微恶寒，咳嗽痰黄，口干渴，咽喉红肿疼痛，鼻塞流浊涕，舌边尖红，苔薄黄，脉浮数。治宜辛凉解表。（3）暑湿感冒型：多见于夏季，症见身热，微恶风，少汗，肢体酸痛或疼痛，头昏重胀，咳嗽痰黏，鼻流浊涕，心烦口渴，或口中黏腻，渴不多饮，胸闷泛恶，小便短赤，或大便不爽，舌苔黄腻，脉濡数。治宜清暑祛湿解表。（4）气虚感冒型：发热恶寒，头身疼痛，咳嗽鼻塞，自汗出，倦怠无力，短气懒言，舌淡苔白，脉浮而无力。治宜益气解表，调和营卫。（5）阳虚感冒型：恶寒重而发热轻，头疼身痛，自汗出，咳吐白痰，鼻塞流清涕，面色㿠白，形寒肢冷，语声低微，舌淡胖苔白，脉沉无力。治宜助阳解表，宣肺止咳。（6）血虚感冒型：发热微恶寒恶风，无汗头痛，面色无华，唇甲色淡，心悸头晕，舌淡苔白，脉细。治宜养血解表，疏风散寒。（7）阴虚感冒：身热微风寒，头痛无汗，头晕心烦，口渴咽干，手足心热，咳嗽少痰，舌红脉细数。滋阴解表，疏风宣肺。

【方一】葱豉汤

【来源】《肘后备急方》

【组成】葱白2根，豆豉10克。

【用法】用水500毫升，入豆豉煮沸2~3分钟，之后加入葱白、调料出锅。趁热服用，服后盖被取汗。

【功效】解表散寒。

【主治】风寒感冒。

【方二】姜丝萝卜汤

【来源】验方

【组成】生姜 25 克，萝卜 50 克。

【用法】生姜切丝，萝卜切片，两者共放锅中加水适量，煎煮 10~15 分钟，再加入红糖适置，稍煮 1~2 分钟即可。每日 1 次，热服。

【功效】解表祛风散寒。

【主治】风寒感冒。

【方三】白菜根葱白汤

【来源】验方

【组成】大白菜根 3 个，葱白连须 2 根，芦根 10 克。

【用法】上三物以水煎煮 10~15 分钟即可。每日 1 剂，趁热分 2 次服用。

【功效】辛散解毒，清热祛湿。

【主治】风热感冒。

【方四】绿豆粥

【来源】验方

【组成】绿豆 50 克，粳米 100 克，冰糖适量。

【用法】绿豆、粳米洗净煮粥，待粥熟时加入冰糖，搅拌均匀即可食用。可作早晚餐食用。

【功效】清热解暑。

【主治】暑湿感冒。

（二）急性支气管炎

急性支气管炎是病毒和细菌感染，物理、化学刺激或过敏反应等对气管、支气管黏膜所造成的急性炎症，一般为自限性疾病。起病较急，发病多见于寒冷季节，或气候突变之时，或过度劳累之后。初起多有上呼吸道感染症状，如鼻塞流涕、咽痛、声音嘶哑等，临床以咳嗽、咯痰为主要表现，呈刺激性、阵发性咳嗽，1~2 天后咳出少量黏痰或稀薄痰，并逐渐转为黄胶痰或白黏痰，可持续数周，全身症状轻微，仅有轻微的畏寒、发热、头痛、全身酸楚等。肺部听诊两肺呼吸音增粗，散在干、湿性啰音。病毒

· 33 ·

感染时，血白细胞数正常；细菌感染时，血白细胞数及中性粒细胞可升高；胸部 X 线检查无异常，或仅见肺纹理增粗。预防本病在于积极防治上呼吸道感染，避免接触花粉、粉尘、烟雾及刺激性气体。

中医称本病为"咳嗽"，多属外感暴咳，临床上可分为风寒袭肺、风热犯肺、燥热伤肺三个证型。（1）风寒袭肺型：起病较急，症见咳嗽，声重，气急，咽痒，咯痰稀白或黏，伴有鼻塞流涕，头痛，恶寒发热，周身酸痛，舌苔薄白，脉浮。治宜疏风散寒，宣肺止咳。（2）风热犯肺型：症见咳嗽不爽，咯痰色黄稠或自黏，口干咽痛，鼻流黄涕或有发热，头痛恶风，汗出，苔薄黄，脉浮数。治宜疏风清热，肃肺化痰。（3）燥热伤肺型：症见咳呛胁痛，痰少质黏，不易咯出，或咳嗽痰中带血，口咽干或舌红、苔薄黄，脉细数。治宜清肺润燥，化痰止咳。

【方一】桑杷煎

【来源】验方

【组成】桑白皮、枇杷叶各 12 克。

【用法】水煎服，每日 1 剂。

【功效】清肺降气，止咳平喘。

【主治】适用于风热型急性支气管炎，症见咳嗽不爽，咯痰色黄稠或自黏，口干咽痛，鼻流黄涕或有发热，头痛恶风，汗出，苔薄黄，脉浮数。

【方二】贝母蒸梨

【来源】验方

【组成】鲜梨 1 个，贝母粉 5 克。

【用法】取鲜梨 1 个，切开梨盖挖去梨核，装入贝母粉 5 克，扣上梨盖，放入蒸笼或饭锅内蒸熟食，早晚各 1 次。

【功效】清热润肺，止咳化痰。

【主治】适用于燥热伤阴型急性支气管炎，症见干咳少痰。

（三）慢性支气管炎

慢性支气管炎（简称）慢支是指气管、支气管黏膜及其周围组织的慢性非特异性炎症，所谓非特异性，就是指多种病原体均可致病。临床上以咳嗽、咳痰或伴有喘息及反复发作的慢性过程为特征。病情若缓慢进展，常并发阻塞性肺气肿，甚至肺动脉高压、肺源性心脏病。它是一种常见病，尤以老年人多见，所以又有"老慢支"之称。多发生在秋冬寒冷季节，天气转暖后则逐渐缓解，与过敏无关。诊断主要依靠病史和症状。在排除其他心、肺疾患（如肺结核、尘肺、支气管哮喘、支气管扩张、肺癌、心脏病、心功能不全等）后，临床上凡有慢性或反复的咳嗽，咯痰或伴喘息，每年发病至少持续3个月，并连续两年或以上者，诊断即可成立。在治疗上以抗感染为主，炎症消除后，喘息则自然缓解。中医治疗慢支疗法很独特。黏液分泌增多的表现，部分患者伴有喘息、气促等，以秋冬季天气寒冷时易发作或加重，可分为单纯型和喘息型。早晚咳嗽较剧，痰多为白色清稀或黏稠样，如继发感染，则咳嗽频繁、咯黄脓痰或白黏痰，并伴有发热。喘息型支气管多可在咳嗽后或深吸气后闻及哮鸣音，发作时可闻及广泛哮鸣音，长期发作患者可有肺气肿的体征。X线检查早期常无异常，病久可见肺纹理增多、增粗或模糊，呈条索状、网状或斑点状阴影，胸部X线摄片是排除其他肺部疾病的常规检查方法。本病应以预防为主，宜加强体育、耐劳锻炼，改善环境，消除污染，以预防感冒，也可口服和间断应用适宜的抗菌药物，从而降低发病率。

本病中医属"咳嗽""痰饮""喘证"范畴，依其临床表现多分为实证，虚证两大类。慢性支气管炎为久病，久病必虚，故本病的本质多属虚寒，且多属内伤久咳。临床可分为以下证型。（1）外寒内饮证：症见咳嗽气急，甚则喘逆，咯吐白色清稀泡沫黏痰，无汗恶寒，身体疼痛而沉重，甚则肢体浮肿，舌苔白滑，脉弦紧。治宜解表散寒，宣肺化饮。（2）痰湿内聚证：症见咳嗽声浊，痰白而黏，胸脘满闷，纳差腹胀，大便溏薄，舌胖淡，边有齿痕，苔白腻或白滑，脉濡滑。治宜温阳健脾，化痰平喘。（3）燥热伤肺证：咳声短促，甚则气逆而喘，痰少不易咳出，口咽干燥，甚则胸痛，或有形寒身热等表证。舌尖红，苔薄黄，脉细数。治宜辛凉清肺，润燥化痰。（4）脾肺两虚证：症见咳嗽气短，声低乏力，神疲倦怠，自汗纳差，胸脘痞闷，大便溏薄，每遇风寒则咳嗽气喘发作或加重，苔白薄，脉濡缓。治宜补肺健脾，益气固表。（5）肺肾两虚证：症见咳喘久作，呼多吸少，动则尤甚，痰稀色白，畏寒肢冷，腰膝酸痛，苔白而滑，脉细无力。偏肾阴虚者，则午后颧红，五心烦热，咽干口燥，舌红苔少，脉细数。治宜补益下元，纳气平喘。

【方一】洋金花酊

【来源】《洋金花酊治疗慢支118例临床观察》

【组成】洋金花 15 克（或其籽 20～25 克），白酒 500 毫升。

【用法】将洋金花或其籽研为极细末，倒入纯 60°粮食白酒 500 毫升中摇匀，密封存放 7 天后用。口服每次 1～2 毫升，每日 3 次，服 5 毫升为 1 疗程。

【功效】止咳平喘，通络镇痛。

【主治】适用于慢性支气管炎，喘息较剧者，咳嗽，气喘，咳痰量多，呈白色泡沫状，舌淡苔白腻，脉弦滑等。

【方二】鲜橘皮饮

【来源】《鲜橘皮沏水代茶饮治疗慢性支气管炎》

【组成】鲜橘皮 1～2 个。

【用法】放入带盖杯中，倒入开水。待 5～10 分钟后即可饮用，饮后将杯盖盖好，以后随时饮用。鲜橘皮每日更换 1 次。

【功效】理气化痰。

【主治】慢性支气管炎。反复咳嗽，咳黏稠痰等。

（四）慢性阻塞性肺气肿

肺气肿是一种病理状态，是由于支气管炎痰液潴留及管壁痉挛引起气道阻塞，导致终末细支气管远端部分包括呼吸性细支气管、肺泡管、肺泡囊和肺泡的膨胀和过度充气，导致肺组织弹力减退，容积增大。由于其发病缓慢，病程较长，故称为慢性阻塞性肺气肿。它是慢性支气管炎最常见的并发症。在我国的发病率在 0.6%～4.3%。它发病缓慢，病情轻重不同，以咳嗽、咳痰、气急、胸闷和呼吸困难为主要症状。部分病人，在慢性病程中，表现乏力、体重减轻、上腹部疼痛和胀满。病情严重时，可有紫绀、头痛、心动过速，嗜睡、精神恍惚，最后导致自发性气胸、呼吸衰竭、心力衰竭和肺源性心脏病等严重后果。本病多发于中年以后，以老年人居多，男性多于女性。诊断要点如下。（1）症状：有慢性支气管炎等病史，并逐渐出现劳力性呼吸困难、乏力等。（2）体征：早期多不明显，以后逐渐出现桶状胸，呼吸运动减弱，语颤减弱，双肺叩诊呈过清音、呼气时间界下移、心浊音界缩小、肺底活动度减少，听诊呼吸音减弱、呼气时间延长、心音遥远。（3）X 线检查：双肺透亮度增强，中、外带肺纹理纤细，有时可见肺大泡，心影常呈垂直位，膈肌下降，运动减弱。本病进展缓慢，应重视早期防治，已病者要加强营养，提高人体免疫力，进行呼吸训练，预防或减少呼吸道继发感染。

中医学将其归于"肺胀""虚喘""痰饮"等范畴进行辨证施治。临床上可分为寒饮伏肺型、痰热壅肺型、肺脾两虚型、肾不纳气型四个证型。(1) 痰热壅肺型：症见咳嗽，喘促，痰稠而色黄，不易咯出，低热或烦热，胸闷或痛，口渴喜饮，舌质红、苔黄腻，脉象滑数。治以清热化痰，肃肺平喘。(2) 寒饮伏肺型：症见久咳不愈，冬春加剧，恶寒发热，头痛无汗，咳嗽，痰多且稠，色白，喘促不得卧，动则尤甚，苔白滑或白腻，脉象浮紧。治以温肺化饮，止咳平喘。(3) 肺脾两虚型：症见畏寒，久咳，痰涎多，呈清稀泡沫状，喘息气短，动则尤甚，纳呆、乏力。脉细弱，占质淡，苔薄白或白滑。治以补肺健脾，温化寒痰兼佐以平喘。(4) 肾不纳气型：症见咳嗽胸满，痰清稀，自汗气短，动则尤甚，面色苍白，倦怠乏力，口唇青紫，四肢欠温，纳差，重者不能平卧。舌质淡，苔薄白，脉沉细。治以培元温肾，纳气平喘。

【方一】莱菔子粥

【来源】验方

【组成】莱菔子末 15 克、粳米 100 克。

【用法】将莱菔子末与粳米同煮为粥，早晚温热食用。

【功效】化痰平喘，行气消食。

【主治】适用于老年慢性气管炎、肺气肿。

【方二】皱肺丸

【来源】《普济方》

【组成】五灵脂 60 克、柏子仁 30 克、胡桃仁 30 克。

【用法】共研成膏，滴水为丸，如小豆大，每服 15 粒，1 日 2 次，甘草汤送服。

【功效】化瘀、化痰、皱肺、纳肾。

【主治】适用于肺气肿之肺肾两虚型轻症。

【方三】参蛤散

【来源】《验方》

【组成】蛤蚧 1 对、人参 9 克。

【用法】研末，每服 1~2 克，每日 2~3 次。

【功效】补肺肾，定喘嗽。

【主治】适用于肺气肿之肺肾两虚型重症。

（五）支气管哮喘

支气管哮喘（简称哮喘）是由肥大细胞、嗜酸粒细胞、T淋巴细胞等多种炎症细胞参与的气道慢性炎症性疾病。这种炎症使易感者对各种激发因子具有气道高反应性（BHR），并引起气道缩窄。临床上表现为发作前有先兆症状如打喷嚏、流涕、咳嗽、胸闷等，继而出现反复发作的喘息、呼气性呼吸困难、胸闷、咳嗽等症状，常在夜间和（或）清晨发作。常常出现广泛多变的可逆性气流受限，多数患者可自行缓解或经治疗缓解。病因较复杂，大多认为是一种多基因遗传病，受遗传因素和环境因素的双重影响。全球约有1亿6千万患者，各地患病率为1%~5%不等，我国患病率接近1%。本病可发生于任何年龄，半数在12岁以前发病，成人男、女患病率大致相同。约20%的患者有家族史。临床特点为反复发作性胸闷、咳嗽，多带有哮鸣音的呼气性呼吸困难，持续数分钟、数小时或更长，可自行缓解。发作时胸部听诊两肺满布哮鸣音，血白细胞总数增加，嗜酸性粒细胞增高，合并感染时中性粒细胞增高，血清总IgE在外源性哮喘者身上增高，X线检查见肺部无病灶（病久或老年人可有肺气肿改变）。支气管哮喘的形成与过敏体质、气候环境、生活条件、职业等多种因素有关，常有一定的诱发因素，因而，预防本病应首先积极寻找病因，再予以针对性措施。此外，本病患者应采取低盐饮食，因为盐负荷可恶化症状和肺功能，并能增加抗哮喘药物的用量。哮喘持续状态（是指哮喘急性严重发作）时应用一般平喘药物仍不能缓解在24小时以上者，此时应尽量送至医院给予积极治疗。在哮喘的防治工作中，务必作好宣教工作、控制环境促发因素、监测病情和系统的合理治疗。哮喘的防治原则是消除病因、控制急性发作、巩固治疗、防止复发。

本病属于中医"哮证""痰饮"范畴，其主要病理因素为"痰饮"，因痰饮内伏于肺，再感新邪而发。临床上常分为发作期（冷哮、热哮）和缓解期。（1）发作期（冷哮型）：症见初起恶寒，发热，头痛，无汗，喉痒，鼻痒或身痒，鼻流清涕如水样，继则喘促加剧，喉中痰鸣如水鸡声，咳吐稀痰，不得平卧，胸膈满闷如窒，面色苍白或青灰，背冷，口不渴，或渴喜热饮，舌质淡、苔白滑，脉浮紧。治宜温肺散寒，豁痰平喘。（2）发作期（热哮型）：症见发热、头痛、有汗，气促胸高，喉中哮鸣，声若曳锯，张口抬肩，不能平卧，痰色黄而胶黏浓稠，呛咳不利，胸闷，烦躁不安，面赤、口渴喜饮，大便秘结，或有发热，舌边尖红、苔黄腻，脉滑数。治宜清热宣肺，化痰平喘。（3）缓解期肺脾气虚型：症见咳嗽短气，痰液清稀，倦怠无力，面色㿠白，食少纳呆便溏，头面四肢浮肿，舌淡边有齿痕、苔白，脉濡弱，治宜健脾益气，补土生金。（4）缓解期肺肾两虚型：可见咳嗽短气，动则喘促，腰膝酸软，盗汗遗精，脑转耳鸣，舌淡、苔白，脉弱，治宜肺肾双补。

【方一】 广地龙粉单方

【来源】 验方

【组成】 广地龙粉。

【用法】 一日三次口服，每次 3 克，可装胶囊吞服。

【功效】 清热解痉。

【主治】 适用于支气管哮喘发作期之热哮，症见发热、头痛、有汗，气促胸高，喉中哮鸣，声若曳锯，张口抬肩，不能平卧，痰色黄而胶黏浓稠，呛咳不利，胸闷，烦躁不安，面赤、口渴喜饮，大便秘结，或有发热，舌边尖红、苔黄腻，脉滑数。

【方二】 五味子蛋

【来源】 验方

【组成】 五味子 250 克，鸡蛋 20 只。

【用法】 五味子 250 克，水 7 斤，煮 30 分钟，待凉时用新鲜鸡蛋 20 只，浸入汤内，7 天后，待蛋壳变软，鸡蛋饱满胀大而有弹性，即可取出，放锅内隔水蒸熟服食，早晚各 1 只。

【功效】 敛肺滋肾。

【主治】 适用于支气管哮喘缓解期之肺肾两虚型，咳嗽短气，动则喘促，腰膝酸软，盗汗遗精，脑转耳鸣，舌淡、苔白，脉弱。

【方三】 芍药甘草散

【来源】 《芍药甘草散治疗哮喘》

【组成】 白芍 30 克，甘草 15 克。

【用法】 按比例共研为细末，每次 30 克，服药时加开水 100~150 毫升，煮沸 3~5 分钟，澄清温服。

【功效】缓急解痉。

【主治】适用于支气管哮喘，咳嗽气喘，喉中痰鸣或哮鸣有声，咳不畅等。

（六）支气管扩张

支气管扩张是常见的慢性支气管化脓性疾病，大多数继发于呼吸道感染和支气管阻塞，尤其是儿童和青年时期麻疹、百日咳后的支气管肺炎，由于破坏支气管管壁，形成管腔扩张和变形。临床表现为慢性咳嗽伴大量脓痰和反复咯血，咯痰量为每日 60~400 毫升，静置后分四层，或反复咯血，或反复肺部感染，常见杵状指（趾）及消瘦、贫血。患者以往尤其儿童时期常有麻疹、百日咳、支气管炎病史，或有慢性肺脓肿、肺结核病史。胸部 X 线检查示，患侧可有肺纹理增多、紊乱，或伴卷发状阴影，甚至出现液平面（提示支气管囊状扩张存在）。预防本病需加强营养，以提高人休免疫力，还应防治外感，忌食辛辣之品，并坚持适时、正确的体位排痰，从而减少或消除支气管阻塞因素。对于病变范围局限，多次反复发作和大量咯血而内科治疗效果不著，无严重心、肺功能障碍者可以外科治疗。

本病可归入中医"咳嗽""肺痈""咳血"等范畴，临床上可分为风热犯肺、痰热蕴肺、肝火犯肺、阴虚火旺四型。（1）风热犯肺型：症见恶寒发热，咳嗽胸痛，咯痰色黄，痰中带血，色鲜红，口渴咽痛，舌苔薄黄，脉浮数而滑。治宜疏风清热，化痰止血。（2）痰热蕴肺型：症见咳嗽气急，痰量倍增，痰黄稠，或如脓样，有腥臭味，痰中带血，胸胁疼痛，转侧不利，口燥咽干，舌质红、苔黄腻，脉滑数。治宜清热化痰，凉血止血。（3）肝火犯肺型：症见咳嗽，痰中带血或咳咯纯血，血色鲜红，胸中烦满而痛，身热面赤，口苦咽干，舌红、苔薄黄，脉弦数。治宜泻肝清肺，宁络止血。（4）阴虚火旺型：症见干咳少痰，痰中带血，或反复咯血，口干咽燥，潮热盗汗，耳鸣，腰酸膝软，舌质红、少苔，脉细数。治宜养阴清肺，化痰止血。

【方一】鲜薏苡仁根方

【来源】验方

【组成】鲜薏苡仁根。

【用法】适量，捣汁，炖热。每日 3 次，每次 30~50 毫升。

【功效】清热利湿化痰。

【主治】适用于支气管扩张之痰热证，痰量倍增，痰黄稠，或如脓样，有腥臭味。

【方二】金荞麦根茎

【来源】验方

【组成】金荞麦根茎。

【用法】金荞麦根茎，洗净晒干，去根须，切碎，以瓦罐盛干药 250 克，加清水或黄酒 1250 毫升，罐口用竹箬密封，隔水文火蒸煮 3 小时，最后得净汁约 1000 毫升。成人每服 30~40 毫升，每日 3 次，儿童酌减。

【功效】清肺祛痰排脓。

【主治】适用于支气管扩张之痰热证，痰量倍增，痰黄稠，或如脓样，有腥臭味。

【方三】鱼腥草

【来源】验方

【组成】鱼腥草 100 克。

【用法】鲜鱼腥草 100 克捣烂取汁，用热豆浆冲服，每日两次。

【功效】清肺祛痰排脓。

【主治】适用于支气管扩张之痰热证，痰量倍增，痰黄稠，或如脓样，有腥臭味。

（七）肺炎

肺炎是肺实质的炎症，可由多种病原体引起，如细菌、病毒、真菌、寄生虫等，其他如放射性、化学、过敏因素等亦能引起肺炎。按解剖学分类，肺炎可分为大叶性肺炎、小叶性（支气管性）肺炎和间质性肺炎。肺炎是常见病，我国每年约有 250 万例肺炎发生，12.5 万人因肺炎死亡，在各种致死病因中居第 5 位。临床上多见感染性肺炎，其中细菌感染最为多见，约占肺炎的 80%。临床表现为寒战、高热、胸痛、咳嗽和血痰、呼吸困难，严重者可出现神经系统症状和周围循环衰竭，本病一年四季均可发生，但冬春两季多发。以青壮年为多见，但儿童、老年人和免疫功能低下者病死率极高。血象检查示，白细胞计数在 $10 \sim 30 \times 10^9/L$，甚至 $40 \times 10^9/L$

以上，中性粒细胞在 0.80 以上；痰培养常阳性；X 线仅见肺纹理增粗，常有斑片状阴影。本病的发生多与吸入性感染有关，因此，及时防治上呼吸道感染及支气管炎，是预防本病的关键。

本病中医归属于"肺炎喘嗽"范畴，本病临床上可分邪犯肺卫、痰热蕴肺、热陷心包、气阴两虚四个证型。（1）邪犯肺卫型：症见发热微恶寒无汗或少汗，咳嗽，口微渴，全身酸痛。舌边尖红、苔薄黄，脉浮数。治宜辛凉解表，宣肺泄热。（2）痰热蕴肺型：症见高热口渴，气喘，咯痰黄稠，甚则痰中带血或呈铁锈色，舌红、苔黄腻，脉滑数。治宜清热化痰，宣肺平喘。（3）热陷心营型：症见高热口渴，身热夜甚，咳嗽气喘，痰中带血，心烦不寐，时有谵语，斑疹隐隐，舌质红绛、苔黄，脉弦数。治宜清热凉营，泻心醒脑。（4）气阴两虚型：症见咳嗽，盗汗，手足心热，神疲乏力，口干，纳谷少，舌质红、苔薄，脉细数。治宜益气养阴，润肺化痰。

【方一】 苡米百合汤

【来源】 中医验方

【组成】 苡米 200 克，百合 50 克。

【用法】 将两味放入锅中，加水 5 碗，煎熬成 3 碗，分三次服，一日吃完。

【功效】 清热宣肺，化痰止咳。

【主治】 适用于肺炎之痰热内蕴兼伤阴轻症。

【方二】 百合黄芪汤

【来源】 民间方

【组成】 百合 200 克，黄芪 10 克，冰糖适量。

【用法】 将黄芪水煎取汁约 1500 毫升，纳百合于药汁中煮熟，冰糖适量调味服食。每日 1 剂，连续 35 剂。

【功效】 滋阴润肺，化痰止咳。

【主治】 可适用于肺炎后期，气阴两伤，咳嗽气短，乏力自汗等。

（八）肺脓肿

肺脓肿是由于多种病因所引起的肺组织化脓性病变，由肺组织坏死而产生的局限性有脓液的空洞，同时伴有周围肺组织的炎症。病理过程以肺组织坏死为主要内容。如果以厌氧菌感染引发的肺脓肿，则表现为腐败性恶臭痰，而以需氧菌感染引发的肺脓肿，则表现为非腐败性痰液。但总以咯吐大量脓液痰为特征。本病多发于青壮年，且男性多于女性。多发于20~50岁青壮年，男性多于女性。临床特点是起病大多急骤，周身不适、畏寒、寒战，高热可达39℃以上，咳嗽带痰，精神萎靡，食欲不振，可有胸痛。发病持续一周左右，开始咯吐大量腥臭脓性痰，每日终痰量可达数百毫升，静置可分3层。如发展为慢性消耗性病变，仍有咳嗽，咯脓痰，痰量时多时少，且有反复咯血及不规则发热，消瘦等，甚者出现贫血。病变区叩诊呈浊音或实音，听诊肺泡呼吸音减弱，并有湿啰音，及支气管呼吸音表示有大脓腔。血常规检查示白细胞计数及分类计数均增高。X线检查：早期呈大片状密度增高的阴影。成脓期，可见圆形单个空洞，内有液平面。溃脓期，空洞壁变厚。恢复期可见纵膈向患侧移位，少许纤维索条影，胸膜增厚。预防本病应注意降低误吸发生率和减少误吸量，及时处理牙周疾病及肺炎等。而疗程足够长的抗菌治疗，也可预防复发。

本病中医称为"肺痈"，临床可分为四期，即初期、成痈期、溃脓期、恢复期。（1）初期（温邪袭肺）：发热微恶寒，咳嗽，胸痛，咯吐白色黏痰，口干渴，舌红苔薄黄，脉浮数而滑。治法：疏风清热，宣肺化痰。（2）成痈期（热邪壅肺）：高热不退，咳嗽气急，咳痰量增多，咯吐黄稠脓痰，气味腥臭，胸痛，口干咽燥，烦躁不安，舌红苔黄厚腻，脉滑数。治法：清热解毒，化瘀消痈。（3）溃脓期（热毒伤肺、成痈溃脓）：热势渐退，咳吐大量脓性稠浊痰液，或如米粥，可痰血相兼，腥臭异常，咳嗽气喘时胸痛，心烦面赤，口干渴，舌红绛、苔厚黄腻，脉滑数。治法；清热解毒，排脓。（4）恢复期（虚邪留恋、气阴两伤）：身热渐退，咳嗽减轻，脓痰日渐减少，胸部隐痛，短气，易汗出，神疲乏力，盗汗，口咽干燥，舌红偏绛而干、苔黄，脉细数。治法：益气养阴，清除余邪。

【方一】鲜芦根汤

【来源】《自我调养巧治病》

【组成】鲜芦根10~120克，冰糖30~50克。

【用法】将鲜芦根洗净，切成小块，加冰糖、清水适量，放瓦盅内隔水炖，去渣频服。

【功效】清肺泄热，润肺生津。

【主治】适用于肺脓肿初期，高热，咯吐大量腥臭脓痰等。

【方二】薏米百合汤

【来源】《偏方大全（第二版）》

【组成】薏米 200 克，百合 50 克。

【用法】用水 5 碗，煎至 2 碗半，1 日分 3 次或 4 次服完。

【功效】补中益气，润肺化痰。

【主治】适用于肺脓肿出现干咳少痰，低热乏力，纳差等。

【方三】及贝散

【来源】《实用中医内科学》

【组成】白及末 120 克，浙贝末 30 克，百合 30 克。

【用法】共研为细末，早晚各服 6 克，温开水送服。

【功效】敛肺，养阴，托邪。

【主治】适用于肺脓肿属恢复期，干咳，潮热盗汗，舌红苔薄，脉细数等。

三、心血管系统疾病

（一）高血压病

高血压是最常见的血管疾病，不仅患病率高，而且可引起严重的心、脑、肾并发症，是脑卒中、冠心病的主要危险因素。高血压是指循环动脉压升高，收缩压高于或等于 140mmHg，舒张压高于或等于 90mmHg，具有二者之一，即可诊断为高血压。在绝大多数患者中，高血压病因不明，称为原发性高血压，在约 5% 患者中，血压升高是某些疾病的一种表现，称为继发性高血压。高血压发病因素与遗传、膳食因素、肥胖等均有关系。根据临床特点可分缓进型高血压及急进型高血压。缓进型多于中年以后发病，起病缓慢多数无明显症状，少数有头痛眩晕，失眠乏力，健忘等高级神经功能失调的表现，病程后期血压持续在高水平，可出现脑、心、肾、眼底器质性损害和功能障碍，并出现相应的临床表现。急进型高血压多见于青年和中年人，病情严重，进展较快，舒张压持续大于 130mmHg，眼底出血及渗出，常引起心衰、肾功能不全、高血压危象或高血压脑病。早期高血压病，实验室及心电图 X 线检查可无异常，后期实验室检查尿液可有蛋白、红细胞，还有可能伴血脂、血糖异常，心电图可见左室高电压、劳损或传导异常。本病 40 岁以后患病率增高，并随年龄递增，女性在绝经期前低于男性，绝经期后则高于男性，城市发病率高于农村，脑力劳动者较体力劳动者发病率高，嗜盐量多、大量吸烟、有高血压家族史者患病率高。因而平时应调节饮食结构，低盐低脂，多吃蔬菜豆制品，戒烟酒，控制体重，保持情绪稳定，劳逸结合，选择不同类型的降压药。

本病属于中医"眩晕""头痛"等范畴。临床可分为肝阳上亢、肾精不足、气血亏虚、痰浊中阻、瘀血阻络五个证型。（1）肝阳上亢型：症见头痛发胀，眩晕头昏，项强耳鸣，面红目赤，急躁易怒，失眠多梦，口苦口干，大便秘结，舌红、苔黄，脉弦滑数。治宜清肝泻火，平肝潜阳。（2）瘀血阻络型：症见头痛眩晕，心悸，胸闷或胸痛，精神不振，失眠健忘，言语蹇涩，肢体麻木，舌质紫暗，脉弦涩或细涩。治宜活血化瘀，通脉和络。（3）痰浊中阻型：症见眩晕、倦怠或头重如蒙，胸闷或时吐痰涎，少食多寐，舌胖苔浊腻或白厚而润，脉濡或弦滑。治宜化痰降浊。（4）气血亏虚型：眩晕，动则加剧，劳累即发，神疲懒言，气短声低，面白少华，或萎黄，或面有垢色，心悸失眠，纳减体倦，舌色淡，质胖嫩，边有齿痕，苔少或厚，脉细或虚大。治宜补益气血，健运脾胃。（5）肾精不足型：症见眩晕，精神萎靡，腰膝酸软，或遗精，滑泄，耳鸣，发落，齿摇，舌瘦嫩或嫩红，少苔或无苔，脉弦细或弱或细数。治宜补益肾精，充养脑髓。

【方一】钩藤汤

【来源】《钩藤汤治疗高血压 175 例报道》

【组成】钩藤 30 克。

【用法】取上药加水 400 毫升，武火煎沸后，改用文火续煎 10 分钟，药汁一次服完。每剂煎服 2 次，每日 1 剂。

【功效】平肝潜阳。

【主治】适用于高血压病属肝阳上亢型，头重发胀，眩晕耳鸣，头昏项强，脉弦滑。

【方二】芹菜粥

【来源】《本草纲目》

【组成】新鲜芹菜 60 克，粳米 50~100 克。

【用法】将芹菜洗净，切碎，与粳米入砂锅内，加水 600 克左右，同煮为菜粥。每天早晚餐时，温热食。此粥作用较慢，需要频服久食，方可有效。应现煮现吃，不宜久放。

【功效】固肾利尿，清热平肝。

【主治】适用于高血压属于肝阳上亢轻症者。

【方三】**玉米须香蕉皮饮**

【来源】民间验方

【组成】玉米须 50 克，香蕉皮 50 克。

【用法】将玉米须、香蕉皮分别洗净，切碎后同入砂锅，加水 600 毫升，用小火浓煎成 300 毫升，以洁净纱布过滤取汁即成。

【功效】清热解毒，利尿降压。

【主治】主治各型高血压病。

（二）动脉粥样硬化

动脉粥样硬化是动脉硬化中常见的类型，为心肌梗死和脑梗死的主要病因。动脉硬化是动脉管壁增厚、变硬、管腔缩小的退行性和增生性病变的总称。动脉粥样硬化的特点是指动脉发生了非炎症性、退行性和增生性的病变，导致管壁增厚变硬，失去弹性和管腔缩小。动脉粥样硬化的病理变化主要累及体循环系统的大型弹力型动脉（如主动脉）和中型肌弹力型动脉（以冠状动脉和脑动脉罹患最多），受累动脉的病变从内膜开始，先后有多种病变同时存在，包括局部有脂质和复合糖类积聚，出血和血栓形成，纤维组织增生和钙质沉着，并有动脉中层的逐渐退化和钙化。由于在动脉内膜积聚的脂质外观呈现黄色粥样，因此称为动脉粥样硬化。如发展到足以阻塞动脉腔，则此动脉所供应的组织或器官将缺血或坏死。本病多见于40 岁以上的中、老年人，男女比例为 2∶1，有高脂血症、高血压、糖尿病及吸烟史者发病率更高。临床动脉粥样硬化中最常见的是脑动脉硬化和冠状动脉硬化，其他如主动脉、肾动脉、肠系膜动脉以及四肢动脉粥样硬化等。一般表现为脑力、体力的衰退，头昏眩晕，头痛晕厥，胸前区疼痛等，本病因脑、心、肾的动脉病变而发生脑血管意外梗死或肾功能衰竭者，预后不佳。平时饮食宜低脂、低胆固醇饮食，提倡清淡饮食、多食富含维生素 C（如新鲜蔬菜、瓜果）和植物蛋白（如豆类及其制品）食物，提倡不吸烟、不大量饮酒、适当参加体力劳动及体育活动。药物治疗主要使用调整血脂、扩血管及抗血小板药物。对狭窄或闭塞血管，特别是冠状动脉、主动脉、肾动脉和四肢动脉，施行再通、重建或旁路移植等外科手术等。

　　本病属于中医"眩晕""头痛""胸痹""心悸"等范畴，临床上可分为肝肾不足、痰湿内阻、瘀血内阻三型。（1）肝肾不足型：症见心神不安，眩晕，烦热，早衰发白，头昏眼花，耳鸣健忘，腰膝肢麻，舌红、少苔，脉细弦。治宜补益肝肾，养心安神。（2）痰湿内阻型：症见心悸眩晕，胸部闷痛，咳痰不多，食少体倦，失眠健忘，大便不调，苔白腻，脉弦滑。治宜豁痰泄浊，宣痹通阳。（3）瘀血内阻型：症见胸闷胸痛，如刺如绞，心悸气短，唇紫，舌质暗紫，脉细涩或结代。治宜活血化瘀，和络通脉。

【方一】 失笑散
【来源】《对实验性动脉粥样硬化应激心肌的影响》
【组成】五灵脂、蒲黄各等份。
【用法】上药研末。每服6克，先用酽醋30毫升，熬药成膏，以水150毫升，煎至100毫升，热服。
【功效】活血祛瘀，散结止痛。
【主治】适用于冠心病之瘀血阻滞型。

【方二】 茵陈降脂方
【来源】《茵陈降脂方的临床疗效观察》
【组成】茵陈30克，生山楂15克，生麦芽15克。
【用法】加工成口服糖浆500毫升，每次30毫升，1日3次，1个月为1疗程。
【功效】清热利湿，化痰降脂。
【主治】适用于动脉粥样硬化属痰湿内阻型，神困乏力，形体肥胖，胁肋疼痛，苔黄腻，脉濡滑。

【方三】 灵芝三七山楂饮
【来源】民间验方
【组成】灵芝30克，三七粉4克，山楂汁200毫升。
【用法】先将灵芝放入砂锅中，加适量清水，微火煎熬1小时，取汁，兑入三七粉和山楂汁即成。每日1剂，早晚各1次，服前摇匀。
【功效】益气活血，通脉止痛。

【主治】适用于动脉粥样硬化属于气虚血瘀证。

【方四】*醋泡花生*
【来源】《长寿秘诀》
【组成】米醋、花生仁适量。
【用法】以好醋浸泡优质花生仁,醋的用量以浸泡花生仁为度。浸泡1周后即可食用。每日早、晚各吃1次,每次10~15粒。
【功效】降低血脂。
【主治】适用于动脉粥样硬化并高脂血者。

(三)冠状动脉粥样硬化性心脏病(心绞痛)

冠心病是冠状动脉粥样硬化性心脏病的简称,又名缺血性心脏病,是指供给心脏营养物质的血管-冠状动脉发生严重粥样硬化或痉挛,使冠状动脉狭窄或阻塞,以及血栓形成造成管腔闭塞,导致心肌缺血缺氧或梗塞的一种心脏病,亦称缺血性心脏病。冠心病是动脉粥样硬化导致器官病变的最常见类型,也是危害中老年人健康的常见病。本病的发生与冠状动脉粥样硬化狭窄的程度和支数有密切关系,但少数年轻患者冠状动脉粥样硬化虽不严重,甚至没有发生粥样硬化,也可以发病。也有一些老年人冠状动脉粥样硬化性狭窄虽较严重,并不一定都有胸痛、心悸等冠心病临床表现。因此,冠心病的发病机理十分复杂,总的来看,以器质性多见,冠状动脉痉挛也多发生于有粥样硬化的冠状动脉。本病多发生在40岁以后,男性多于女性,脑力劳动者多于体力劳动者,城市多于农村,人群中A型行为、高血压、高脂血、糖尿病、肥胖者、吸烟者、脑力劳动者以及有冠心病家族史者患病率较高,平均患病率约为6.49%,而且患病率随年龄的增长而增高,程度也随年龄的增长而加重。有资料表明,自40岁开始,每增加10岁,冠心病的患病率增1倍。男性50岁,女性60岁以后,冠状动脉硬化发展比较迅速,同样心肌梗塞的危险也随着年龄的增长而增长,是老年人最常见的一种心血管疾病。随着人民生活水平的提高,目前冠心病在我国的患病率呈逐年上升的趋势,并且患病年龄趋于年轻化,因此,21世纪我国面临心血管疾病的挑战,能否扼制危害人类健康的"第一杀手",关键在于预防。冠心病临床上分原发性心脏骤停、心绞痛、心肌梗死、心力衰竭、心律失常、无症状性冠心病6个类型。心绞痛的临床主要表现为突然阵发性的前胸压榨感或疼痛，疼痛部位多在胸骨上段或中段之后，也可能波及心前区，可放散至左肩或左上肢前臂内侧达小指与无名指，发作时间一般为1~5分钟，偶可持续至15分钟。发作时面色苍白，表情焦虑或烦躁，心慌，短气，疼痛剧烈时可伴见冷汗。心电图检查：心绞痛发作时可见R波为主导联中水平型或下垂型缺血性ST段压低，T波可由直立变为平坦，双向或倒置；变异型心绞痛发作时ST段抬高伴对应ST段压低，T波增高。疼痛发作时经休息或含服硝酸甘油制剂后可缓解。变异型心绞痛发作时疼痛剧烈，持续时间长，休息或含服硝酸盐制剂不易缓解。治疗可扩张冠状动脉，改善心肌供血，减轻心肌耗氧量，如选择使用硝酸甘油类、阻滞剂和钙拮抗剂等。预防冠心病应合理改善膳食结构，宜低盐、低脂、低糖、高蛋白、高纤维素饮食，多吃蔬菜水果及粗纤维食品，保持大便通畅。晚餐不宜过饱。

本病属于中医"胸痹""真心痛""心痛"范畴，临床上可分为气滞血瘀、痰浊闭阻、阴寒凝滞、气阴两虚、阳气虚衰五型。（1）气滞血瘀型：症见心痛剧烈，痛处较固定，如锥针刺，甚则心痛彻背，心慌胸闷，气短乏力，动则汗多，面色灰暗，怔忡失眠，舌质紫暗、苔白，脉弦涩或结代。治宜活血化瘀，通脉止痛。（2）痰浊闭阻型：症见胸闷如窒，心前区痛，痛引肩背，气短乏力，劳则喘促，形体肥胖，痰多欲眠，口中黏腻，恶心纳呆，倦怠身重，舌淡、苔腻，脉滑弦紧。治宜通阳散结，宽胸豁痰。（3）阴寒凝滞型：症见胸痛时作，感寒痛甚，心悸气短，四肢厥冷，苔白，脉弦紧。治宜辛温通阳，宣痹散寒。（4）气阴两虚型：症见胸闷气短，心痛时作，心悸乏力，头晕目眩，心烦不寐，或自汗或盗汗，耳鸣，腰膝酸软，舌质偏红或紫暗或有齿痕，苔薄或剥，脉细数或细弱或结代。治宜益气养阴，通脉宁神。（5）阳气虚衰型：症见胸闷心痛，甚则胸痛彻背，气短心悸，畏寒肢冷，腰酸，舌质淡或紫暗，脉沉细或结代。治宜益气温阳，活血通脉。

【方一】豌豆苗汁饮
【来源】民间验方
【组成】豌豆苗适量。
【用法】将豌豆苗洗净捣烂，榨汁，每次饮纯汁半小杯，每日2次，略加温水调服。
【功效】补气滋阴。

【主治】适用于冠心病胸闷隐痛，心悸气短，面色无华，头晕目眩。

【方二】三七粉

【来源】《三七粉治疗冠心病 10 例》

【组成】三七粉 2~3 克。

【用法】开水冲服，日服 2~3 次。

【功效】活血化瘀，通络止痛。

【主治】适用于冠心病不稳定型心绞痛，属心脉瘀阻型，心痛剧烈，如锥针刺，甚则心痛彻背，心慌胸闷，气短乏力，动则汗多，面色灰暗，怔忡失眠，舌质紫暗、苔白，脉弦涩或结代。

【方三】虻虫陈皮汤

【来源】《虻虫陈皮汤治疗心绞痛 18 例》

【组成】虻虫 6~12 克，陈皮 12 克。

【用法】取上药加水 200 毫升同煎，武煎沸后，改用文火续煎 20 分钟，药汁一次服完。每剂煎服 2 次，每日 1 剂。

【功效】活血化瘀，行气止痛。

【主治】适用于冠心病心绞痛，属心脉瘀阻型，心痛剧烈，如锥针刺，甚则心痛彻背，心慌胸闷，气短乏力，动则汗多，面色灰暗，怔忡失眠，舌质紫暗，苍白，脉弦涩或结代。

（四）慢性风湿性心脏病

慢性风湿性心脏病又称风湿性心瓣膜病，简称风心病，是指由风湿热急性发作或反复发作后遗留轻重不等的慢性心脏瓣膜病变，造成瓣膜口的狭窄和或关闭不全，最常见者为二尖瓣狭窄合并关闭不全，进而导致血液动力学的改变，发展为心功能代偿不全，形成充血性心力衰竭。以心悸、呼吸困难、咳嗽、咯血、浮肿等症状及特殊性体征成为临床主要特征。风湿热反复发作，导致顽固性心力衰竭者，以及罹患感染性心内膜炎者，预后不良。超声心动图是诊断风湿性瓣膜病的最佳检查方法。本病多见于 20~40 岁的青壮年，女性多于男性，50%~70% 患者有明确的风湿热史，一般在青壮年起开始发病（风湿热），临床上初起只是两颧可见紫红色，口唇轻度发绀，胸骨左缘随心脏搏动而出现抬举性冲动，随着病情的发展出现心悸、怔忡、气短、气促、劳累后呼吸困难，不能平卧，咳痰带血，病情进一步发展出现下肢或全身水肿、腹水、胸水。临床实验室检查：X 线摄片可见左心房和右心室扩大，肺部瘀血；或左心室、左心房扩大。心电图提：示心房纤维颤动和相应心房或心室肥厚图型。慢性风湿性心脏病在未出现心力衰竭又无风湿活动时，一般不需要内科治疗。对于各种心瓣膜病变，有手术指征者，可行外科手术治疗。若出现心力衰竭者，予以强心利尿扩血管等治疗。

风心病属中医的"心悸""喘证""水肿"等范畴。临床上可分为阳虚水泛、瘀血内阻、心肾阳虚、阳衰阴脱四型。（1）阳虚水泛型：症见胸闷气短，心悸，动则加剧，畏寒肢冷，双下肢浮肿，舌苔淡白，脉沉细无力。治宜益气温阳，散寒利水。（2）瘀血内阻型：症见心悸胸闷刺痛，两颧紫红，唇甲青紫，甚则咳嗽，咳痰，或伴咯血，头晕乏力，舌质紫暗或有瘀斑，脉弦涩，本型最常见于风心病二尖瓣狭窄者。治宜活血化瘀，通经和络。（3）心肾阳虚型：面色晦暗，心悸浮肿，咳嗽喘急，甚则不能平卧，手足不温。舌黯淡，苔薄白或白滑，脉结代或脉沉细。本型为风心病心力衰竭的主要临床类型。治宜益气温阳，救逆固脱。（4）阳衰阴脱型：气促憋闷，端坐呼吸，或咯吐大量粉红色泡沫痰或咯血，烦躁不安，极度焦虑，四肢厥冷，面色灰白，口唇紫绀，大汗出，皮肤湿冷，心悸如脱。舌紫，脉细数欲脱。本型是风心病的危急重症，常见于风心病高度二尖瓣狭窄合并关闭不全者，或二尖瓣狭窄患者由于剧烈体力活动、情绪激动、感染，或妊娠分娩等诱发异位性心动过速者。

【方一】苓桂术甘汤

【来源】《周次清用经方治疗心血管病 3 则》

【组成】茯苓 15 克，桂枝 6 克，白术 10 克，生甘草 3 克。

【用法】取上药加水 400 毫升同煎，武火煎沸后，改用文火续煎 20 分钟，药汁一次服完。每剂煎服 2 次，每日 1 剂。

【功效】温阳，益气，利水。

【主治】慢性风湿性心脏病心力衰竭属阳虚水泛型，胸闷气短，心悸，动则加剧，畏寒肢冷，双下肢浮肿，舌苔淡白，脉沉细无力。

【方二】玉竹猪心煎

【来源】食疗食谱

【组成】玉竹 50 克，猪心 100 克。

【用法】将玉竹洗净、切段，用水稍润，煎煮两次，收取煎液约 1500 毫升。猪心剖开，洗净，与药液、生葱、花椒同置锅内，煮熟捞起，撇净浮沫，在锅内加卤汁适量，放入食盐、白糖、味精和香油，加热成浓汁，将其均匀涂在猪心内外。每日两次，佐餐食用。

【功效】养阴补心。

【主治】风湿性心脏病阴血不足，心律不齐者。

（五）病毒性心肌炎

病毒性心肌炎是因各种病毒如柯萨奇病毒、埃可病毒、脊髓灰质炎病毒，以及流感、副流感病毒、呼吸道合胞病毒、黏病毒、腺病毒等感染所引起的心肌局限性或弥漫性、急性或慢性炎性病变，有的可伴有心包或心内膜炎症改变。典型的病理变化是心肌细胞或间质局限性或弥漫性炎性细胞浸润、心肌变性坏死、疤痕愈合。本病多见于儿童及青少年，男性多于女性，发病以夏秋季为多。临床表现：患者发病前 1~2 周多有轻重不等的前驱症状，主要为发热、周身不适、咽痛、肌痛、腹泻及皮疹等，某些病毒感染疾患，如麻疹、流行性腮腺炎等，则有其特异性征象。轻型患儿一般无明显症状，心电图可见过早搏动或 T 波降低等改变。心肌受累明显时，患儿常诉心前区不适、气短、面色苍白、胸闷、心悸、头晕及乏力等。心脏有轻度扩大，伴心动过速、心音低钝及奔马律。重症暴发型心肌炎患者可突然发生心源性休克，表现为烦躁不安、面色灰白、皮肤发亮、四肢冷湿及末梢发绀等，可在数小时或数日内死亡。临床血液常规化验显示白细胞计数可升高，心肌酶谱显示血清谷草转氨酶、乳酸脱氢酶、肌酸磷酸激酶及其同功酶于发病 4 天后可升高。心电图：广泛 ST-T 改变，出现异位心律或传导阻滞。X 线检查：病变广泛者可见心影扩大，心脏搏动减弱。本病为病毒直接侵犯或免疫反应所致，因此平时应避免风寒外感、过劳、营养不良、酗酒、抽烟以及精神刺激，防治病毒感染。病毒性心肌炎后遗症至今尚无特效药治疗，正确的做法应该是适当休息，合理营养和适当用药。病情重危有高度房室传导阻滞、急性心力衰竭、心源性休克时，可配合糖皮质激素等治疗。急性病毒性心肌炎患者多数可完全恢复正常，很少发生猝死，一些慢性发展的病毒性心肌炎可以演变为心肌病。部分患者在心肌疤痕明显形成后，留有后遗症表现：一定程度的心脏扩大、心功能减退、心律失常或心电图持续异常。

中医认为本病属于"心悸""胸痹"等范畴，临床可分风热犯心、痰热侵心、气阴亏虚、心阳虚弱、痰瘀阻络五型。（1）风热犯心型：发热恶寒，头痛身楚，鼻塞咽痛，或伴咳嗽，心悸气促，胸闷胸痛。舌红，苔薄，脉结代或数。治宜清热解毒，养阴活血。（2）痰热侵心型：胸闷心悸，心前区憋痛，口苦口腻，或口干便秘；舌红胖，苔腻浊或腻黄，脉滑数或促。治宜清化热痰，活血化瘀。（3）气阴亏虚型：心悸怔忡，胸闷气短，身倦乏力，或五心烦热，自汗盗汗。舌红少津，苔薄，脉细弱或结代。益气养阴，宁心安神。（4）心阳虚弱型：胸闷心悸，气短乏力，头晕，面色白，肢冷畏寒，便溏。舌淡胖，脉沉细而迟。补益心气，温振心阳。（5）痰瘀阻络型：心悸不宁，胸闷憋气，心前区痛如针刺，脘闷呕恶，面色晦暗，唇甲青紫，舌体胖，舌质紫暗，或舌边尖见有瘀点，舌苔腻，脉滑或结代。治宜豁痰活血，化瘀通络。

【方一】 生脉散

【来源】《医学启源》

【组成】西洋参6克，麦冬12克，五味子5克。

【用法】水煎服，每日多次代茶饮。

【功效】益气养阴。

【主治】适用于慢性病毒性心肌炎患者。

【方二】 麻黄附子百草汤

【来源】《麻黄附子甘草汤新用》

【组成】炙麻黄6克，制附子10克，甘草10克。

【用法】先取制附子加水400毫升，武火煎沸后，改用文火续煎30分钟，再将其余药加水150毫升同煎，武火煎沸后，改用文火续煎20分钟，药汁一次服完。每剂煎服2次，每日1剂。

【功效】温补心阳，安神定悸。

【主治】适用于病毒性心肌炎，属心阳不振型，心悸不安，胸闷气短，面色苍白，形寒肢冷，舌质淡白，脉象虚弱。

【方三】 百合养心粥

【来源】验方

【组成】百合、夜交藤各 20 克。

【用法】水煎成汁，加入粳米 75 克煮粥，早晚分服。

【功效】养心安神。

【主治】适用于病毒性心肌炎属于心阴不足者。

（六）低血压

低血压是指成年人收缩压低于 90mmHg，舒张压低于 60mmHg 时，称为"低血压"，老年人低于 100/70mmHg，也称为低血压。医学调查显示，2/5 的中风患者、1/4 的心肌梗死患者是由低血压引起的。低血压可分为急性和慢性两种，前者表现为晕厥与休克，后者又分为原发性、继发性低血压两种类型。平时我们讨论的低血压多为慢性低血压，即血压长期偏低，并伴有头晕、头昏、乏力、易疲劳等症状。慢性低血压一般可分为三类。①体质性低血压，一般认为与遗传和体质瘦弱有关，多见于 20~50 岁的妇女和老年人，轻者可无如何症状，重者出现精神疲惫、头晕、头痛，甚至昏厥。夏季气温较高时更明显。②体位性低血压：体位性低血压是患者从卧位到坐位或直立位时，或长时间站立出现血压突然下降超过 20mmHg，并伴有明显症状，这些症状包括：头昏、头晕、视力模糊、乏力、恶心、认识功能障碍、心悸、颈背部疼痛。体位性低血压与多种疾病有关，如多系统萎缩、糖尿病、帕金森氏病、多发性硬化病、更年期障碍、血液透析、手术后遗症、麻醉、降压药、利尿药、催眠药、抗精神抑郁药等，或其他如：久病卧床，体质虚弱的老年人。③继发性低血压：由某些疾病或药物引起的低血压，如脊髓空洞症，风湿性心脏病，降压药，抗抑郁药和慢性营养不良症，血液透析病人等。据统计，低血压发病率为 4% 左右，老年人群中可达10%。医学上低血压又分为生理性低血压和病理性低血压两大类。生理性低血压者除动脉血压低于上述值外，无任何自觉症状。经长期随访，人体各系统器官无缺血和缺氧等异常，也不影响寿命。生理性低血压状态常见于年轻妇女，尤其是体型瘦长者，而经常从事较大运动量的运动和重体体力劳动者也不少见。其低血压的产生常与迷走神经紧张性较高有关。病理性低血压（低血压病）除动脉血压低于正常外，常伴有全身乏力、头晕、易疲倦、出汗、心悸等症状，当长时间站立或者由卧位（或坐位、蹲位）转为立位时，上述症状更为明显，甚至昏倒。低血压以女性及老年人为多见，临床上表现为头痛、眩晕、耳鸣、乏力、气短、自汗、手足发冷、健忘，部分患者可没有自觉症状。平时应避免过度精神紧张，按医嘱服药，积极治疗原发病，锻炼身体，增强体质。低血压患者轻者如无任何症状，无需药物治疗。主要治疗为积极参加体育锻炼，改善体质，增加营养，多喝水，多喝汤，每日食盐略多于常人。重者伴有明显症状，必须给予积极治疗，改善症状，提高生活质量，防止严重危害发生。

本病属于中医之"眩晕""虚劳""厥证"范畴。临床上可分为气虚证、血虚证、气血两虚证、脾肾阳虚证、气阴两虚证五型。（1）气虚证：头晕目眩，少气懒言，倦怠乏力，自汗，舌淡，脉虚无力。治宜健脾补气。（2）血虚证：头昏眼花，脸色苍白，唇甲淡白，心悸失眠，手足麻木，舌淡，脉细无力。治宜补血养心。（3）气血两虚证：上述气虚证加血虚证。治宜补气养血。（4）脾肾阳虚证：脸色萎黄或虚浮，畏寒肢冷，大便溏泄，食欲减退，舌淡胖，脉沉弱无力。治宜温补脾肾。（5）气阴两虚：除上述气虚症状以外，尚有阴虚表现。如口干、五心烦热、便秘、尿少、乏力，舌红苔少脉弦细等症状。治宜益气养阴。

【方一】桂肉枣草汤
【来源】《中西医结合治疗慢性低血压》
【组成】桂枝9克，肉桂3克，大枣3枚，甘草6克。
【用法】每日一剂，泡开水代茶饮。
【功效】益气补血，调和营卫，温通心阳。
【主治】适用于低血压属于气血两虚型。

【方二】当归生姜羊肉汤
【来源】《当归生姜羊肉汤治疗低血压眩晕32例》
【组成】当归50克，生姜15克，羊肉25克，大枣50克。
【用法】取当归，大枣加水400毫升，煎煮30分钟，取药汁200毫升；另取羊肉、生姜加水2000毫升，煮汤3碗，每日2次，分别服用，连用1周。
【功效】益气，温阳，升压。
【主治】适用于低血压，属阳气虚弱型，头昏乏力，形寒肢冷，食少便溏，面色苍白，脉沉迟。

四、泌尿系统疾病

（一）急性肾小球肾炎

急性肾小球肾炎简称急性肾炎，是一组不同病因所致的感染后免疫反应引起的急性弥漫性肾小球炎性病变。临床以浮肿、尿少、血尿及高血压为主要表现。急性肾炎多发生于儿童及青少年，以3~7岁多见，2岁以下罕见，男女比例约为2∶1，男性略多。绝大多数为链球菌感染后所致，其链球菌感染灶以上呼吸道或脓皮病为主，感染后1~3周急性起病。急性肾炎临床表现各个病例轻重悬殊，轻者甚至无临床症状，仅于尿检时发现异常；重者在病期两周以内可出现循环充血、高血压脑病、急性肾功能衰竭而危及生命。水肿先自眼睑浮肿，渐及全身，为非凹陷性，同时出现尿少。随着尿量增多，浮肿逐渐消退。肉眼血尿时呈洗肉水样或茶色。镜下见大量红细胞，轻者仅镜下血尿—肉眼血尿多在1~2周消失，少数持续3~4周，而镜下血尿一般持续数月，运动后或并发感染时血尿可暂时加剧。发病后1周左右高血压比较多见，大多在第2周后随尿量增多而降至正常。预防本病应增强体质，改善身体防御机能，保持环境卫生，减少上呼吸道感染、咽炎、扁桃体炎等疾患。注意清洁，减少化脓性皮肤病的发生。在上述疾病发生时应积极治疗，并采取措施清除慢性感染灶，如屡发的扁桃体炎、鼻窦炎等。本病为自限性疾病，无特异疗法。主要是对症处理，加强护理，注意观察严重症状的出现并及时治疗。本病预后良好，发展为慢性肾炎罕见。患儿及家长应了解预防本病的根本方法是预防感染，一旦发生上呼吸道或皮肤感染，应及早应用青霉素（或红霉素）彻底治疗。

中医称本病为"水肿""血尿"。临床可分为风水相搏，湿热内侵，脾虚湿困三个证型。(1)风水相搏型：症见多从眼睑开始浮肿，继则四肢甚则全身皆肿，皮肤光亮，按之凹陷即起，伴有尿少色赤，或血尿，并有发热、恶风，咳嗽，肢体酸痛，舌红、苔薄白，脉浮。治宜疏风宣肺，利水消肿。(2)湿热内侵型：症见起病急剧，肢体面目浮肿明显，皮肤绷紧，腹大胀满，尿血，尿少，尿色黄赤，恶心食少，大便秘结，精神萎靡，甚则神错谵语，伴有发热，皮肤有脓疮，舌红、苔黄腻，脉滑数。治宜清热利湿。（3）脾虚湿困型：症见面目四肢虚浮，下肢尤甚，时肿时消，劳后盛或午后加重，纳谷不香，倦怠乏力，身重肢沉，腹胀便溏，面色萎黄，小便短少，舌淡胖有齿痕、苔白腻，脉濡或沉无力。治宜健脾助运，祛湿利水。

【方一】大戟红枣汤
【来源】《当代中医师灵验奇方真传》
【组成】鲜大戟根 60～90 克，红枣 20～30 枚。
【用法】将鲜大戟根洗净后切片，与大枣一起加水 500 毫升，煎至 200 毫升，加黄酒 200 毫升，再文火煎至 200 毫升为第 1 汁，每剂煎 2 次，混合，上午 1 次顿服，第 1 周服 2 剂，第 2～4 周每周服 1 剂。
【功效】利尿、消肿、健脾。
【主治】适用于急性肾小球肾炎水肿期。使用注意：服药后 5～10 分钟可出现恶心呕吐，2～4 小时开始腹泻，无须处理，如吐泻严重时可适当对症处理。

【方二】马鞭草合剂
【来源】《马鞭草合剂治疗血尿》
【组成】马鞭草 30 克～60 克，生地榆 30 克，红枣 5 枚。
【用法】水煎服，日 1 剂。
【功效】祛湿利尿，解毒凉血。
【主治】适用于急性肾小球肾炎属于急性期。

（二）慢性肾炎（慢性肾小球肾炎）

慢性肾小球肾炎简称慢性肾炎，系指各种病因引起的不同病理类型的双侧肾小球弥漫性或局灶性炎症改变，是由多种原发性肾小球疾病所致的一组长病程（一至数十年）的，以蛋白尿、水肿、高血压为临床表现的疾病。最终多发展成渐进性慢性肾功能衰竭。仅少数慢性肾炎是由急性肾炎发展而来（病情不愈直接迁延或临床痊愈若干时间后重出现），而绝大多数慢性肾炎是由病理类型决定其病情必定迁延发展，起病即属慢性肾炎，与急性肾炎无关。它不是一种独立性疾病，而是任何原发或继发性肾小球肾炎在进入终末期肾衰前的进展阶段。于患病 2～3 年或 20～30 年后，终将出现肾功能衰竭。慢性肾小球肾炎大多数隐匿起病，病程冗长，病情多缓慢进展，多发生于中青年，一般有水肿、蛋白尿、血尿和管型尿，后期有贫血、高血压和肾功能不全，终至尿毒症，多数预后较差。根据临床表现特点可分为四个亚型：普通型、高血压型、急性发作型、肾病型。对于本病的预防，关键在于积极、彻底地治疗急性肾炎。按照医生的指导服用药物，不要自己乱用药，以免损害肾脏。症状缓解后，应注意饮食，慢性肾炎病人饮食要清淡，少吃刺激性和不易消化的食物，有水肿和高血压以及腹水时，要少食盐和酱油，并适当少喝水。避免劳累和感染，以免复发或迁延至慢性肾炎。并应积极治疗扁桃体炎、慢性鼻炎、皮肤疮疡等感染，对有肾炎家族史及常腰酸乏力者，应定期检查尿常规，以便早发现、早治疗。

中医常将本病归属"水肿""虚劳""腰痛"等范畴。临床可分为脾虚湿渍、脾肾阳虚、阴虚阳亢、气滞血瘀等四个证型。（1）脾虚湿渍型：症见面目四肢虚浮，下肢尤甚，时肿时消，劳后或午后加重，纳谷不香，舌淡、苔白略腻，脉细或濡。治宜健脾助运，祛湿利水。（2）脾肾阳虚型：症见水肿腰以下为甚，按之凹陷不起，时肿时消，甚则全身浮肿，病程迁延，面色萎黄或苍白，形寒肢冷，腰酸腹胀，便溏尿少，舌淡胖边有齿印、苔白、脉沉细。治宜温肾助阳，健脾利水。（3）阴虚阳亢型：症见头晕目眩，面红热，口干咽痛，五心烦热，腰酸乏力，遗精早泄，二目干涩，视物模糊，手足微肿，时有麻木，小便短赤，舌红、少苔，脉细数。治宜平肝潜阳，养阴清利。（4）气滞血瘀型：症见面色黧黑，肌肤甲错，腰痛腹胀，两胁不舒，舌质紫暗或有瘀斑，脉弦细涩。治宜理气活血。

【方一】绿豆附子汤
【来源】验方
【组成】绿豆30克，制附子30克。
【用法】绿豆30克，制附子30克，水煎煮熟食豆，次日再加绿豆30克煮熟食豆，第3天则另用二药煎煮如前。适用于水肿，忌生冷、盐、酒60日。
【功效】温肾助阳。
【主治】适用于慢性肾炎水肿偏于阳虚者。

【方二】大蓟薏苡根
【来源】验方
【组成】大蓟根15克，薏苡仁根30克。

【用法】水煎服。

【功效】清热利湿，凉血利尿。

【主治】治慢性肾炎，消蛋白尿。

（三）急性肾盂肾炎

急性肾盂肾炎又名急性上尿路感染，是指细菌（极少数可由真菌、原虫、病毒）侵入一侧或两侧肾盂和肾实质所引起的急性化脓性炎症。临床引起肾盂肾炎的致病菌以大肠杆菌为常见，部分为副大肠杆菌、变形杆菌、产气杆菌、粪链球菌、肠球菌和绿脓杆菌等所致。急性肾盂肾炎好发于女性，男女之比为 3~5∶1，其中以生育年龄妇女以及小婴儿发病率为高。临床表现有如下三方面：①全身表现：起病大多数急骤、常有寒战或畏寒、高热、体温可达 39 摄氏度以上，全身不适、头痛、乏力、食欲减退、有时恶心或呕吐等。②尿路系统症状：最突出的是膀胱刺激症状即尿频、尿急、尿痛等，每次排尿量少，有淋漓不尽的感觉。大部分病人有腰痛或向会阴部下传的腹痛。③轻症患者可无全身表现，仅有尿频、尿急、尿痛等膀胱刺激症状。临床尿常规检查显示尿液混浊，典型的如米汤样，偶见肉眼血尿，可伴尿蛋白少量。尿沉淀显微镜检查可见大量白细胞或脓细胞，有时可见到白细胞管型。预防本病的关键在于增强体质，注意个人卫生，保持阴部清洁，忌食海鲜发物，多饮开水，饮食清淡，并尽量避免不必要的导尿或尿路内器械检查，须置导尿管者应定期更换和预防用药。无尿路梗阻等各种不利因素的急性肾盂肾炎患者，如果诊断及时，治疗恰当，则预后良好，可迅速治愈而不遗留任何后遗症。

本病属中医"热淋""腰痛"范畴，其辨证属实证、热证，主要与肾与膀胱有关。肾虚膀胱湿热是其主要病机，可分为膀胱湿热、热毒内蕴二型。（1）膀胱湿热型：小便频数，点滴而下，急迫不爽，尿色黄赤，灼热刺痛，小腹胀满或痛引脐中，大便秘结，小便时哭闹不安，舌质红，苔黄，脉滑数或濡数。治法：清热利湿，通利膀胱。（2）热毒内蕴型：症见高热寒战，烦渴引饮，腰痛，小便频涩短赤，滴沥刺痛，舌红、苔黄腻，脉弦数有力。治宜清热解毒，利湿通淋。

【方一】火府丹

【来源】《普济本事方》

【组成】干地黄60克,木通、黄芩各30克

【用法】作小丸,一次服10克,一日服3次;或以上药各1/3量水煎二次作二次服,一日服2剂。

【功效】清热利尿通淋。

【主治】适用于急性肾盂肾炎属于心经热淋证,以小便涩痛,脉数为主症。

【方二】**鲜车前草**

【来源】验方

【组成】鲜车前草50~100克。

【用法】水煎服频服。

【功效】清热利尿。

【主治】适用于急性肾盂肾炎属于膀胱湿热型。

【方三】**车前叶粥**

【来源】《圣济总录》

【组成】鲜车前叶30~60克,葱白1茎,粳米50~100克。

【用法】将车前叶洗净,切碎,同葱白煮汁后去渣,然后加粳米煮粥。每日2~3次。5~7天为一疗程。

【功效】利尿,清热。

【主治】适用于急性肾盂肾炎属于膀胱湿热型。

(四)慢性肾盂肾炎

慢性肾盂肾炎又名慢性上尿路感染,是由细菌(极少数可由真菌、原虫、病毒)引起的一侧或两侧肾盂和肾实质的炎性改变,临床以尿频、尿急、尿痛、脓尿、腰痛等迁延不愈或遇劳则发为特征。本病多由急性肾盂肾炎未得到合理治疗或治疗后仍持续有无症状性细菌尿,或治疗后虽菌尿消失,但以后又反复发作,均可引起多发性疤痕,造成肾内梗阻和肾盂、肾盏变形,演变为慢性肾盂肾炎。此外,急性期的病灶内留有的细菌抗原,能刺激机体产生抗体,引起免疫反应,使炎症持续不愈而转为慢性。目前认为,大多数慢性肾盂肾炎,其细菌性感染是在尿路解剖异常的基础上发生的,尿路无复杂情况,极少发生慢性肾盂肾炎。肾间质的慢性炎症和纤

维化，肾盏肾盂的受累、损伤，是细菌感染发挥作用的前提条件。大多数学者认为，慢性肾盂肾炎可分为三种：①伴有返流的慢性肾盂肾炎（即返流性肾病）；②伴有尿路梗阻的慢性肾盂肾炎（慢性梗阻性肾盂肾炎）；③为数极少的特发性慢性肾盂肾炎（即发病原因不明确者）。临床诊断本病的主要依据是病史长，且有反复发作的尿路感染史，清洁中段尿细菌培养>10^5/毫升，肾脏有形态改变（包括肾内疤痕形成，肾盂肾盏变形或肾萎缩体积缩小）。本病常反复发作，病程超过半年以上，典型者先有急性肾盂肾炎反复发作史，渐出现乏力，不规则低热，食欲减退，腰腿酸痛，轻度尿频、尿急，有时尿混浊，至后期出现肾小管浓缩功能障碍，如夜尿多、尿比重低，可继发肾小管性酸中毒，晚期出现肾功能不全。对于本病的预防要增强体质，提高机体的防御能力，消除各种诱发因素，积极寻找并去除炎性病灶，减少不必要的导尿。女性应注意保持外阴清洁，尤其在经期及怀孕期。

中医称本病为"劳淋""虚劳""虚损"范畴。临床可分为肾阴不足、脾肾阳虚、气虚下陷、膀胱湿热四型。（1）肾阴不足型：症见小便黄赤频数，滴沥不尽，潮热盗汗，头昏耳鸣，舌红、少苔，脉细数。治宜滋阴清热。（2）脾肾阳虚型：症见尿涩滞不畅，小便滴沥不尽，腰膝冷痛，夜间尿频，头面，下肢浮肿，乏力食少，舌淡，脉沉细无力。治宜温肾健脾，化湿通淋。（3）气虚下陷型：症见小便频多，小腹重坠，食欲不振，腹胀便溏，面色萎黄，气短乏力，舌淡、苔薄，脉沉弱无力。治宜健脾升阳，化湿利浊。（4）膀胱湿热型：症见尿频，尿急，小便短赤，灼热刺痛、腰痛，大便秘结，舌红、苔黄腻，脉滑数。治宜清利湿热，通淋。

【方一】生山楂
【来源】《陕西新医药》
【组成】生山楂90克。
【用法】煎服，14日为1疗程。
【功效】活血祛瘀。
【主治】适用于慢性肾盂肾炎伴有血瘀症象者。

【方二】葵根饮
【来源】《中医肾脏病学》
【组成】冬葵根30克，车前子15克。

【用法】上药加水至 500 毫升同煎，武火煎沸后，继以文火续煎 30 分钟，滤出药液，再加水至 300 毫升，煎沸 20 分钟，去渣，两煎所得药液兑匀，分两次服，每日 1 剂。

【功效】滋阴清热。

【主治】慢性肾盂肾炎属肾阴不足型，小便黄赤频数，滴沥不尽，潮热盗汗，头昏耳鸣。

【方三】酢浆草全株

【来源】《本草纲目》

【组成】酢浆草全株。

【用法】洗净切碎，加白酒 1 杯煎服。轻症 1～2 剂，重症 8 小时服 1 剂。

【功效】清热利湿，凉血散瘀，消肿解毒。

【主治】适用于慢性肾盂肾炎膀胱湿热型。

（五）尿路感染（下尿路感染）

尿路感染指由细菌直接侵袭尿路引起的非特异性感染，包括肾盂肾炎，膀胱炎和尿道炎，而膀胱炎和尿道炎称为下尿路感染。下尿路感染是泌尿系统最常见的疾病，多数病例并不单独发病，常是尿路感染的一部分，或者说是肾盂肾炎等其他疾病的继发感染。急性膀胱炎除因急性肾盂肾炎或经尿道器械检查等引起外，几乎全发生在女性，以农村妇女的发病率高，好发于已婚、育龄妇女及婴幼儿，新婚和妊娠期较为常见，主要症状是尿频、尿痛、尿急和脓尿，排尿不畅、下腹部不适等膀胱刺激症状，也可有终末血尿和全程血尿。尿检为尿液混浊，有多数脓球和细菌。由于极度尿频和膀胱尿道的痉挛，病人极为痛苦，一般无全身感染表现。如果体温升高则提示有肾盂肾炎。单纯尿道炎少见，多数排尿时烧灼感显著，多有脓尿，尿道口有炎性分泌物，无全身中毒症状。对于本病的预防，应加强卫生宣传教育，妇女月经期、妊娠期、产褥期要特别注意外阴清洁。与性交有关的尿路感染，应寻找病因并加以去除，发作频繁者宜预防性用药。医务人员应尽量避免使用尿路器械，需置导尿管者应定期更换。一般治疗主要是让病人卧床休息，多饮水，勤排尿、补充足够的热量和维生素，对症支持治疗。

本病属于中医"淋证"范畴。临床可分为湿热下注、肝郁气滞、肾虚邪恋、脾肾两虚四个证型。（1）湿热下注型：症见尿频尿急，尿痛，小便淋漓不畅，尿短黄，小腹拘急胀痛，甚则腰痛，寒战高热，伴头痛，恶心呕吐，舌红、苔黄，脉滑数。治宜清热解毒，利湿通淋。（2）肝郁气滞型：症见尿频尿急，涩滞不畅，胸胁胀满疼痛，舌红、苔黄腻，脉弦数。治宜疏肝理气。（3）肾虚邪恋型：症见寒热已罢，但作头晕耳鸣，腰膝酸痛或伴低热盗汗，咽干唇燥，小腹胀急，尿频急，无明显尿痛，尿短赤，舌红、苔薄黄，脉细数。治宜滋阴补肾，兼清湿热。（4）脾肾两虚型：症见时有小腹坠胀不适，精神倦怠，面黄浮肿，纳少乏力，腹胀便溏，腰膝酸软，头昏目眩，劳累后可出现尿急、尿频、尿痛，舌淡、苔白，脉沉细无力。治宜健脾益肾，利湿化浊。

【方一】　绿豆芽汁

【来源】　验方

【组成】　绿豆芽 500 克。

【用法】　取绿豆芽 500 克洗净，绞取汁。白糖适量调味饮服。每日 1 剂，分 3 次服，连服 3~5 天。

【功效】　清热利尿解毒。

【主治】　适于尿路感染尿频、尿急、尿痛者。素体虚寒、形寒、肢冷者不宜多食。

【方二】　川楝子汤

【来源】　《川楝子治泌尿系感染效佳》

【组成】　川楝子 20~30 克。

【用法】　川楝子砸碎，加水至 500 毫升同煎，武火煎沸后、继以文火续煎 30 分钟，滤出药液，再加水至 300 毫升，煎沸 20 分钟，去渣，两煎所得药液兑匀，分两次服，每日 1 剂。

【功效】　清热，行气，止痛。

【主治】　适用于泌尿系感染属湿热下注型，尿频尿急，尿痛，小便淋漓不畅，尿短黄，小腹拘急胀痛，甚则腰痛，寒战高热，伴头痛，恶心呕吐。

【方三】　香附汤

【来源】　《香附治疗急性膀胱炎 98 例》

【组成】　香附 30 克。

【用法】上药加水 300 毫升，煎至 200 毫升，1 剂煎 2 次，两煎药液和匀，1 次顿服，每日 1 剂。

【功效】行气解郁。

【主治】适用于泌尿系感染属肝郁气滞型，尿频尿急，涩滞不畅，胸胁胀满疼痛。

【方四】 丝瓜络

【来源】《陆川本草》

【组成】丝瓜络 100 克。

【用法】水煎加蜜糖冲服。

【功效】凉血解毒，利水祛湿。

【主治】适用于下尿路感染属于热证，小便灼热刺痛者。

（六）泌尿系统结石

泌尿系统结石又称尿石症，是指一些结晶物体和有机基质在泌尿道异常积聚，包括肾结石、输尿管结石、膀胱结石及尿道结石等。主要症状特点有腰部或少腹部绞痛阵作、血尿、排出大小不等的结石、尿频、尿急、尿流中断、排尿困难等。本病好发于 20~40 岁，男女之比为 4.5∶1。泌尿系统结石病如不及时治疗，会导致严重的并发症。疼痛是泌尿系统结石病的主要症状。肾结石疼痛在肾区或上腹部，可为钝痛或绞痛；输尿管结石疼痛多为典型的绞痛，往往突然发作，难以忍受，可伴有恶心呕吐；而膀胱结石疼痛在耻骨或会阴部，在排尿终末时疼痛。可出现血尿，排出大小不等的结石，尿频，尿急，尿流中断，排尿困难等。尿镜检有红细胞。尿路 X 线平片对诊断有重要意义。静脉尿路造影和逆行肾盂造影一般能明确显示结石的部位、大小、形状和数量及整个泌尿道的情况。B 超检查能诊断出 X 线阴性结石。临床主要表现为腰腹部疼痛、尿血，排尿困难等，结合 X 线、B 超等检查，多数可确诊。血液、尿常规等实验室检查可帮助了解有无感染、出血及肾功能的损害程度。对于本病的预防，应多活动，多饮水，多排尿。饮食清淡，积极控制和预防尿路感染，消除各种梗阻因素，保证尿流通畅。平时还可常以金钱草、广陈皮泡茶代饮，减少尿石形成的机会。患有泌尿系结石者，不宜多吃动物的内脏，如猪肾、猪脑、猪心、猪肝、羊肝、鸡肝、鸡脑、牛心以及奶类、鱼类之物；尿酸结石者也不宜多吃扁豆、豆腐、红茶、可可、咖啡、巧克力等含嘌呤较多的食物；草酸盐结石患者还不宜多吃毛豆、土豆、龙须菜、可可等含草酸较多的食品；对草酸盐或磷酸钙结石者，应忌食牛奶、奶酪、茭瓜、豆腐、豆类等含钙量高的食物。一般每天要喝 2000~3000 毫升水，临床上叫"水化"，对预防结石形成也至关重要。

中医称本病为"石淋""腰痛"。临床可分为下焦湿热，肝经气郁化火，脾肾两虚，阴虚火旺四个证型。（1）下焦湿热型：症见腰酸时痛，或腰腹绞痛难忍，小便窘迫难忍，或排尿时突然中断，尿短数，灼热刺痛，溺色黄赤或夹有大量血尿，尿中夹有细碎砂石，口臭口苦，便秘，舌红、苔黄腻，脉滑数。治宜清热利湿，通淋排石。（2）肝经气郁化火：症见胁胀腰痛，若腰痛加剧，则痛引少腹，累及阴股，小便难涩，点滴而下，或欲出不能，尿流中断，小腹膨癃，窘迫难忍。苔薄黄，脉弦数。治宜清肝利气，通淋排石。（3）脾肾两虚型：症见久病之后，神疲乏力，腰背疼痛，喜揉喜按，遇劳则甚，足膝软弱无力，尿涩不显，尿出无力，少腹坠胀，尿中时夹砂石，食欲不振，便溏，面色少华，纳食欠佳，脘腹胀闷，舌淡、苔白边有齿印，脉细无力。治宜补肾健脾，温阳化浊。（4）阴虚火旺型：症见结石日久，腰痛绵绵，小溲微涩，滴沥不尽，尿血鲜红，潮热盗汗，五心烦热，口干咽燥，头晕耳鸣。舌红少苔，脉细数。治宜滋阴降火，清热消石。

【方一】 丹皮龟

【来源】 验方

【组成】 乌龟 500 克，牡丹皮 30 克。

【用法】 牡丹皮用冷开水快速冲洗灰尘，沥干；乌龟活杀，侧面剖开去内脏，用开水除去黑膜洗净；乌龟、牡丹皮放入砂锅内，加冷水浸没，中火烧开后加 2 匙黄酒、适量盐，再用文火煨 2~3 小时，至龟肉烂、龟板脱落时止。饭前食，吃肉，喝汤。

【功效】 补肾通淋。

【主治】 适用于肾结石。

【方二】 二金汤

【来源】 验方

【组成】 海金砂（研末）18 克，金钱草 40 克，甘草 6 克。

【用法】 每日 1 剂，水煎分 3 次服。

【功效】 清热利湿，通淋排石。

【主治】 适用于泌尿系结石属于下焦湿热型，症见小便窘迫难忍，尿短数，灼热刺痛，溺色黄赤或夹有大量血尿，尿中夹有细碎砂石，舌红、苔黄腻，脉滑数。

【方三】鸭脚通冲剂

【来源】《鸭脚通冲剂治疗尿石病 240 例分析及实验研究》

【组成】 鸭脚通 60 克。

【用法】 上药制成冲剂，每包重 10 克。每次服 1 包，每日 2 次。

【功效】 活血化瘀，止痛。

【主治】 适用于各型泌尿系结石。

五、血液系统疾病

（一）缺铁性贫血

缺铁性贫血是指体内可用来制造血红蛋白的贮存铁已被用尽，影响血红蛋白合成所引起的红细胞生成障碍所致的一种小细胞低色素性营养性不良性贫血。特点是骨髓、肝、脾及其他组织中缺乏可染色铁，血清铁蛋白浓度降低，血清铁浓度和血清转铁蛋白饱和度亦均降低。本病是世界各地包括我国贫血中最常见的一种。本病发病率甚高，几乎遍及全球，无论城市或乡村，儿童、成年或老年人均可发生。在钩虫病流行地区，发病率特别高。据世界卫生组织调查报告，全世界约有 10%～30% 的人群有不同程度的缺铁。男性发病率约 10%，女性大于 20%。亚洲发病率高于欧洲。本病在育龄妇女（特别是孕妇）和婴幼儿中发病数很高。临床症状：本病发病缓慢，一般有疲乏、烦躁、心悸、气短、头晕、头疼。儿童表现生长发育迟缓，注意力不集中。部分病人有厌食、胃灼热、胀气、恶心及便秘等胃肠道症状。少数严重病人可出现吞咽困难、口角炎和舌炎。除贫血外貌外，有皮肤干燥皱缩，毛发干枯易脱落。指甲薄平，不光滑，易碎裂，甚至呈匙状甲（见于长期严重病人）。少数病人有异食癖，喜欢吃生米、泥土、石子等。实验室检查：贫血者红细胞和血红蛋白降低。本病的形成是由于铁的需要量高而摄入不足，铁的吸收不良以及慢性失铁。对缺铁性贫血，应坚持"预防为主"的方针。预防主要是在孕妇及婴儿的食品中加入药物性铁，对婴儿坚持母乳喂养，因母乳中铁的吸收利用率较高。及时添加含铁丰富的辅食（如蛋黄、鱼泥、肝泥、肉末、动物血等）。及时添加绿色蔬菜、水果等富含维生素 C 的食物，促进铁的吸收。做好寄生虫病的预防工作，药物治疗可以给予铁剂口服或注射，对于病情重者，可予以输血治疗。

本病属于中医"虚劳""萎黄""黄胖""黄肿"等范畴，临床上可分为脾胃虚弱、心脾两虚、肝肾阴虚、脾肾阳虚四个证型。（1）脾胃虚弱症状：面黄无华或苍白，食欲不振，体倦乏力，或大便溏薄，形体消瘦，舌质淡，舌苔薄白，脉细弱。治则：健运脾胃，益气养血。（2）心脾两虚症状：面色萎黄或苍白，头发稀黄易脱，头晕心悸，气短音低，夜寐不宁，体倦乏力，纳少，唇口色淡，指甲淡白，或有头面及下肢浮肿。舌质淡红，舌苔薄白，脉细软。治则：补脾养心，益气生血。（3）肝肾阴虚症状：头晕目眩，两目干涩，耳鸣盗汗，颧红潮热，面色苍白，腰膝酸软，毛发焦枯，指甲易脆，发育迟缓，舌质红，少苔或无苔，脉细数。治则：滋养肝肾，补益精血。（4）脾肾阳虚症状：面色晄白，唇口黏膜苍白，纳呆食少，肢倦乏力，或大便溏薄，精神萎软，发育迟缓，囟门迟闭，方颅发稀，畏寒肢冷。舌质淡，苔白，脉沉细。治则：温补脾肾，益气养血。

【方一】花生红枣汤

【来源】验方

【组成】连衣花生 200 克，红枣 30~50 克。

【用法】红枣、花生同放锅中加水适量煮至花生烂熟即可。吃红枣、花生，喝汤。

【功效】温补脾胃。

【主治】适用于缺铁性贫血属于脾胃两虚型，面黄无华或苍白，食欲不振，体倦乏力，或大便溏薄，形体消瘦，舌质淡，舌苔薄白，脉细弱。

【方二】养血饮

【来源】陈友宝。治疗缺铁性贫血验方。新中医，1982，（11）：17

【组成】土大黄 30 克，丹参 15 克，鸡内金 10 克。

【用法】取上药加水 600 毫升同煎，武火煎沸后，改用文火续煎 30 分钟，药汁一次服完。每剂煎服 2 次，每日 1 剂。

【功效】补气生血。

【主治】缺铁性贫血属气血两虚型，面黄肌瘦，饮食减少，食欲不振，心悸失眠，头昏目眩，神疲乏力，舌质淡、苔薄白，脉细弱。

（二）慢性再生障碍性贫血

再生障碍性贫血（简称再障），又称全血细胞减少病，是由化学，物理，生物因素，或不明原因所引起的骨髓干细胞，微环境损伤，以及免疫机制改变，红髓脂肪化，导致骨髓造血功能全部或部分衰竭，出现以全血细胞减少为主要表现的一种综合征，临床以贫血、出血、发热（反复感染）、全血细胞减少为特征，常无肝脾或淋巴结肿大。一般将全血细胞减少性再障分为先天性和后天性两大类。后天性获得性再障又可分为特发性和继发性两类，以不明原因的特发性居多，又可分为急性和慢性。发病情况是年发病率为 0.74/10 万人口，明显低于白血病的发病率；慢性再障发病率为 0.60/10 万人口，急性再障为 0.14/10 万人口；各年龄组均可发病，但以青壮年多见；男性发病率略高于女性。慢性再生障碍性贫血起病缓慢，以贫血为首起和主要表现；出血多限于皮肤黏膜，且不严重；可并发感染，但常以呼吸道为主，容易控制，临床上表现为倦怠无力，劳累后气促，心悸头晕，面色苍白。若治疗得当，坚持不懈，不少患者可获得长期缓解以至痊愈，死亡率较低。但也有部分病人迁延多年不愈，甚至病程长达数十年，少数到后期出现急性再障的临床表现，称为慢性再障急变型。血液常规检查提示全血细胞减少为最主要的特点，血红蛋白可以低于 2~3g/dL，贫血属于正常细胞正常色素型，网织红细胞计数大多极低；骨髓检查镜下至少要有一个部位增生不良；如增生良好，晚幼红细胞（炭核）比例常增多，其核不规则分叶状，呈现脱核障碍，但巨核细胞明显减少。骨髓涂片肉眼观察油滴增多，骨髓小粒镜检非造血细胞和脂肪细胞增多，一般在 60% 以上。本病的形成，部分病例是由于化学、物理或生物因素对骨髓的毒性作用所引起，另约半数以上病例找不到原因。因此在周围环境中凡有可能引起骨髓损害的物质均应除去，避免接触，禁用一切对骨髓有抑制作用的药物。治疗措施有防止感染、止血及输血等支持疗法，其他可予以免疫抑制剂、切除脾脏、骨髓移植等，促进骨髓造血功能，增加血细胞产量。

再障属中医"虚劳""亡血""血虚""血枯""髓枯"等范畴。临床上可分为脾肾阳虚、气血两虚、肾阴亏虚三型。（1）脾肾阳虚型，症见面色晄白，形寒肢冷，食少便溏，腰膝酸软，精神萎靡，阳痿，舌质淡胖或有齿痕，苔薄白，脉沉细。治宜温肾健脾，填精补血。（2）气血两虚型，症见面色萎黄或苍白，头昏心慌，疲倦乏力，气短食少，爪甲色淡，舌质淡、苔薄，脉细弱。治宜益气生血，健脾助运。（3）肾阴亏虚型，症见形体消瘦，头眩耳鸣，面色无华，午后潮热额红，五心烦热，腰膝酸软，遗精盗汗，口燥咽干，失眠多梦，或见皮肤紫斑，齿、鼻出血，舌红、少苔，脉细数或虚数。治宜滋阴补肾，填髓生血。

【方一】 羊肝芝麻散

【来源】 黄建泰。实用单验方治疗慢性再生障碍性贫血，浙江中医杂志，1989，（5）：56

【组成】 羊肝1具，黑芝麻100克。

【用法】 先把羊肝蒸熟，竹刀切片，瓦上熔干，去筋杂；黑芝麻炒黄。2味共研细粉，每日早晚各服10克。

【功效】 滋养肝肾，补益精血。

【主治】 适用于慢性再生障碍性贫血属肾阴亏虚型，形体消瘦，头眩耳鸣，面色无华，午后潮热额红，五心烦热，腰膝酸软，遗精盗汗，口燥咽干，失眠多梦，舌红、少苔，脉细数或虚数。

【方二】 花生衣

【来源】 民间药膳方

【组成】 花生衣末12克。

【用法】 将花生米用热水烫后取皮，晒干研碎备用。每次6克冲服，每日2次。

【功效】 养血止血。

【主治】 适用于慢性再生障碍性贫血各型长期服用。

【方三】 黑芝麻山药何首乌粉

【来源】 民间药膳方

【组成】 黑芝麻250克，山药250克，制何首乌250克。

【用法】 将黑芝麻洗净，晒干，炒熟，研为细粉。将怀山药洗净，切片，烘干，研为细粉。将制何首乌片烘干，研为细粉，与芝麻粉、山药粉混合拌匀，瓶装备用。

【功效】 健脾补肾，养血益精。

【主治】 适用于脾肾亏虚型慢性再生障碍性贫血，症见面色萎黄或苍白、头晕、乏力、畏寒肢冷、腰膝酸痛、舌淡苔白、脉沉细。

（三）溶血性贫血

溶血性贫血是指由于红细胞的内在缺陷或某些血浆因素的作用，使红细胞破坏加速，超过了骨髓造红细胞的代偿能力而出现贫血，是一大类疾病的总称。血循环中正常红细胞的寿命约120天，衰老的红细胞被不断地破坏与清除，新生的红细胞不断由骨髓生成与释放，维持着动态平衡。溶血性贫血时，红细胞的生存时间有不同程度的缩短，最短只有几天。当各种原因引起红细胞寿命缩短、破坏过多、溶血增多时，如果原来骨髓的造血功能正常，那么骨髓的代偿性造血功能可比平时增加 6~8 倍，可以不出现贫血。这种情况叫"代偿性溶血病"。如果骨髓的代偿造血速度比不上溶血的速度，那么就会出现贫血的表现。临床上可分为急性溶血和慢性溶血。急性溶血的主要表现为病急骤、可突发寒战、高热、面色苍白、腰酸背痛、气促、乏力、烦躁、亦可出现恶心、呕吐、腹痛等胃肠道症状。全身疼痛，出现血红蛋白尿，尿色如浓红茶或酱油样，12 小时后可出现黄疸，甚至发生休克和尿闭。慢性溶血的症状较缓和，除贫血和轻度黄疸及部分患者脾肿大外，一般表现为乏力、苍白、气促、头晕等。实验室检查主要是红细胞减少，血色素降低，网织红细胞明显升高，血清胆红素增多，骨髓检查示骨髓中幼红细胞增生显著增多。本病的形成与先天性或遗传性红细胞内生缺陷或外来因素作用于红细胞使其发生某种改变有关。溶血性贫血是一大类庞杂而性质不同的疾病。其治疗方法也不能一概而论，总的治疗原则是首先采取适当措施以消除病因，对蚕豆过敏者禁止食用蚕豆，避免食用氧化剂或对红细胞有影响的药物，配合输血、抗感染、纠正贫血等对症处理措施。

本病属中医"血虚""虚劳""黄疸"范畴。临床分湿热内蕴、气虚血瘀、脾肾两虚三型。(1) 湿热内蕴：尿呈茶色或酱油色，目黄、身黄，倦怠乏力，纳少，口干口苦黏腻、饮水少，或午后发热，大便结，舌质红，苔黄腻，脉滑数。见于急性发作期。治宜清热利湿。(2) 气虚血瘀：尿偶呈酱色或见目黄身黄，头晕心悸，神疲懒言，面色苍白或萎黄，气短乏力，舌体胖大，舌质淡，苔白，脉细。治宜补益气血。（3）脾肾两虚：在本病发病中占有重要地位，夜尿频，或呈茶色，头晕耳鸣，腰膝酸软无力，面色无华，倦怠、畏冷、食欲不振，便溏，舌质淡，苔薄白，脉沉细。以阴虚为主者，伴有五心烦热，舌红少苔、脉细数。以阳虚为主者，伴见形寒肢冷，舌淡，苔白，脉细弱。治宜补益脾肾。

【方一】单味甘草汤

【来源】 谢胜臣。蚕豆中毒。江西中医药，1986，（2）：24

【组成】 生甘草 200 克。

【用法】 取上药加水 1000 毫升同煎，先用武火煎沸后，改用文火续煎 15 分钟，药汁一次服完。每剂煎服 2 次，每日 1 剂。

【功效】 清热，解毒，退黄。

【主治】 蚕豆病（溶血性黄疸）急性发作属湿热内蕴型，身目橘黄，发热，小便短赤，舌质红、苔黄，脉弦。

【方二】小菟丝子丸

【来源】 赵国平《临床方剂丛书·心血管病血液病实用方》江苏科学技术出版社

【组成】 石莲肉 60 克，茯苓神 30 克，菟丝子 150 克，山药 90 克。

【用法】 山药打糊为丸，如梧桐子大。每服 50 丸。

【功效】 健脾，补肾。

【主治】 蚕豆病（溶血性黄疸）慢性期，属脾肾两虚型，体倦神疲，腰膝酸软，面色无华，脉沉细。

【方三】大田螺

【来源】 验方

【组成】 大田螺 10~20 只、黄酒半小杯。

【用法】 田螺洗净取出螺肉加入黄酒拌和炖熟，饮汤。每日 1 次。

【功效】 清热利湿。

【主治】 适用于溶血性黄疸属于湿热黄疸（阳黄），小便不利。

（四）白细胞减少症

白细胞减少症为常见血液病。正常人外周血白细胞总数一般为 5.0~

$10.0 \times 10^9/$升（L），凡外周血液中白细胞数持续低于 4×10^9/L 时，统称白细胞减少症，中性粒细胞是白细胞的主要成分，当绝对值成人低于 1.8×10^9/L、儿童低于 1.5×10^9/L、婴儿低于 1.0×10^9/L 时称中性粒细胞减少症。由于白细胞数生理变异较大，因此必须定期反复检查血象。临床主要表现以乏力、头晕为主，常伴有食欲减退、四肢酸软、失眠多梦、低热心悸、畏寒腰酸等症状。本病任何年龄男女均可发病。其发病原因很多：①生成减少或成熟障碍，如叶酸和维生素 B_{12} 缺乏、肿瘤侵犯骨髓、药物（抗癌药、氯霉素、磺胺药等）、苯和 X 线及细菌毒素等抑制骨髓、脾亢引起的成熟障碍。②破坏过多，特别是多种药物和自身免疫病通过免疫引起及各种感染致消耗过多。③粒细胞附着在血管壁和移向脾脏引起其分布异常，如各种过敏和内毒素血症。诊断要点：（1）临床上可无症状，或有头晕、乏力、低热、食欲减退、失眠多梦、畏寒、心慌等。（2）易患感冒等病毒性和细菌性感染。（3）可能找出致病因素，如感染、理化因素等。（4）血液中白细胞总数多为 $2.0 \sim 4.0 \times 10^9$/L，中性粒细胞绝对值低于 1.8×10^9/L，单核细胞、嗜酸细胞常增加，淋巴细胞相对增加或正常，红细胞和血小板数正常。（5）骨髓象正常或轻度增生，一般有粒系的增生不良或成熟障碍。该组疾病只要通过白细胞计数和分类计数即可诊断，但关键是病因诊断。可通过详细病史特别是用药史、体检及骨髓象和一些特殊检查以明确病因。治疗关键是去除病因，临床多有使用抗癌药或解热镇痛药史，或由接触 X 线及苯所引起。立即去除病因（如果已经明确）为治疗之本，例如药物引起者应立即停用有关药物；停止接触 X 线及苯；药物治疗以维生素类、核苷酸、鲨肝醇为主。

白细胞减少症属中医的"虚劳""眩晕"等范畴。临床上一般可分为气血虚弱、心脾血虚、脾肾阳虚、肝肾阴虚四个证型。（1）气阴两虚型：症见头晕，神疲倦怠，少气懒言，自汗盗汗，口干咽燥。舌淡红，苔薄白，脉虚大。治宜益气养阴。（2）心脾血虚型：症见头晕，心悸，失眠多梦，健忘，倦怠乏力，纳少便溏。舌淡，苔薄，脉细或结代。治宜补益心脾。（3）肝肾阴虚：头晕头痛，眩晕耳鸣，腰膝酸软，两足痿弱，咽干。舌干红少津，脉弦细。治宜滋养肝肾。（4）脾肾阳虚型：症见精神萎靡，少气懒言，畏寒肢冷，耳鸣目眩，纳食减少，大便稀溏，舌质胖嫩、苔薄白，脉沉细。治宜温补脾肾。

【方一】补骨脂

【来源】验方

【组成】补骨脂。

【用法】补骨脂微炒研为细末，炼蜜为丸，每丸重 6 克，1~3 丸/次，3 次/日，淡盐水送服。

【功效】温肾助阳。

【主治】适用于白细胞减少症属于脾肾阳虚型，症见精神萎靡，少气懒言，畏寒肢冷，耳鸣目眩，纳食减少，大便稀溏，舌质胖嫩、苔薄白，脉沉细。

【方二】珠子参

【来源】熊尚林。珠子参治疗 30 例白细胞减少症临床观察。中医药研究，1996，(5)：22

【组成】珠子参 15 克。

【用法】取上药研成细末，开水冲服，每日 3 次，每次 5 克。

【功效】补益气血。

【主治】白细胞减少症属气血虚弱型，疲倦乏力，头晕低热，面色不华，心悸气短，失眠，舌质偏淡有齿痕、苔薄白，脉弱。

（五）原发性血小板减少性紫癜

原发性血小板减少性紫癜是一种与免疫有关的出血性疾病，也称特发性自身免疫性血小板减少性紫癜，其特点是自发性出血，血小板减少，骨髓中巨核细胞增多或正常，巨核细胞的发育受到抑制，部分患者可查到血小板抗体。本病临床上可分为急性型和慢性型。急性型多为 10 岁以下儿童，病前多有病毒感染史，起病急骤，可有发热，畏寒，突然发生广泛严重的皮肤黏膜出血，甚至大片瘀斑和血肿。皮肤瘀斑通常先出现于四肢，分布不均，不伴痒感，黏膜出血多见于鼻、齿龈及口腔。胃肠道、泌尿道出血并不少见，颅内出血虽不多见，一旦出现常危及生命，故颅内出血是本病的主要死亡原因。80%患者于 6 个月内自行恢复，少数患者转为慢性。慢性型多为 20~50 岁，女性为男性的 3~4 倍。慢性型发病缓慢，出血症状较轻，主要为反复发作的皮肤瘀点、鼻衄或月经过多。症状持续时间可达数月至数年，少数患者可以自行缓解。反复发作者常有脾脏轻度肿大。出血严重者常引起贫血。本病的病因至今尚未明了。近年来研究发现与免疫因素、脾脏的作用、毛细血管因素及血小板功能异常有关。本病诊断的主要依据是皮肤，黏膜瘀点和瘀斑；血小板计数常低于 5 万/立方毫米，且有形态异常；出血时间延长，毛细血管脆性试验阳性，血块回缩不良，凝血时间正常，骨髓象中巨核细胞有质和量的变化。此外，特殊检查有血小板功能、血小板寿命和血小板抗体测定。现代医学对本病除采用一般疗法外，肾上腺皮质激素是治疗本病的主药，出血严重者可输新鲜全血或血小板悬液。必要时作脾切除及使用免疫抑制剂。对治疗反应良好。少数可转为慢性。本病病因未明，可能与感染有关，因而应平时提高抗病能力，防止外感，避免使用对血小板有不利的影响药物。

本病中医属于"血证""紫癜"范畴。临床上可分为风热伤络、血热妄行、气不摄血、阴虚火旺、脾肾阳虚五型。（1）风热伤络型：症见先有微恶风寒，咳嗽咽红，全身酸痛，食欲不振等病史，后见针尖大小的皮内或皮下瘀点或大片瘀斑，分布不均，以四肢较多，常伴有鼻、齿衄等，舌质红苔薄黄，脉浮数。治宜祛风清热，凉血安络。（2）血热妄行型：起病较急，出血倾向较重，皮肤出现青紫斑点或斑块，或伴有鼻出血、齿龈出血，或有发热，口渴，便秘，舌红、苔黄，脉弦数。治宜清热解毒，凉血化斑。（3）阴虚火旺型：症见皮肤青紫斑点或斑块时发时止，病程较长，常伴鼻出血、齿龈出血或月经过多，颧红，心烦口渴，手足心热，或有潮热，盗汗，舌质红、苔少，脉细数。治宜滋阴降火，凉血止血。（4）气不摄血型：症见反复发生皮肤紫斑，久病不愈，神疲乏力，头昏目眩，面色苍白或萎黄，食欲不振，舌质淡，脉细弱。治宜益气健脾，摄血止血。（5）脾肾阳虚型：皮肤紫癜色暗，以下肢为多，可伴有鼻衄、齿衄等，兼见形寒肢冷，面色少华或㿠白，头晕气短，精神困倦，纳少便溏，舌质淡红或有瘀点瘀斑，苔薄白，脉沉或细弱。治宜温补脾肾，以利生髓。

【方一】水牛角粉

【来源】 验方

【组成】 水牛角。

【用法】 水牛角磨粉，每次 1~2 克，每日 2 次，连服 2~3 个月。

【功效】 清热凉血止血。

【主治】 适用于原发性血小板减少性紫癜属于血热妄行型，起病较急，出血倾向较重，皮肤出现青紫斑点或斑块，或伴有鼻出血、齿龈出血，或有发热，口渴，便秘，舌红、苔黄，脉弦数。

【方二】　土大黄饮

【来源】　郭明．土大黄治疗血小板减少性紫癜 267 例·安徽中医学院学报，1996，（6）：29

【组成】　土大黄 20 克，大枣 5~10 枚。

【用法】　取上药加水 500 毫升，武火煎沸后，改用文火续煎 20 分钟，药汁一次服完，每剂煎服 2 次，每日 1 次。

【功效】　清热凉血止血。

【主治】　适用于原发性血小板减少性紫癜属于血热妄行型，起病较急，出血倾向较重，皮肤出现青紫斑点或斑块，或伴有鼻出血、齿龈出血，或有发热，口渴，便秘，舌红、苔黄，脉弦数。

【方三】　羊蹄根

【来源】　验方

【组成】　羊蹄根。

【用法】　羊蹄根 9~15 克，水煎服，每日 3 次。

【功效】　凉血止血。

【主治】　适用于原发性血小板减少性紫癜属于血热妄行型，起病较急，出血倾向较重，皮肤出现青紫斑点或斑块，或伴有鼻出血、齿龈出血，或有发热，口渴，便秘，舌红、苔黄，脉弦数。

（六）过敏性紫癜

过敏性紫癜是一种毛细血管变态反应性、出血性疾病，其主要的临床表现为皮肤紫癜，黏膜出血，关节肿痛，腹痛呕血或便血，尿血、肾炎等。临床可分为皮肤型，腹型，关节型，肾型，混合型和少见类型，以皮肤型为多见。病因有感染、食物过敏、药物过敏、花粉、昆虫咬伤等所致的过敏等，其中 50%~90% 有前驱感染史，但过敏原因往往难以确定。本病以儿童和青少年较多，3 岁以上多见，男性发病约 2 倍于女性。临床上起病方式不一，多数一般在发病前 1~3 周有上呼吸道感染史，并有全身不适，倦怠乏力，发热和食欲不振等前驱症状，继之反复出现皮肤紫癜为本病特点，表现为皮肤瘀点，多出现于下肢关节周围及臀部，紫癜呈对称分布、分批出现、大小不等、颜色深浅不一，可融合成片，一般在数日内逐渐消退，但可反复发作；少数病人在紫癜出现前先有关节痛，腹痛，多为阵发性剧烈性绞痛，或为钝痛，以脐周或下腹部明显，有压痛，但无腹肌紧张。可伴有腹泻及轻重不等的便血，粪便呈柏油样或为鲜红色。重症还可有呕吐，但呕血少见。如腹痛、便血出现于皮肤紫癜之前，应与外科急腹症鉴别。关节痛不遗留关节畸形。约有 50%左右病例发生肾损害，从轻度肾炎到严重的肾功能衰竭，虽有些患儿的血尿、蛋白尿持续数月或数年，但大多数都能恢复。血液学检查：血小板计数、出血时间和凝血时间均正常，失血过多的可致贫血。根据典型的皮肤紫癜，或伴有神经血管性水肿、荨麻疹等表现易于诊断，结合关节肿痛、腹痛、便血，化验血小板，出血、凝血时间等正常，可以确诊。本病治疗应尽快可能寻找病因或致病因素，防止再接触，消除感染灶，驱除肠道寄生虫，治疗可予以抗组织胺药物及肾上腺皮质激素。本病若无肠套叠、肠梗阻、肾脏损害等并发症，预后一般良好。

　　本病属中医"血证""紫癜"范畴。临床可分为风热伤络、血热妄行、血瘀气滞、肝肾阴虚四型。（1）风热伤络型：起病较急，先有咳嗽、咽痛、恶风、发热等，紫癜色鲜红，呈丘疹或红斑，下肢与臀部为多，大小不一，高出皮面，伴有瘙痒，舌质红，苔薄黄，脉浮数。治宜祛风清热，凉血止血。（2）血热妄行型：起病急，皮肤紫癜大小不一，斑色鲜红，心烦口渴，发热面赤，或有大便秘结。可伴鼻衄、齿衄、便血、尿血，舌质红，苔黄或黄腻，脉数有力。治宜清热解毒，凉血止血。（3）血瘀气滞型：紫癜色深，色泽暗红，时有腹痛，或关节肿痛，伴恶心呕吐，舌质暗紫，苔薄黄，脉滑数。治宜活血化瘀，理气通络。（4）肝肾阴虚型：起病较缓，或迁延多日，瘀斑色暗红，时发时隐，伴腰脊酸软，烦躁盗汗，午后低热，头晕耳鸣，血尿迁延不止，舌质偏红，脉细数。治宜滋阴益肾，凉血止血。

【方一】消紫癜茶

【来源】《中医学》

【组成】地肤子、紫草、野菊花、仙鹤草各 30 克。

【用法】上药以清水适量文火煎沸后，闷置 15 分钟，去渣取汁，代茶频服。每日 1 剂。

【功效】清热利湿，解毒消斑。

【主治】适用于过敏性紫癜属于血热妄行型，症见起病急，皮肤紫癜大小不一，斑色鲜红，心烦口渴，发热面赤，或有大便秘结。可伴鼻衄、齿衄、便血、尿血，舌质红，苔黄或黄腻，脉数有力。

【方二】蝉蜕粉

【来源】张祥福。蝉蜕治疗过敏性紫癜。中医杂志，1994，（7）：389

【组成】蝉蜕6克。

【用法】取上药研成粉末，开水冲服，每日2次。

【功效】祛风除湿，清热止痒。

【主治】适用于过敏性紫癜属风热搏结型，皮肤疹出色红，瘙痒，抓破后渗出津水，舌苔白或黄，脉浮数有力。

【方三】过敏煎

【来源】赵国平《临床方剂丛书·心血管病血液病实用方》江苏科学技术出版社

【组成】防风10克，银柴胡10克，乌梅10克，五味子10克。

【用法】取上药加水300毫升同煎，武火煎沸后，改用文火续煎20分钟，药汁一次服完。每剂煎服2次，每日1剂。

【功效】疏风清热，凉血滋阴。

【主治】适用于过敏性紫癜属风热搏结型，皮肤疹出色红，瘙痒，抓破后渗出津水，舌苔白或黄，脉浮数有力。

六、结缔组织疾病

（一）风湿性关节炎

风湿性关节炎是一种与溶血性链球菌感染有关的变态反应性疾病，属于全身性结缔组织炎症，是风湿热的主要表现之一。风湿性关节炎是一种很常见的疾病，以成人多见，急性期患者可伴有发热、咽痛、心慌、血沉增快等表现。并有半数患者在发病前1~3周有咽峡炎、扁桃体炎等上呼吸道感染史。风湿性关节炎起病急骤，关节病变多发生在人体的大关节，主要表现为游走性的多关节炎，常对称累及膝、踝、肩、肘、髋等大关节，主要表现为关节局部有明显的红、肿、热、痛及触痛，疼痛无定处，呈游走性，即原来侵袭的关节症状减轻后，其他关节又开始出现症状，此起彼伏，反复发作。症状固定在一个关节的时间约12~72小时，持续时间最多不超过3周。

同时，关节疼痛的部位有时还可伴有皮肤环形红斑或皮下结节。病程短，愈后关节无功能障碍或畸形。症状持续 1~3 周，经治疗炎症消退后，关节功能恢复正常，不留后遗症，但病情易复发，从而转成慢性。理化检查：血沉多增快，抗"O"大于 500u，抗透明质酸酶大于 128u，C 反应蛋白（CRP）多为阳性。活动期咽拭子培养、溶血性链球菌培养可呈阳性。抗链球菌激酶大于 80u。本病常因上呼吸道感染而引起，故平时应加强锻炼，调摄起居，预防感冒。出现发热、咽痛等上感症状时应及时就诊治疗。

本病属于中医"痹证"范畴。临床可分为行痹（风痹）、痛痹（寒痹）、着痹（湿痹）、热痹、顽痹、虚痹六个证型。（1）行痹（风痹）型：症见肢体关节肌肉疼痛酸楚，其疼痛呈游走性，不局限于一处，关节屈伸不便，多见于上肢肩背。初起多兼有畏风、发热等表症，舌苔薄白，脉浮缓。治宜祛风散寒，通经活络。（2）痛痹型：症见肢体关节肌肉疼痛剧烈，甚则如刀割针扎，遇寒加剧，得热痛缓，痛处较为固定，日轻夜重，痛处不红不热，常有冷感，舌苔白，脉弦紧。治宜祛风散寒，温通经络。（3）着痹（湿痹）型：症见肢体关节肌肉疼痛，痛处较为固定，且有明显的重浊感，肌肤麻木不仁，或患处表现为肿胀，行动不灵便，得热得按则痛可缓解，舌质淡，苔白腻，脉濡缓。治宜散寒除湿，温通经络。（4）热痹型：症见肢体关节疼痛，痛处焮红灼热，肿胀疼痛剧烈，筋脉拘急，手不可近，更难于下床活动，日轻夜重，患者多有发热、口渴、心烦，喜冷恶热等症状，舌质红，苔黄燥，脉滑数。治宜清热解毒，活血通络。（5）顽痹型：症见历时较长，反复发作，骨节僵硬变形，关节附近呈暗黑色，疼痛剧烈，停着不移，不可屈伸，或疼痛麻木，舌上多见瘀斑，脉细涩。治宜活血化瘀，化痰通络。（6）虚痹型：症见经年累月，反复发作，关节疼痛，时轻时重，或年迈体弱，腰膝酸软，脊强腿麻，或关节屈伸不利，形疲神倦，面色㿠白，头晕目眩，气短自汗，舌淡红、苔少，脉细弱或细数。多见于慢性关节炎反复发作者。治宜益气养阴，祛痹壮骨。

【方一】威灵仙酒

【来源】验方

【组成】威灵仙 100 克、白酒 500 毫升。

【用法】酒浸 3~7 日，晒干研为细末，炼蜜为丸，每丸重 8 克。每服 1 丸，1 日 2 次；或用粗米 15 克，水酒煎服。

【功效】祛风湿止痛。

【主治】适用于风湿性关节炎属于风寒湿型，症见肢体关节如肩、肘、背、项等部位疼痛，时轻时重，呈游走性，局部无红肿，时有恶风畏寒，苔白或白腻，脉沉迟或濡缓。

【方二】独活乌豆汤

【来源】验方

【组成】独活9克，乌豆60克，米酒适量。

【用法】用法将独活、乌豆放入清水中，文火煎至500毫升，去渣取汁，对入米酒。每日分两次温服。

【功效】祛风胜湿，通络止痛。

【主治】主治风湿或类风湿性关节炎风寒湿痹，腰膝疼痛，关节拘挛，或中风不遂。

【方三】木瓜薏苡仁粥

【来源】验方

【组成】木瓜10克，薏苡仁30克。

【用法】用法将木瓜、生薏苡仁洗净后，倒入小锅内，加冷水适量，先浸泡片刻，再用小火慢炖至薏苡仁酥烂，加白糖一匙，稍炖即可，适量食用。

【功效】祛风利湿，舒筋止痛。

【主治】主治类风湿性关节炎湿邪偏盛，肌肉关节重痛，身体沉重，或筋脉拘挛，关节屈伸不利。

【方四】忍冬藤、根、叶

【来源】验方

【组成】鲜忍冬藤、根、叶90克。

【用法】水煎分3次服。

【功效】清热，解毒，通络。

【主治】适用于风湿性关节炎属于热痹者，症见关节红肿热痛，疼痛剧烈，活动受限。

（二）类风湿性关节炎

类风湿性关节炎又称类风湿，是一种病因尚未明了的慢性全身性炎症性疾病，以慢性、对称性、多滑膜关节炎和关节外病变为主要临床表现，属于自身免疫炎性疾病。起病缓慢。寒冷、潮湿、疲劳、营养不良、创伤、精神因素等，常为诱发病因。该病典型临床表现为好发于手、腕、足等小关节，反复发作，呈对称分布。早期有关节红肿热痛和功能障碍，由于滑膜炎反复发作，导致关节全部组织破坏而出现不同程度的强直和畸形，并有骨腐蚀和骨骼肌萎缩，以致功能障碍。晚期关节可出现不同程度的僵硬畸形而致残，丧失劳动力，生活不能自理。发病年龄多在 20～40 岁。女性多于男性约 2～4：1。理化检查：血沉在活动期增快，类风湿因子约有 70%～80% 阳性。X 线检查示：早期关节周围组织肿胀伴轻度骨质疏松；中期关节间隙狭窄，关节面软骨破坏，骨质疏松；晚期关节强直、畸形或错位，骨质普遍疏松，易有病理性骨折。

　　类风湿性关节炎属于中医的"痹证""历节风""鹤膝风"等范畴。临床可分为风寒湿痹、风热湿痹、痰瘀痹络、肾阳虚亏四型。（1）风寒湿痹症状：关节冷痛，疼痛较剧，肿胀难消。舌淡，苔白，脉弦紧。治宜祛风散寒，除湿通络。（2）风湿热痹症状：关节红肿疼痛，甚则痛不可伸，得冷稍舒，或兼身热恶风。舌红，苔黄，脉弦滑数。治宜祛风除湿，清热通络。（3）痰瘀痹络症状：关节肿痛日久，渐现强直畸形，屈伸不利，并伴皮下结节，肌削形瘦，神疲面枯，腰膝酸痛，头晕目花等。舌黯淡。苔薄，脉细或细涩。治宜滋养肝肾，祛邪通络。（4）肾阳虚亏症状：关节肿大，僵硬冷痛，恶寒，四肢厥冷，腰酸腿软，小便清长。舌质淡，苔白，脉沉迟。治宜温补肾阳，散寒通络。

【方一】龙马自来丹

【来源】卢书生。龙马自来丹为主治疗类风湿性关节炎 200 例。附西药治疗 66 例对照观察。浙江中医杂志，1994，（9）：401

【组成】地龙 12 克，制马钱子 0.5 克。

【用法】取上药加水 300 毫升同煎，武火煎沸后，改用文火续煎 30 分钟，药汁一次服完，每剂煎服两次，每日 1 剂。

【功效】祛风散寒，除湿通络。

【主治】适用于类风湿性关节炎属于风寒湿型，关节肿痛，窜痛或痛有定处，晨僵，屈伸不利，得温或活动后症状减轻，遇寒则剧，局部畏寒怕冷。

【方二】 三军散胶囊

【来源】 周正球。三军散胶囊治疗难治 RA30 例临床观察。江苏中医，1995，（2）：13。

【组成】 蜈蚣 200 克，全蝎 200 克，延胡索 100 克。

【用法】 将上药烘干，共研细末，过筛后装入空心胶囊，每粒重 0.25 克，每次服 3~5 粒，日服 3 次，10 天为 1 疗程。

【功效】 祛风除湿，祛瘀通络。

【主治】 适用于类风湿性关节炎属于痰瘀互结型，关节漫肿日久，疼痛反复发作，僵硬畸形，屈伸受限，痛如锥刺，固定不移，日轻夜重，或肢体重著，麻木不仁。

【方三】 青藤汤

【来源】 湛铁民。青藤汤治疗类风湿性关节炎。中医杂志，1980，（6）：463

【组成】 青风藤 30~45 克，秦艽 15 克，寻骨风 15 克，何首乌 30 克。

【用法】 取上药加水 300 毫升同煎，武火煎沸后，改用文火续煎 30 分钟，药汁一次服完，每剂煎服两次，每日 1 剂。

【功效】 补益肝肾，强筋健骨。

【主治】 适用于类风湿性关节炎属肝肾亏虚型，病久反复发作，关节肿胀畸形，灼热疼痛，屈伸不利，筋脉拘急，形体消瘦，五心烦热，骨肌萎缩，腰膝酸软，伴头晕，耳鸣，失眠，盗汗。

（三） 系统性红斑狼疮

系统性红斑狼疮是一种全身性自身免疫性疾病，病变遍及全身，以皮肤和肾脏尤为突出。至今病因和发病机理不清。本病以青年女性为多见，发病年龄 10~39 岁者占 73.3%，男女之比为 1∶7~9，我国患病率高于西方国家，且在美国等地华裔人群中患病率亦高，这可能与机体遗传素质有关。系统性红斑狼疮过去曾认为是"不治之症"，近年来由于诊断技术和治疗方法的不断进步，加上中西医结合治疗广泛应用于临床，使预后大为改观，不少报告 5 年及 10 年生存率，分别可达到 94% 及 82%~90%，但本病还是属于难治性疾病之一。多数起病缓慢，呈亚急性和慢性经过，少数为急性，缓解与复发交替出现。其病因不明，目前认为与遗传、病毒或细菌感染、物理因素、内分泌因素、精神因素等诸多因素有关。某些药物（如酰胺类药物、抗癫痫药、普鲁卡因酰胺等）、阳光和紫外线、妊娠与分娩等可诱发。本病临床表现复杂多变，一般先累及一个系统，以后扩展到多系统损害。常见症状为：发热，长期不规则发热或弛张型高热，皮肤损害，红斑狼疮主要的临床特点是两侧面颊有水肿性红斑，鼻梁上的红斑常与两侧面颊部红斑相连，形成一个蝴蝶状的皮疹。面、颈、臂部的盘状红斑，手掌大小鱼际和指趾端点状红斑及甲周红肿，脱发等，且常于日晒后皮损加重、关节疼痛、肌痛肌无力、肾脏损害（蛋白尿、血尿、肾功能损害等）、心肺损害、心肌炎、心包炎、心内膜炎、狼疮性肺炎、胸膜炎等、消化道症状（恶心、呕吐、纳呆或腹痛）、中枢神经系统症状：癫痫样发作和器质性脑病。理化检查：可见溶血性贫血，白细胞、淋巴细胞、血小板减少，狼疮细胞阳性，抗 dsDNA 抗体阳性，抗 Sm 抗体阳性。应除去各种诱因，对日光敏感的患者，应采取防护措施，注意避免曝晒或照射紫外线。

中医对本病尚无统一完整的认识，其中以发热、红斑为主要表现者归属"阴阳毒""蝴蝶丹""日晒疮"。以关节痛、雷诺现象为主要表现者归属"痹证"；以狼疮性肾病为主要表现者归属"水肿"。临床可分为热毒炽盛、阴虚内热、肝肾阴虚、瘀热伤肝四个证型。（1）热毒炽盛型：症见发热，面部蝶形斑疹，皮肤紫斑，神昏谵语，便干，舌红绛、苔黄腻，脉弦数。治宜清营凉血，解毒。（2）阴虚内热型：症见五心烦热，潮热，盗汗，关节痛，舌红无苔或少苔，脉细数。治宜养阴清热，凉血解毒。（3）肝肾阴虚型，症见偶有低热，面部潮红，斑疹隐隐，关节酸痛，月经不调，头晕，耳鸣，目眩，舌红少津、苔薄黄，脉细数。治宜滋补肝肾、清热凉血。（4）脾肾阳虚型：症见面色无华，面目四肢浮肿，腹膨胀满，腰膝酸软，乏力，肢冷，尿少或尿闭，胸胁胀满，胸闷气促，舌质淡、舌体胖嫩、苔少，脉沉细弱。治宜温肾壮阳。

【方一】四衣汤

【来源】张谷才。四衣汤治疗红斑性狼疮。江苏中医杂志，1983，（2）：22

【组成】露蜂房4克，凤凰衣6克，蝉蜕6克，蛇蜕6克。

【用法】取上药加水600毫升同煎，武火煎沸后，改用文火续煎30分钟，药汁一次服完。每剂煎服2次，每日1剂。

【功效】温肾壮阳。

【主治】适用于系统性红斑狼疮属脾肾阳虚型，面色无华，面目四肢浮肿，腹臌胀满，腰膝酸软，乏力，肢冷，尿少或尿闭，胸胁胀满，胸闷气促。

【方二】免疫 5 号方

【来源】张风山，等。全身性红斑狼疮的临床与中西医结合治疗——附107 例报告。浙江中医杂志，1982，（2）：91

【组成】百合 10 克，生地 15 克，知母 15 克，甘草 6 克。

【用法】取上药加水 300 毫升同煎，武火煎沸后，改用文火续煎 30 分钟，药汁一次服完。每剂煎服 2 次，每日 1 剂。

【功效】滋补肝肾，清热凉血。

【主治】适用于系统性红斑狼疮属肝肾阴虚型，偶有低热，面部潮红，斑疹隐隐，关节酸痛，月经不调，头晕，耳鸣，目眩。

【方三】三藤糖浆

【来源】验方

【组成】雷公藤、红藤、鸡血藤各等量。

【用法】制成糖浆。每次 10~15 毫升，日服 3 次。2 个月为 1 个疗程。

【功效】清热解毒，活血通络。

【主治】适用于系统性红斑狼疮各型。

（四）强直性脊柱炎

强直性脊柱炎属于风湿病范畴，是血清阴性脊柱关节病中的一种。强直性脊柱炎是一种累及脊柱的慢性炎症性免疫病，病变主要累及骶髂关节，引起脊柱强直和纤维化，造成弯腰、行走活动受限，并可有不同程度的眼、肺、肌肉、骨骼的病变，也有自身免疫功能的紊乱，所以又属自身免疫性疾病。其发病率约为 0.3%，与遗传有关，是造成人群残疾的重要病因。发病年龄多在 15~30 岁，男性患病率高于女性至少 5 倍。临床表现是腰痛，继而背痛和背僵直感，最终脊柱出现驼背、颈强直等畸形。根据流行病学研究证明强直性脊柱炎的发病具有一种遗传素质。本病发病与遗传因素有密切关系，强直性脊柱炎的 HLA-B27 阳性率高达 90%~96%，家族遗传阳性率达 23.7%。类风湿者其家族的发病率为正常人的 2~10 倍，而强直性脊柱炎家族的发病率为正常人的 30 倍。我国不同地区流行病学调查结果，患病率约 0.26%。强直性脊柱炎是病因不明的常见疾病。本病一般先侵犯骶髂关节，其后由于病变发展，逐渐累及腰、胸、颈椎，出现小关节间隙模糊、融合消失及椎体骨质疏松破坏，韧带骨化终致脊柱强直或驼背固定，甚至丧失劳动能力。临床起病迟缓，见持续性腰痛，伴晨僵，随着病变部位的发展，可出现髋部、胸部、颈部疼痛和髋关节、胸廓、颈椎活动受限，以及足跟痛、足掌痛、大腿痛，驼背畸形，髋、膝、踝关节畸形及强直。本病应争取早期发现，故青壮年男性，特别是有家族史的，出现持续性腰痛等症状，应尽快就诊。

本症属于中医"痹症"范畴，古人称为"大偻""龟背风""竹节风""骨痹"。临床可分为风寒外袭、湿热浸淫、瘀血阻络、肾精亏虚等四个证型。（1）风寒外袭型：症见背腰拘急疼痛，或连髋股，或引膝胫，或见寒热，腰背觉冷，遇寒则重，得温痛减。苔白腻，脉浮紧。治宜疏风散寒，祛湿止痛。（2）湿热浸淫型：症见背腰及腿部疼痛，活动后痛可减轻，口干不欲饮，无明显畏寒，但恶热，舌苔黄厚腻，脉濡数。治宜清热利湿，通络止痛。（3）瘀血阻络型：症见背腰及腿部疼痛，日轻夜重，脊背活动受限，舌质紫暗或有瘀点瘀斑，脉细涩。治宜活血祛瘀，通络止痛。（4）肾精亏虚型：症见背腰及腿部酸软，喜温喜按，腰膝无力，遇劳加重；肾阳虚者，见畏寒，肢体怕冷，遇冷痛重，得温则舒，手足不温，舌质淡，脉沉细；肾阳虚者，肾阳虚者治宜温补阳，佐以活血祛风止痛；肾阴虚者治宜滋补肾阴，佐以活血祛风止痛。

【方一】 狗脊茶

【来源】《药茶治百病》

【组成】 金毛狗脊 20 克。

【用法】 将金毛狗脊研成细末，置保温瓶中或保温杯中，冲入沸水泡焖 20 分钟。代茶饮用，每日 1 剂。

【功效】 除风湿，健腰脚。

【主治】 适用于强直性脊柱炎，阴虚有热，见心烦失眠，口干咽燥，手足心热，足跟疼痛，舌质红，脉弦细。

【方二】 土茯苓汤

【来源】《浙江民间常用草药》

【组成】土茯苓 120~250 克，猪肉 250 克。

【用法】将土茯苓去皮，瘦猪肉洗净切块，一块放入砂锅中，加水 1000 毫升，用文火煨煮 60 分钟左右，至肉熟烂为度。吃肉饮汤，每日 1 剂，分 2~3 次服完。

【功效】除湿、通利、止痛。

【主治】适用于强直性脊柱炎属于湿热型，症见背腰及腿部疼痛，活动后痛可减轻，口干不欲饮，无明显畏寒，但恶热，舌苔黄厚腻，脉濡数。

【方三】羊骨粥

【来源】《养生康复粥谱》

【组成】羊骨 1000 克，粳米 100 克，葱白 2 根，生姜 3~5 片，细盐少许。

【用法】将新鲜羊骨洗净敲碎，加水煎汤，过滤后加水，倒入洗净的粳米煮粥，待粥将成时，加入细盐，生姜葱白，稍煮片刻即可食用。佐餐食用，10~15 天为 1 个疗程。

【功效】补肾气，强筋骨，健脾胃。

【主治】适用于强直性脊柱炎，症见腰脊柱转动不利，腿膝无力筋骨酸痛，虚弱怕冷，且有腹泻，秋、冬季，早晚餐应温热空腹食为宜，感冒发热期间应停用。

七、神经、精神系统疾病

（一）失眠

失眠是最常见的睡眠障碍，失眠症是一种持续相当长时间的睡眠的质和量令人不满意的状况。失眠者随着年龄增加而增加。失眠类型有入睡困难和续睡困难或早醒。患者次日感到体力恢复不佳，甚至有焦虑、紧张不安或压抑感，严重者有心率加快，体温增高，周围血管收缩等自主神经症状，其表现为入睡困难，入睡时间长达到 30~60 分钟，睡眠中至少觉醒一次以上。觉醒后仍有疲怠不快，头脑昏沉等不适感。其病因可分为四类：（1）躯体原因，如关节病的疼痛，心源性或肺源性气急，甲状腺功能亢进的心悸，各种病因引致的尿频，以及瘙痒、咳嗽等，均常导致失眠。（2）环境原因，由于工作或生活上的变化，如上夜班，乘坐车船，航空旅行的时差，以及寝室中亮光、噪音等，也都影响睡眠，一般能在短期中适应。（3）精神原因，兴奋和焦虑最易造成短期的失眠，入睡困难常为主要现象，长期失眠多见于忧郁症和神经衰弱，忧郁症病人苦于常觉醒和晨醒过早。神经衰弱病人亦常诉失眠。脑电图记录可见睡眠总时间并不减少，而觉醒的次数和时间略有增加。和正常睡眠的主要区别在于神经衰弱病人记得各个觉醒期中所听到的或看到的环境刺激，并因此而感到烦恼不安，而正常人不加注意，或者遗忘。（4）药物原因，许多药物如苯丙胺、咖啡碱、麻黄素、氨茶碱等，均能引致失眠。长期服用一般安眠剂也可使快速眼动期失眠相对减少，停服后又可因快速眼动期的反跳现象而产生恶梦。失眠的诊断：失眠的主观标准（临床标准）为：（1）主诉睡眠生理功能障碍；（2）白天疲乏无力、头胀、头昏等症状系由睡眠障碍干扰所致；（3）仅有睡眠量减少而无白日不适（短睡眠者）不视为失眠。失眠的客观标准是根据多导睡眠图结果来判断：（1）睡眠潜伏期延长（长于30分钟）；（2）实际睡眠时间减少（每夜不足6小时半）；觉醒时间增多（每夜超过30分钟）。治疗无疑应尽量针对病因。治疗失眠最重要的应是消除导致失眠的各种因素，如消除心理紧张、改变睡眠环境、注意劳逸结合，增进全身健康，避免睡前服用影响睡眠的食物或药物、保持睡眠——觉醒规律、有效地治疗各种神经精神及内科疾病。当然，较理想的是综合采用多方面的治疗。对病人作适当的解释工作，以减少其对失眠的顾虑也常常必要。除急性焦虑和兴奋状态外，安眠药如安定等均不宜长服。

"失眠"中医称为"不寐"。指脏腑机能紊乱，气血亏虚，阴阳失调，导致不能获得正常睡眠的常见病。临床常分为阴虚火旺、心肾不交、痰热内扰、心脾两虚、肝郁血虚、心虚胆怯六个证型。（1）肝郁血虚型：症见难以入睡。即使入睡也多梦易惊，或胸胁胀满，善叹息，平时性情急躁易怒，舌红，苔白或黄，脉弦数。治宜疏肝养血安神。（2）痰热内扰型：可见睡眠不安，心烦口苦，目眩，头重，胸闷恶心，嗳气，痰多，舌质偏红，舌苔黄腻，脉滑数。治宜清热化痰，养心安神。（3）心脾两虚型：患者不易入睡或睡中多梦，易醒，醒后再难入睡，或兼见心悸、心慌，神疲，乏力，口淡无味，或食后腹胀，不思饮食，面色萎黄，舌质淡，舌苔薄白，脉缓弱。患者目前或既往有崩漏、月经过多、贫血、大手术等病史。治宜补益心脾，养血安神。（4）心虚胆怯型：症见夜寐多梦易惊，心悸胆怯，终日惕惕，舌淡、苔薄、脉弦细。治宜益气镇惊，安神定志。（5）心肾不交型：心烦不寐，头晕耳鸣，烦热盗汗，咽干，精神萎靡，健忘，腰膝酸软，男子滑精阳痿，女子月经不调，舌尖红，苔少，脉细数。治宜交通心肾。（6）阴虚火旺型：心烦失眠，入睡困难，手足心发热，盗汗，口渴，咽干，口舌糜烂，舌质红苔少，脉细数。治宜滋阴降火，清心安神。

【方一】甘麦大枣汤

【来源】《金匮要略》

【组成】浮小麦 9~15g，甘草 9g，大枣 5~7 枚（去核）。

【用法】先将浮小麦、大枣淘洗浸泡，入甘草同煎煮，待浮小麦、大枣熟后去甘草、小麦，分两次吃枣喝汤。

【功效】养心安神。

【主治】适用于失眠属于血虚肝郁型，症见难以入睡。即使入睡也多梦易惊，或胸胁胀满，善叹息，平时性情急躁易怒，舌红，苔白或黄，脉弦数。

【方二】交泰丸

【来源】《韩氏医通》卷下

【组成】生川连 1.5 克，肉桂心 15 克。

【用法】上二味，研细，白蜜为丸。每服 1.5~2.5 克，空腹时用淡盐汤下。

【功效】交通心肾，清火安神。

【主治】适用于失眠属于心火偏亢，心肾不交型，心烦不寐，头晕耳鸣，烦热盗汗，咽干，精神萎靡，健忘，腰膝酸软，男子滑精阳痿，女子月经不调，舌尖红，苔少，脉细数。

【方三】半夏秫米汤

【来源】《黄帝内经》

【组成】半夏 15 克，秫米（即高粱米）50 克。

【用法】半夏用制半夏如法半夏、半夏曲；秫米去壳，淘洗干净，备用。用河中长流水，澄清，取清液煮秫米、半夏为粥，去渣即成。1 日 3 次，每次饮 1 小杯，连服饮 3 天，以见效为止。

【功效】祛痰降逆，和胃，调阴阳。

【主治】因痰滞胃而致的阴阳失调之失眠，即"胃不和则卧不安"。胃火重者忌服。

【方四】酸枣仁
【来源】验方
【组成】酸枣仁9克。
【用法】捣碎，水煎，每晚睡前一小时服用。
【功效】养心安神。
【主治】适用于失眠属于心血虚型，心悸，心慌，虚烦不得眠。

（二）脑血管意外后遗症

脑血管意外后遗症，是指脑出血、脑血栓形成、脑梗塞、蛛网膜下腔出血等度过急性期后，出现肢体功能障碍、言语障碍、疼痛等症候群，其中最常见的是肢体半瘫（或称半身不遂）。该病随着年龄的增长，发病率也升高，常见于中、老年人，发病率、致残率较高。多在动脉硬化以及高血压病的基础上，由于情志激动、饱餐、劳累、腹内压增高等因素引发，出现突发昏迷等，虽经及时抢救，但仍有相当部分患者会遗留下后遗症。目前，我国脑血管意外的发病率为79.12/10万，男性较女性为多，城市发病率高于农村。脑血管意外患者除需药物治疗外，合理调配膳食对康复也有重要作用。现代医学认为本病的病因主要是因为脑血管意外之后，脑组织缺血或受血肿压迫、产生脑水肿而使脑组织功能受损。脑损伤后根据损伤的部位和程度，可以出现不同的临床表现。其中运动障碍是最常见的临床表现，也是影响生存者生活质量的最主要因素，脑损伤后运动障碍有多种表现形式，归纳起来为3个方面：（1）肌张力异常。（2）肌肉瘫痪。（3）选择性运动缺失。三者各自独立又相互关联，其核心是运动控制失调。肌肉瘫痪是脑损伤病人最具特征性的表现。肌张力异常的分布虽然在上下肢可以不同，典型模式上肢屈伸型为主，下肢伸展型为主。而选择性运动丧失则表现为刻板的、不协调的、不灵活的、非功能的共同运动。脑损伤后运动障碍的恢复可分为自发性恢复和治疗性恢复2种。脑损伤后的恢复差异很大，从几乎完全恢复到留有严重的残废，其恢复时间和过程与损伤性质（缺血、出血）、损伤程度、损伤部位及年龄等因素有关。

中风病卒中期（主要是中脏腑）经过治疗多留有诸如：半身不遂，肢体疼痛，偏身麻木，语言不利，口舌歪斜，或渐而痴呆，忧郁，或抽搐发作等症，此属中风后遗症。临床多见半身不遂症，现就其进行探讨。半身不遂症可分为气虚血瘀、脉络痹阻证，肝阳上亢、脉络瘀阻证，肝肾亏虚、筋骨失养证三型。（1）气虚血瘀、脉络痹阻证：可见半身不遂，肢软无力，或肢体麻木，面色萎黄，或暗淡无华，或伴语言不利，口角歪斜，舌质淡紫或有瘀斑，或舌体不正，舌苔薄白，脉细涩。治宜益气活血，通经活络；（2）肝阳上亢、脉络瘀阻证：可见半身不遂，患侧僵硬拘急，兼见头晕头痛，面赤，耳鸣，舌红绛，苔薄黄，脉弦硬有力。治宜平肝潜阳，熄风通络；（3）肝肾亏虚、筋骨失养证：症见患侧肢体痿软无力，足难住地，伴语言低怯，或舌暗不语，眩晕耳鸣，少寐，神疲，舌红少苔，脉弦细。治宜滋补肝肾，养血壮筋。

【方一】牵正散
【来源】 明·方贤著《奇效良方》
【组成】 白附子15克，僵蚕、全蝎各10克。
【用法】 水煎服，1日1剂，分2次服。
【功效】 祛风、除痰、通络。
【主治】 本方适用于中风后遗症以口眼歪斜为主者。

【方二】脑塞通汤
【来源】 毕湘杰，等．针药结合治疗脑梗塞128例临床研究．中医药信息，1998，（2）：49
【组成】 丹参20克，红花20克，当归20克，赤芍20克。
【用法】 取上药加水800毫升，浸泡30分钟后，用武火煎沸，再用文火煎煮20分钟左右，至剩余药汁大约150毫升。药汁一次服完。每剂煎服2次，每日1剂。
【功效】 活血化瘀通络。
【主治】 适用于脑梗塞后眩晕、头痛、肢体麻木、舌强语塞等症，可用于气虚血瘀、脉络痹阻型。

【方三】雷打箭
【来源】 李英南．民间秘方"雷打箭"治疗脑出血卒中（半身不遂）．广东中医，1962，（9）：31
【组成】 白薇15克，泽兰10克，穿山甲5克。

【用法】取上药加水 200 毫升，浸泡 30 分钟后，用武火煎沸，再用文火煎煮 20 分钟左右，至剩余药汁大约 100 毫升。药汁一次服完。每剂煎服 2 次，每日 1 剂。

【功效】养血滋阴，活血化瘀。

【主治】适用于脑出血后遗症属于肝肾亏虚、筋骨失养型，症见患侧肢体痿软无力，足难住地，伴语言低怯，或舌喑不语，眩晕耳鸣，少寐，神疲，舌红少苔，脉弦细。

（三）脑动脉硬化症

脑动脉硬化症是由于脂质代谢障碍所引起的一种疾病，是在全身动脉硬化的基础上，脑动脉发生弥漫性的粥样硬化，管腔狭窄，小血管闭塞，从而使脑实质的供血量减少神经细胞功能障碍，引起一系列神经与精神症状。此症多发于 50 岁以后，男性多于女性，但进入老年期后二者发病率相近，多合并主动脉、冠状动脉、肾动脉及周围动脉硬化。随着病情的逐渐进展，可出现以下临床症状。脑动脉硬化是一种起病隐匿、进展较慢的疾病。脑动脉硬化症潜隐起病、有缓慢的阶梯样进展的脑功能障碍并伴局限性神经系统损害。在早期，多数人没有什么症状，或可有类似于神经衰弱的症状，如睡眠不好、头昏、头痛等，患者记忆力减退，特别是对近事记忆及名称容易遗忘，而远事记忆尚好，计算力无明显障碍，工作效率降低，情绪大都低沉，对周围事物不感兴趣，有时情绪不稳定，会产生莫名其妙的恐惧、疑虑或烦躁，但自知力尚好。此外，患者可能有肢体麻木和走路不稳等。随着病情的进展，至后期可出现行为或人格改变，例如感情淡漠，不讲卫生，话多噜苏，或语言减少。记忆力障碍严重，对远事亦回忆困难。智能降低，思维不连贯。有些病人出现明显的忧郁，强制性哭笑，甚至出现幻觉、谵忘等精神错乱状态。此病与老年性精神病不同之处在于病程缓慢。有波动性，其自知力和人格在晚期以前无甚改变。脑动脉硬化症到达晚期后，生活不能自理，自知力不全，甚至完全痴呆。要诊断脑动脉硬化症，除上述症状外，还要进行一系列检查。眼底血管检查可发现视网膜动脉变细、光反射增强和动静脉交叉处压迫现象。脑血流图可显示脑供血不足。血液中胆固醇、β脂蛋白及甘油三酯可能增高。为了明确诊断，有时还要进行颅脑摄片及脑电图等检查。关于脑动脉硬化的治疗，首先要限制高胆固醇食物如猪肉、动物内脏及鸡蛋等，少吃动物性脂肪，适当吃些植物油，多吃蔬菜，食量适当，不宜过饱及过咸。戒烟，不饮用烈性酒。进行一些力所能及的体育活动或体力活动，如散步、体操及打太极拳等。注意劳逸结合，减少精神刺激，避免思想负担过重，还可作些气功。

中医典籍尚无"脑动脉硬化症"的病名，根据主要临床表现，可归属中医学"眩晕""头痛""不寐""健忘""痴呆""虚损"等范畴。下面按"眩晕"对其进行辨证论治。临床上常分为肝阳上亢型、痰浊中阻型、瘀血阻脑型、气血亏虚型。（1）肝阳上亢型：可见头目眩晕，常因烦劳或恼怒而加剧，兼有急躁不安，面色时见潮红，失眠多梦，舌红苔黄，脉弦数。治宜平肝潜阳，清火熄风。（2）痰浊中阻型：可见头目眩晕，头重如蒙，兼有胸闷，恶心，少食多寐，身体倦怠，舌苔白腻，脉濡滑。治宜化痰泄浊，运脾和络。（3）瘀血阻脑型：可见头晕目眩，心烦失眠，心悸健忘，舌边紫暗，脉弦涩。治宜活血化瘀，熄风清脑。（4）气血亏虚型：可见眩晕时作，遇劳加剧，兼有面色无华，口唇淡白，神疲乏力，心悸，失眠，饮食减少，舌淡红，脉细弱。治宜补养气血，健运脾胃。

【方一】菊花梅楂饮

【来源】詹瑞林。验方治疗眩晕。四川中医，1991，（3）：35

【组成】菊花15克，乌梅15克，山楂15克，白糖5克。

【用法】温开水150毫升泡服。

【功效】清肝，收敛，活血。

【主治】适用于各种原因引起的眩晕，适用于肝阳上亢型，头目眩晕，常因烦劳或恼怒而加剧，兼有急躁不安，面色时见潮红，失眠多梦，舌红苔黄，脉弦数。

【方二】仙芪汤

【来源】范叔惠，等。自拟仙芪汤治疗眩晕30例。陕西中医，1984，（7）：22

【组成】仙鹤草60克，生黄芪30克，当归10克，白术15克。

【用法】取上药加水800毫升，浸泡30分钟后，用武火煎沸，再用文火煎煮20分钟左右，至剩余药汁大约250毫升，药汁一次服完，每剂煎服2次，每日1剂。

【功效】益气，养血，健脾。

【主治】适用于脑动脉硬化症属于气血亏虚型，症见发作性眼前发黑，视物旋转，自身摇晃，站立不稳，步履艰难，需要他人搀扶，多伴有恶心呕吐，耳鸣，耳聋，少数人有不寐，纳差。

【方三】**虫草山药烧牛髓**
【来源】验方
【组成】冬虫夏草6克，山药30克，牛骨髓100克，调料适量。
【用法】将牛髓洗净蒸熟；洗好的虫草、山药与牛髓同放入砂锅内盖好，隔水炖熟，食时调味。
【功效】益精填髓，补脑安神。
【主治】适用于脑动脉硬化症肾阴虚损、精髓不足型之头晕耳鸣、健忘失眠、腰膝酸软等症状。

【方四】**豆麦茶**
【来源】验方
【组成】黑豆30克，浮小麦30克，莲子7个，黑枣7个。
【用法】将上述药物同煮汁，滤渣，调入冰糖少许，代茶饮。
【功效】益智安神。
【主治】适用于脑动脉硬化症心肾不交型之虚烦不眠、神疲乏力、记忆力减退等症状。

（四）面神经炎

面神经炎又称面神经麻痹或Bell麻痹，俗称"歪嘴风"，是指茎乳突孔内急性非化脓性炎症引起的周围性面瘫。一般认为是面神经管内的面神经受急性非化脓性炎症的影响，引起急性面神经功能障碍，表现为病侧面部表情肌瘫痪，可见于任何年龄、以20~40岁最多见，男性多于女性，多为一侧性，双侧同时发病者较少见。起病前部分病人有受风寒或病侧耳后吹凉风史。其病因和发病机制仍未十分清楚，一般认为由于面神经位于面神经管内有限空间，多种原因如受寒着凉、病毒性或非特异性感染造成面神经水肿肿胀，受面神经管所限而遭压迫，轻者神经受压，髓鞘损伤；重者造成不同程度神经损伤、轴索变性，再生功能差，则致功能恢复不全，留下严重的后遗症。发病与季节无关，通常急性起病多有面部着凉受风史。

患者为一侧面肌受累，双侧影响者极少见。约半数病人在发病前有耳后疼痛并向后枕部扩散的前期症状。经数小时或 1~2 天后很快发生同侧面部表情肌瘫痪。面部表情动作和随意动作均不能做，说话不便，病侧面部绷紧感，漱口、饮水时，水从患侧口角外流，进食时，食物停滞于病侧面颊与牙齿之间，说话漏气，病侧流泪。面部二侧不对称，病侧沟纹变浅或消失。眼裂变大甚至不能闭合，作闭眼动作时，眼睑不能闭合或闭合不全，而眼球则向外上方转动并露出白色巩膜，称 Bell 现象。下眼睑外翻，泪液不易流入鼻泪管而溢出眼外。病侧口角低，人中偏向健侧，露齿更明显。鼓气、吹哨时，鼓腮从病侧口角漏气，进食及漱口时汤水从病侧口角漏出。部分患者可继发面肌痉挛性抽动。一般预后良好，通常于起病 1~2 周后开始恢复，2~3 月内痊愈。约 85%病例可完全恢复，不留后遗症。但 6 个月以上未见恢复者则预后较差，有的可遗有面肌痉挛或面肌抽搐。少数病例还可出现"鳄泪征"即进食时病侧眼流泪。保守治疗 2 年不愈者，可行面神经修复术。

面神经炎属中医学"面瘫""口眼歪斜""卒口僻""吊线风"等范畴。本病辨证应从病程、症状着手辨明病因、病位，临床常分为风邪入络型、气血两虚型、痰瘀互阻型。（1）风邪入络症状：每于晚间受风寒或受潮湿之后，次日晨起即发现面瘫，口眼歪斜，或有头痛，苔薄白，脉浮。治则：祛风活血，和营通络。（2）气血两虚症状：口眼歪斜，日久不复，头晕乏力，纳差胃呆，心悸眼花，苔薄，脉细。治则：补益气血，祛风通络。（3）痰瘀互阻症状：口眼歪斜，头痛，肢体麻木，头晕，神疲乏力，纳呆。舌质黯，苔薄腻，脉细滑或细涩。治则：益气活血，祛痰通络。

【方一】牛白饮
【来源】盛福。中药治疗周围性面神经麻痹 20 例介绍。中医杂志，1983，（6）：44
【组成】牛蒡子 30~40 克，白芷 6~10 克。
【用法】先煎牛蒡子，沸后煎 1 小时，再加入白芷同煎 3 次，每次煎 30 分钟左右，每日 1 剂，每剂煎汤至少 600 毫升，每次温服 200 毫升，日服 3 次，直至病愈。
【功效】祛风通络。
【主治】适用于面神经麻痹，属风热阻络型，突然口眼歪斜，眼睑闭合不全，舌红，苔薄黄，脉数。

【方二】 防风蜈蚣散

【来源】 王炳范。防风蜈蚣散治疗周围性面神经麻痹26例。山东中医杂志，1986，（3）：26

【组成】 防风30克，全蜈蚣2条（研为细末）。

【用法】 以防风煎汤，送服蜈蚣末，每日1剂，晚饭后服用，药后避风寒，儿童用量酌减。10天为1疗程。

【功效】 祛风通络。

【主治】 适用于面神经炎属于风邪阻络型，寒热不显，突然口眼歪斜，眼睑闭合不全。

【方三】 牵正散

【来源】 明·方贤著《奇效良方》

【组成】 蜈蚣、全蝎和僵蚕，其用量为1：2：3。

【用法】 焙干研末，每服2克，每日3次。

【功效】 祛风、除痰、通络。

【主治】 适用于面神经炎属于风痰阻络型，面瘫，口眼歪斜，或有头痛，痰多，舌红苔腻。

（五）重症肌无力

重症肌无力是一种神经肌肉疾病，是神经肌肉接头处传递障碍引起的一种慢性疾病，其神经肌肉接头部位因乙酰胆碱受体减少而出现传递障碍的自身免疫性疾病。临床主要特征是一部分或全身骨骼肌于活动时易于疲劳无力，经休息或用抗胆碱酯酶药物后可以缓解。也可累及平滑肌和心肌。几乎全身任何肌群均可受累，眼肌是重症肌无力最易受累的肌群，重症肌无力初期的典型症状为阵发性无力并随时间的推移进行性加剧。初期症状常局限于眼肌，但80%以上眼肌型患者在发病1年内可发展成全身型肌无力，表现为全身肌肉受累，活动受限，其中有部分患者最终因呼吸肌受累而死亡。本病见于任何年龄，本病女性发病略高于男性，有2个发病高峰年龄，第一个高峰为20~30岁，第二个高峰为40~50岁，约60%在30岁以前发病。本病的症状常朝轻暮重，肌无力症状易波动，发病者常伴有胸腺瘤。除少数起病急骤并迅速恶化外，多数起病隐袭，主要症状为骨骼肌稍经活动后即感疲乏，短时休息后又见好转。感冒、情绪激动、过劳、月经来潮、使用麻醉、镇静药物、分娩、手术等常使病情复发或加重。全身所有横纹肌均可受累，受累肌肉的分布因人因时而异，颅神经支配的肌肉特别是眼外肌最易累及，常为早期或唯一症状；轻则眼球运动受累，多呈不对称性眼睑下垂、睁眼无力、斜视、复视、有时双眼睑下垂交替出现；重者双眼球固定不动。晚期的全身型患者，可有肩胛带肌、肱二头肌、三角肌和股四头肌等的萎缩。肌无力表现常呈慢性或亚急性起病，从某一组肌群无力，逐步累及其他组和多组肌样。病情轻重相差较大，重者可以出现呼吸困难形成肌无力危象。一般根据其临床表现分为波动期、稳定期和慢性期。波动期易发生肌无力危象，病死率较高。稳定期和慢性期一般病情较稳定，预后良好，极少发生危象。表现为一侧或双侧眼睑下垂，复视，重者眼球活动明显障碍，甚至眼球固定，面部表情肌受累，表现为面部表情困难，闭目、示齿无力。咀嚼和吞咽肌受累，表现为进食时咀嚼费劲，言语低沉，讲话带鼻音，吞咽缓慢，甚至完全不能进食。颈肌受累，表现为抬头和竖颈困难。四肢肌群受累，以近端肌无力为主，表现为抬臂、抬腿困难。呼吸肌受累（肋间肌及膈肌），表现为咳嗽无力，呼吸困难，重症可因呼吸麻痹及继发吸入性肺炎而死亡。心肌偶可受累，可引起突然死亡。平滑肌及膀胱括约肌一般不受累及。部分肌肉如舌肌和肩脚肌可能有肌肉萎缩。治疗包括药物治疗和外科手术治疗，各有优缺点，通常认为仅早期可以采取非手术疗法，一旦病情加重或发展为全身性重症肌无力，则以选择胸腺切除术为最佳，因为存在预后良好和避免额外药物治疗的可能性。

重症肌无力属于中医的"痿证"范畴。本病是一慢性虚损性病症，其发生原因主要是肝脾肾功能的失调，一般来说病在脾者轻，病在肝肾者重。其病损的脏腑不同而临床表现各有不同。临床可分为脾气虚弱型，脾肾两虚型，肝肾阴虚型。（1）脾气虚弱型：症见眼睑下垂，食欲不振，大便溏软，四肢乏力，舌质淡苔白，脉濡软或沉弱。治宜健脾益气，补中生阳。（2）脾肾两虚型：症见肢体软弱无力，斜视，视物不清，大便清稀，腰膝酸软，舌质淡，脉沉而无力。治宜健脾补肾益气。（3）肝肾阴虚型：症见四肢肌肉乏力，不耐劳作，活动后肢体乏力更为明显，头晕目眩，咽干，肌肉消瘦，腰膝酸软，耳鸣，舌红，脉沉迟。治宜补益肝肾，滋阴生精。

【方一】黄芪大枣汤

【来源】李留记、王保民大剂量芪枣治愈重症肌无力一例。四川中医，1989，（6）：37

【组成】黄芪 120 克，大枣 50 枚。

【用法】取上药加水 800 毫升，浸泡 30 分钟后，用武火煎沸，再用文火煎煮 20 分钟左右，至剩余药汁大约 250 毫升。药汁一次服完。每剂煎服 2 次，每日 1 剂。

【功效】补中益气。

【主治】眼睑下垂，开合无力，四肢萎软，颈项不能自如旋转，腰软不能负重，语声低弱，吞咽不利，面色萎黄无华，倦怠少气，舌淡有齿印、苔薄白，脉细弱，用于脾气虚弱型。

【方二】苍芪饮

【来源】崔玲等《中西医结合内科学》中国中医药出版社

【组成】苍术 6 克，黄芪 60 克。

【用法】煎汤代茶饮。

【功效】健脾益气。

【主治】重症肌无力，适用于巩固治疗期和缓解期。

（六）进行性肌营养不良症

进行性肌营养不良症是一种遗传性进行性肌肉变性疾病，主要表现为肌肉进行性加重的萎缩和无力，是由于遗传因素引起的肌肉变性疾病，另外患者自身基因突变也可以导致本病的发生。主要症状是平地走路易摔倒，走路左右摇摆为鸭子步，上下楼梯困难，蹲下起立困难，伴有腓肠肌假性肥大，进行性肌营养不良症的发病年龄为 1~10 岁，平均年龄 2.8 岁，3~6 岁时开始明显并逐渐加重，肌肉无力从躯干四肢近端开始，下肢重于上肢。患儿先有奔跑和上下楼梯困难，容易跌倒，进而脊柱前凸，走路摇摆，犹如鸭步，从不能起立，不能从床上起来逐步发展至需要专人护理，依靠坐椅行走，最后完全丧失活动能力；也可出现表情淡漠，无额纹，闭眼不紧，吹气力弱等。上臂、肩胛肌肉萎缩常常与面肌瘫痪萎缩同时发生，两上臂和肩胛肌肉萎缩常伴有胸大肌萎缩。患者表现为两肩平凹至整个上胸部略向后仰。该病常伴有不同程度的畸形。疾病早期，常由于跟腱挛缩而出现足尖走路，中期病者，由于肢带萎缩和跟腱痉挛，逐步出现腰骶前凸，形成脊柱前凸畸形。由于足尖走路和脊柱前凸，因此，躯干重力平衡失调，患者极易摔倒而骨折，最严重者可有全身骨骼肌肉萎缩和各大关节挛缩，以致卧床不起。从仰卧位起立时，必先翻身取俯卧位，用手和肘支于床面，然后再以双手支撑着下肢逐渐将躯干伸直而站起。这种现象称为 Gower's 征。这一独特的体征能提示本病的诊断。临床根据其发病原因、临床表现、发病特点不同分为假肥大型、肢带型、面—肩—肱型、远端型和眼肌型。起病年龄有从儿童开始的，也有从中年开始的，有的预后不良，如假肥大型，有的预后相对较好，如远端型。进行性肌营养不良症目前尚不能根治。假肥大型特点是：发病年龄较早，儿童期即发病，仅见于男孩，女孩不发病，以骨盆带肌肉的无力为突出症状，多伴有肌肉的假性肥大，病情进展较快，可累及心肌和心脏传导系统，多数病人在 25~30 岁之前因感染、心衰或慢性消耗而死亡。肢带型特点是：各年龄均可发病，但以 10~30 岁间起病较常见。幼年起病者发展多较快，男女均可发病。临床上常先影响骨盆带或肩胛带的肌肉。通常至中年时运动功能已有严重障碍。面—肩—肱型的特点是：为常染色体显性遗传，性别无差别，通常在青春期发病，为成年人中最常见的肌营养不良，首先影响面部和肩胛带的肌肉，可伴有特殊的"肌病面容"。临床经过表现为顿挫性，病情并不进展。远端型特点是：较少见，呈常染色体显性遗传，通常在 40~60 岁间起病，首先影响手部小肌肉，颈前肌和腓肠肌，进展缓慢。眼肌型特点是：以颅神经病变表现为主，根据其临床表现的不同又分为四型，表现为眼外肌进行性肌无力，伴或不伴有其他神经病变，起病相对较晚。治疗的目的是：控制病情，增加肌肉肌力，延缓病情的发展，延长寿命，减轻病人痛苦。西医学对本病尚无有效治疗措施，临床一般以支持疗法为主。做好遗传咨询是预防本病的重要措施，如有可能应提倡产前羊水细胞检查染色体，以判定胎儿性别，如为患胎应中止妊娠。

　　本病相当于中医"痿证"的范畴。是一种慢性虚损性疾病，其发生的原因较多，临床首先要辨明病因，区别脏腑、气血、阴阳虚损的症状，抓住本病形成的主要病机，分而治之。一般病在脾者较轻，病在肝肾者较重。临床常分为脾气虚型、肾精亏虚型、肝肾亏虚型三种。（1）脾气虚型：症见肢体肌肉痿软无力，肌肉虽有萎缩但尚不重，甚至出现假性肌肉肥大，肌无力明显，伴神疲乏力，食少，面色浮而色不华，气短，舌质淡，脉弱。治宜补脾益气。（2）肾精亏虚型：症见肢体肌肉萎缩，有明显的家族遗传病史，形体消瘦，面色暗而无泽，以下肢肌肉萎缩软弱无力为主，腰膝酸软无力，耳鸣，舌质淡，脉沉而无力。治宜补肾益精。（3）肝肾亏虚型：

症见起病缓慢，下肢痿软无力，腰膝酸软无力，下肢肌肉渐脱，不能久立，或兼见头晕目眩，咽干耳鸣，遗精或遗尿，舌红少苔，脉细数。治宜补益肝肾。

【方一】 河车散

【来源】 崔玲等《中西医结合内科学》中国中医药出版社

【组成】 紫河车。

【用法】 适量研为细末，每次 10 克，每日 2 次，温水送服。

【功效】 补肾益精。

【主治】 适用于肌肉萎缩症属于肾精亏虚型，以下肢肌肉萎缩软弱无力为主，腰膝酸软无力，耳鸣，舌质淡，脉沉而无力。

【方二】 牛髓芝麻散

【来源】 陈金广《现代中医临证全书》北京出版社

【组成】 烤干牛髓粉 300 克，黑芝麻 300 克。

【用法】 两者混合，略炒香，研末，加白糖适量合拌，每次服 9 克，每日 2 次。

【功效】 补益肝肾。

【主治】 适用于痿症属于肝肾亏虚型，症见起病缓慢，下肢痿软无力，腰膝酸软无力，下肢肌肉渐脱，不能久立，或兼见头晕目眩，咽干耳鸣，遗精或遗尿，舌红少苔，脉细数。

【方三】 桑枝苡仁合剂

【来源】 李任先、刘国普《中医诊断治疗学》广东科技出版社

【组成】 老桑枝 60 克，银花藤 50 克，薏苡仁 30 克。

【用法】 取上药加水 800 毫升，浸泡 30 分钟后，用武火煎沸，再用文火煎煮 20 分钟，至剩余药汁大约 150 毫升。

【功效】 补脾气，通经络。

【主治】 只用于肌肉萎缩症属于脾气虚型，肢体肌肉痿软无力，肌无力明显，伴神疲乏力，食少，面色浮而色不华，气短，舌质淡，脉弱。

【方四】 薜仲苁菟汤

【来源】 郭辉《现代中医临床学》中国医药科技出版社

【组成】 萆薢 12 克，杜仲 12 克，肉苁蓉 12 克，菟丝子 10 克。

【用法】取上药加水 500 毫升，浸泡 30 分钟后，用武火煎沸，再用文火煎煮 20 分钟，至剩余药汁大约 150 毫升。药汁一次服完，每剂煎服 2 次，每日 1 剂。

【功效】补肝肾，益精血。

【主治】适用于肌营养不良属于肝肾亏虚型，症见起病缓慢，下肢痿软无力，腰膝酸软无力，下肢肌肉渐脱，不能久立，或兼见头晕目眩，咽干耳鸣，遗精或遗尿，舌红少苔，脉细数。

（七）癫痫

癫痫是大脑神经元突发性异常放电，导致短暂的大脑功能障碍的一种慢性疾病。由于异常放电神经元所涉及的部位不同，可表现为发作的运动、感觉、植物神经、意识及精神障碍。它是多种原因引起的临床常见的症状之一。据国内流行病学调查，其发病率约为人群的 1%，患病率约为人群的 5%。引起癫痫的原因繁多，分为原发性和继发性两类：1. 原发性癫痫：又称真性或特发性或隐源性癫痫。其真正的原因不明。2. 继发性癫痫：又称症状性癫痫。指能找到病因的癫痫。癫痫的临床发作形式繁多，常见的有如下类型：

全身强直-阵挛性发作：又称大发作。按其发展过程可分如下三期：1. 先兆期：约半数患者有先兆，指在意识丧失前的一瞬间所出现的各种体验。常见的先兆可为特殊感觉性的幻视、幻嗅、眩晕，一般感觉性的肢体麻木、触电感。2. 痉挛期：继先兆期后，随即意识丧失，进入痉挛发作期。首先为强直性发作（强直期），表现突然尖叫一声，跌倒在地，全身肌肉强直，上肢伸直或屈曲，手握拳，下肢伸直，头转向一侧或后仰，眼球向上凝视。持续约一分钟。3. 昏睡期：抽搐停止后患者进入昏睡、昏迷状态，然后逐渐清醒，部分患者在清醒过程中有精神行为异常，表现为挣扎、拒抗、躁动不安。

失神发作：又称小发作。通常有如下几种类型：1. 简单性失神发作：又称典型失神发作。临床表现为突发突止的意识障碍，可在工作、活动、进食和步行等情况下发生。2. 复杂性失神发作：又称失神发作自动症。除表现发作性意识丧失外，在发作期间还可有类似颞叶自动症的一些表现，如咂嘴、无目的摸索、双手摩擦、徘徊等一些刻板动作。3. 肌阵挛性失神发作：又称肌阵挛性小发作。表现为两侧对称性眼、面、颈、四肢或躯干短暂肌阵挛发作，不伴有或伴有短暂意识障碍。4. 运动不能性发作：又称失张力性猝倒发作。突然出现短暂意识障碍，肌张力丧失姿势不能维持而跌倒。脑电图表现与简单性失神发作相同。

简单部分性发作：又称局限性发作。是不伴有意识障碍的运动、感觉和植物神经症状的发作。

复杂部分性发作：又称精神运动性癫痫。系伴有意识障碍的部分性发作。其多数病例病灶在颞叶，故又称为颞叶癫痫（发作）。

功能性部分性发作。脑电图检查是诊断癫痫极为有价值的辅助手段。避免诱发因素，注意发病前兆。坚持治疗。目前，总的有效控制率已达80%左右。另外还有10%左右的癫痫病人通过手术治疗使发作得到控制。总之，大多数癫痫病人的预后是好的。

中医将癫痫称为"痫证"，俗称"羊痫风"。本病是一种发作性病症，临证时需辨明病因与症候属性，分清寒热虚实、标本缓急。一般发作时多以风、火、痰、瘀等标实症候突出，间歇期则以本虚或虚实夹杂症候为主，常见肝肾亏虚、心血不足、脾虚痰蕴等证。痫证发作时应以豁痰熄风、开窍定痫为法；间歇期当以调和脏腑阴阳、平顺气机为主。临床常见证型有瘀血内阻型、心血不足型、肝肾阴虚型、脾虚痰蕴型。（1）瘀血内阻型：症见平时头痛头晕，痛有定处，发作时常伴单侧肢体抽搐，多继发于脑外伤或先天性脑发育不全，舌黯红，或有瘀斑，舌苔薄白，脉沉细或涩。治宜活血化瘀，通络熄风。（2）肝郁化火型：可见精神运动性兴奋症状，又伴有癫痫大发作，意识丧失，口眼歪斜，两目上吊，颈项强直，手足抽搐，大小便失禁，头胀头痛，急躁易怒，行为冲动，面红耳赤，舌红，脉弦。治宜安神止痉，平肝熄风。（3）肝肾阴虚型：症见痫证频发，两目干涩，头晕目眩，手足心热，心烦失眠，腰膝酸软，舌质红，少苔，脉细数。治宜补益肝肾，育阴熄风。（4）脾虚痰蕴型：症见痫证发作日久，神疲乏力，气短懒言，面色不华，纳呆食少，头晕目眩，大便溏薄，或恶心呕吐，咳吐痰涎，舌质淡，苔薄白，或白腻，脉濡弱。治宜健脾和胃，化痰熄风。

【方一】代白散

【来源】验方

【组成】白胡椒，代赭石。

【用法】配方比例为 1∶2，共为细末，备用。每次服 1~3 克，每日服2~3次，白萝卜汤或白开水送服。

【功效】镇惊定痫。

【主治】适用于惊痫。

【方二】菖蒲饮

【来源】王建国、邵景云。石菖蒲治癫痫大发作有良效。四川中医，1996，(11)：23

【组成】石菖蒲8克。

【用法】取上药加水200毫升，浸泡30分钟后，用武火煎沸，再用文火煎煮20分钟，至剩余药汁大约100毫升。药汁一次服完，每剂煎服2次，每日1剂。

【功效】开窍宁神，化湿和胃，祛痰解毒。

【主治】适用于多种原因引起的癫痫大发作，以原发性癫痫和颅脑外伤所致症状性癫痫疗效更好，可见突然仆到，昏不知人，口吐涎沫，口唇青紫，两目上视，四肢抽搐，亦用于脾虚痰蕴型。

【方三】宁痫散

【来源】张盛融。"宁痫散"治疗癫痫40例疗效观察。安徽中医学院学报，1982，(2)：20

【组成】蚤休15克，郁金15克，白矾15克。

【用法】共为细末，分成10小包，成人每日1包，儿童减半，3个月为1个疗程。

【功效】清热利湿，解郁化痰。

【主治】适用于原发性癫痫，属于脾虚痰蕴型，症见痫证发作日久，神疲乏力，气短懒言，面色不华，纳呆食少，头晕目眩，大便溏薄，或恶心呕吐，咳吐痰涎，舌质淡，苔薄白，或白腻，脉濡弱。

【方四】加味四逆散

【来源】谢云桂。加味四逆散治疗大发作癫痫117例。浙江中医杂志，1993，(12)：539

【组成】柴胡、枳实、甘草各1份，白芍2份。

【用法】以上药物分别研末装入空心胶囊备用，每次6克，每日3次，开水吞服，30天为一疗程。

【功效】疏理肝脾，调理气机。

【主治】适用于阵发性发作，多系突然发作，突然消失，多次反复发作,发作时突然昏倒,不省人事,两目上视,四肢抽搐,口吐涎沫或有吼叫声,醒后如常人,均有严重的意识障碍,有癫痫大发作的病史,可用于肝郁化火型加减治疗。

(八) 神经衰弱

神经衰弱是一种神经症性障碍,神经衰弱是由于某些长期存在的精神因素引起大脑活动过度紧张,从而产生脑力活动能力的减弱。主要表现为精神容易兴奋和脑力容易疲乏,情绪烦恼,入睡困难。有的病人还表现为头痛、头昏、眼花、耳鸣、心悸、气短、阳痿、早泄或月经紊乱。在大多时间里患者觉得脑力和体力不足,容易疲劳,工作效率低下,常有头痛等躯体不适感和睡眠障碍,而且还可出现循环、消化、内分泌、代谢及生殖系统等功能失调的症状。患者自觉症状繁多,精神负担极重,但无器质性病变存在。因为起病时有明显的精神因素,和强烈的情感体验,病前个性常有某种缺陷,所以此病可能是精神因素和易感素质共同作用的结果。神经衰弱的发病率明显女性高于男性。神经衰弱主要表现有:①容易疲劳:脑力与体力均易疲劳,常诉说整天疲惫无力,工作与学习效率减退,特别对脑力劳动,耐力甚差。②容易兴奋:表现为记忆联想增多,但不伴言语动作增多。③睡眠障碍:主要为入睡障碍,多梦易醒,白天思睡,夜晚兴奋难眠,以致有头昏脑胀、耳鸣、健忘、注意力不集中等表现。④情绪障碍。⑤紧张性疼痛和植物神经功能紊乱:多见于脑力劳动者,主要症状是脑力与体力容易疲劳,工作与学习效率减退,常伴失眠、注意力不集中、烦恼、头昏脑胀等表现。一般来说,神经衰弱病人在患病前多有持久的情绪紧张和精神压力,如学生担心考试不好,夫妻、婆媳关系紧张,个人生活环境、生活规律剧变等,都可能诱发神经衰弱。神经衰弱这个病虽不危及患者的生命,不影响寿命,但却在一定程度上影响了人们的身心健康和正常生活。本病在治疗上应以心理疗法为主,并配合适当的药物、物理治疗。注意不要滥用药物。此外,应重视精神预防,性格要开朗,经常保持心情愉快,避免或减少外界不良的精神刺激。生活要有规律,尤其要避免学习和工作过于紧张,合理安排工作与休息,做到劳逸结合。在饮食方面,要保持适当的营养,有烟酒嗜好者要戒除。体育锻炼对本病亦有预防作用。

本病属中医"惊悸""不寐""健忘""头昏""胁痛""虚损"等病症

的范畴。心理治疗是治疗本病的最主要的、最基本的方法之一。此种心理治疗的突出特点是调动病人防治疾病的主观能动性，在医生的指导下，和其他治疗进行配合。中医辨证上首先要抓住主症，结合兼症，审证求因，其次要分清病症的虚实。临床常见的证型有心脾两虚型、肝气郁结型、心肾不交型、心虚胆怯型、脾肾阳虚型、肝肾阴虚型六型。（1）肝气郁结：精神忧郁，情绪不稳，缺乏耐心，心烦意乱，坐立不安，常因小事与人争吵，辗转反侧而难以入睡，每因工作或紧张而头痛、失眠加重，自以为全身到处是病，或无端怀疑得了绝症，悲观失望，忧心忡忡，兼时常叹息，胸胁不适或胀满，容易疲倦，舌苔薄白，脉弦，或虚弦。治宜疏肝理气，镇静安神。（2）心脾两虚：多梦易醒，心悸怔忡，健忘，自觉思维迟钝，工作或学习效率下降，有疑病倾向，四肢倦怠，饮食无味，纳呆少食，食后腹胀，头晕隐痛，大便溏薄，舌质淡，苔薄白，或边有齿痕，脉象细弱，或缓弱。治宜健脾益气，养心安神为主，佐以理气解郁。（3）心肾不交：精神容易兴奋，回忆及联想增多，注意力难以集中，心烦焦虑，容易冲动，寐少口干，头脑空痛，善恐健忘，腰膝酸软，男子或有阳痿遗精，女子或有月经不调，舌红少苔，脉象虚数或细数。治宜补肾育阴，清心安神。（4）心虚胆怯：以多疑善惊，坐卧不安为主症，其多疑表现为过分注意身体的各种变化，自以为患了某种重病而四处求医，对声音、光线等刺激特别敏感，遇事易惊，梦中惊悸，紧张则自汗出，舌淡苔白，或滑腻，脉象弦细。治宜养心安神，益气镇惊为主，佐以化痰。（5）脾肾阳虚：在心虚胆怯见症的基础上，兼见嗜卧少动，惊恐多疑，食少腹胀，大便溏泄，腰膝酸软，动则头晕头痛，阳痿遗精，舌淡胖，苔白或滑，脉象沉细。治宜温养脾肾，安神定志。（6）肝肾阴虚：精神疲惫，心烦不寐，恶梦纷扰，五心烦热，眩晕心悸，健忘耳鸣，消瘦无力，遗精腰酸，咽干少津，舌红少苔，脉象弦细或细数。治宜滋补肝肾为主，佐以清肝安神。

【方一】沙参玉竹方

【来源】验方

【组成】沙参、玉竹各15克，粳米60克。

【用法】将沙参、玉竹用布包好煎汤，去渣、入粳米煮粥食，每天1次，连服数天。

【功效】滋阴清热，宁心安神。

【主治】适用于阴虚火旺所致的神经衰弱。精神疲惫，心烦不寐，噩梦纷扰，五心烦热，眩晕心悸，健忘耳鸣，消瘦无力，遗精腰酸，咽干少津，舌红少苔，脉象弦细或细数。

【方二】枸杞大枣汤

【来源】验方

【组成】枸杞30克，大枣10枚，鸡蛋2个。

【用法】放砂锅内加水适量同煮，蛋熟后去壳再共煎片刻，吃蛋喝汤，每天1次，连服数天。

【功效】滋肾养肝。

【主治】适用于肝肾阴虚所致神经衰弱，精神疲惫，心烦不寐，噩梦纷扰，五心烦热，眩晕心悸，健忘耳鸣，消瘦无力，遗精腰酸，咽干少津，舌红少苔，脉象弦细或细数。

【方三】红枣小麦蜜饮

【来源】验方

【组成】浮小麦30克，红枣10枚，甘草9克，蜂蜜适量。

【用法】将上述诸药一同放入砂锅中，加适量水煎，煮沸后继用文火煮10分钟，滤过煎汁，加入蜂蜜即可饮用。

【功效】安神养心。

【主治】适用于神经衰弱属于心脾两虚，多梦易醒，心悸怔忡，健忘，自觉思维迟钝，工作或学习效率下降，有疑病倾向，四肢倦怠，饮食无味，纳呆少食，食后腹胀，头晕隐痛，大便溏薄，舌质淡，苔薄白，或边有齿痕，脉象细弱，或缓弱。

【方四】莲子百合汤

【来源】验方

【组成】莲子50克，百合50克，冰糖、水各适量。

【用法】将莲子、百合分别洗净，装入砂锅内，加水，煮开后改用文火煎30分钟，加入冰糖，调匀即可。食莲子、百合，饮汤。

【功效】清心安神，养心补脾、益肾涩精。

【主治】适用于神经衰弱属于心肾不交，心火较盛者：精神容易兴奋，回忆及联想增多，注意力难以集中，心烦焦虑，容易冲动，寐少口干，头脑空痛，善恐健忘，腰膝酸软，男子或有阳痿遗精，女子或有月经不调，舌红少苔脉象虚数或细数。

（九）三叉神经痛

三叉神经痛是指病因未完全明确的、一种在面部三叉神经分布区出现的短暂的、反复性的阵发性剧痛，为神经性疼痛疾患中最常见者。又称原发性三叉神经痛。本病多发于成年及老年人，70%~80%病人在40岁以上发病。女略多于男，大多为单侧，仅3%~5%为双侧。三叉神经痛分为两类，一类为原发性三叉神经痛，另一类为颅前、中、后窝及鼻窦区等局部炎症和肿瘤等累及三叉神经的不同分支，而出现的继发性三叉神经损害症状。原发性三叉神经痛多发于40岁以上的中老年人，女性略多于男性，多数为单侧性，少数为双侧性。疼痛的部位：三叉神经第一支疼痛位于眉弓、前额和上睑；第二支疼痛位于上唇、上齿根、面颊部、鼻翼、下睑和颧部；第三支疼痛位于下唇、下齿根、颏部、有时影响至舌及耳颞部。1. 以一侧的第二、三支合并痛最常见，其次为单独的第三支，再次是第二支，单独第一支疼痛最少见。2. 疼痛的性质及剧烈程度：在三叉神经一支或多支范围内突发的刀割、电击或撕裂样剧痛。3. 疼痛发作的时间：每次仅持续数秒至2分钟内骤然停止，间歇期一如常人。4. 发作时可引起痛侧流涎、流泪和面肌抽搐等。5. 诱发因素：严重者可由吃饭、漱口、刷牙和抚摸口角或面颊部诱发，称为激发点或"扳机点"。疼痛严重者常伴有面部肌肉反射抽搐，口角牵向一侧，称为"痛性抽搐"。6. 不痛时神经系统检查正常：慢性多次发作可见面部皮肤粗糙，多因剧烈疼痛难忍而揉搓皮肤所致。病因尚未完全明了，发病机制被认为是此神经受到轻微机械性、炎性或血管等刺激造成髓鞘和轴索改变，使神经兴奋阈异常，出现发作性疼痛。该病初期发作次数不多，随时间的延长发作频繁，呈周期性间歇性发作，可持续几天至几周。一般药物治疗控制率达80%，少数严重病例保守疗法无效者手术治疗均可获得疗效。本病预后良好。如诊断明确，治疗方法有两种：

保守治疗：利用药物（卡马西平），同时还可以配合中医的方法治疗三叉神经痛。本病的治疗一般先用药物止痛，大部分患者有效，因长期服药后药物耐受者和药物无效者，或因药物副作用而被迫停药者，可用神经阻滞疗法或外科手术治疗。手术治疗：如顽固性三叉神经痛可行手术治疗。三叉神经显微血管减压术是手术治疗的首选方法。

三叉神经痛属中医学"面痛""头风""偏头痛"等范畴。本病辨证，应首辩外感内伤，外感以风邪多见，兼夹热、寒、痰邪而致病；内伤以火邪为主，从胆、胃、肝、肾论治，亦有气滞血瘀而为病者。因外感而致病者，常分为风热伤络型、风寒凝络型、风痰阻络型。（1）风热伤络型：症见阵发性面颊部灼热掣痛、流涎、目赤流泪、口苦微渴，舌边尖红干、苔薄黄而干，脉浮数或弦数。治宜祛风散热，清络止痛。（2）风寒凝络型：症见阵发性面颊部抽掣疼痛，喜裹头面，惧怕风冷，遇寒痛甚，得热痛减，舌质淡、苔薄白，脉浮紧或弦紧。治宜疏风散寒，通络止痛。（3）风痰阻络型：症见阵发性面颊部剧痛，头重昏蒙，胸闷脘满，时吐痰涎，面颊部麻木作胀，舌体胖大、苔白腻，脉弦滑。治宜祛风化痰，通络止痛。内伤常分为胆火上扰型、胃火上攻型、阴虚火旺型、瘀血阻络型。（1）胆火上扰型：症见阵发性面颊部剧痛，面颊有灼热感，烦躁易怒，耳鸣口苦，失眠多梦，便秘尿赤，舌红苔黄，脉弦数。治宜清肝泻胆，通络止痛。（2）胃火上攻型：症见颜面部阵发性剧痛，面颊灼热感，甚则胀痛如裂，面红目赤，口臭且干，便秘尿赤，舌质红、苔黄而燥，脉滑数。治宜清胃泻火，升散郁热。（3）阴虚火旺型：症见颜面阵发性剧痛，有灼热抽掣感，颧红，烦热，失眠健忘，腰膝酸软，舌红、无苔，脉细数。治宜滋阴泻火，清热止痛。（4）瘀血阻络型：症见颜面麻木，经久不愈，面色晦滞，舌紫暗或有瘀斑、苔薄白，脉弦紧或涩。治宜活血祛瘀，通窍止痛。

【方一】 细辛石膏汤
【来源】 北京中医研究院王占玺
【组成】 细辛 3~10 克、生石膏 15~60 克。
【用法】 水煎服，日 1 剂。
【功效】 温散祛风。
【主治】 主治风寒阻络型三叉神经痛。

【方二】 桑椹子汤
【来源】 许姜泽。三叉神经痛 25 例治验。中医杂志，1986，（7）：40
【组成】 桑椹子 150 克。
【用法】 取上药加水 800 毫升，浸泡 30 分钟后，用武火煎沸，再用文火煎煮 20 分钟左右，至剩余药汁大约 250 毫升。药汁一次服完。每剂煎服 2 次，每日 1 剂。
【功效】 益肾，生津，止痛。

【主治】三叉神经痛属阴虚火旺型颜面阵发性剧痛，有灼热抽掣感，烦热，失眠健忘，腰膝酸软，舌红、无苔，脉细。

【方三】 茄风桃方
【来源】验方
【组成】茄子根 15 克，防风、桃仁各 12 克。
【用法】水煎服，日 1 剂。
【功效】散血消肿祛风。
【主治】适用于三叉神经痛属于风热伤络型兼有瘀血者，症见阵发性面颊部灼热掣痛、流涎、目赤流泪、口苦微渴，舌边尖红干、苔薄黄而干，脉浮数或弦数。

【方四】 向日葵盘
【来源】验方
【组成】去子向日葵盘 100~200 克。
【用法】将其掰碎，分 2 次煎成 500~600 克的汤液，加适量白糖。每天早、晚饭后 1 小时服下。
【功效】活血祛瘀。
【主治】适用于三叉神经痛属于瘀血阻络型，症见颜面麻木，经久不愈，面色晦滞，舌紫暗或有瘀斑、苔薄白，脉弦紧或涩。

（十）坐骨神经痛

坐骨神经是分布在人体下肢最粗大的神经。坐骨神经痛是指在坐骨神经通路及其分布区内的疼痛，自臀部沿大腿后侧、小腿外侧向远端放射，可由多种疾病引起。本病分为原发与继发两种，原发性坐骨神经痛即坐骨神经炎，临床上少见，以继发多见。本病男性青壮年多见，单侧多为原发性坐骨神经炎，起病常为急性或亚急性，可有受寒着凉史；继发性坐骨神经痛主要是由于其邻近结构的病变所引起，特别是腰椎间盘脱出症，以及腰椎肥大性脊柱炎、腰椎结核等，引起根性坐骨神经痛。坐骨神经干邻近的病变，如子宫附件炎、肿瘤、臀部肌肉注射部位不当等，引起干性坐骨神经痛。诊断要点：1. 起病比较缓慢，有的有腰背部受伤病史。2. 疼痛由臀部或髋部开始，向下沿大腿后侧、腘窝，小腿外侧向远端放射扩散。疼痛剧烈的病人可呈特有姿势：腰部屈曲、疼痛侧屈髋、屈膝、足尖着地。
3. 疼痛为钝痛，伴有针刺样加剧，常因咳嗽、喷嚏、弯腰，用力大便等增加腹压的动作使椎管内压力增加使疼痛加重。4. 在股后、腘窝，腓骨小头、腓肠肌等部位有压痛。肌力减退的程度可因病因、病位、损害程度不同而有差异，可有坐骨神经支配肌肉全部或部分肌力减弱甚至瘫痪。可有或无坐骨神经压痛点压痛。有坐骨神经牵拉征，Lasegue 及其等位征阳性。次征的存在常与疼痛严重程度相平行。跟腱反射减退或消失，膝反射可因刺激而增高。可有坐骨神经支配区域的各种感觉的减退或消失，包括外踝的震动觉减退，亦可有极轻的感觉障碍。5. 原发病其他体征。6. X 线照片可发现脊柱、椎间盘、骶髂关节及髋关节的病变。所有的坐骨神经痛均应卧床休息，睡硬板床，有的患者症状自行缓解。

一般来说，坐骨神经痛属于祖国医学"痹症""腰腿痛""肾痹"之范畴。本病的发生，可因肾气不足，外感风寒湿热之邪或跌扑闪挫等多种因素造成。正虚邪实，本虚标实是本病的病理特点。临床常分为风寒侵袭型、湿热下注型、气滞血瘀型、肾气不足型。（1）风寒侵袭型：症见腰腿疼痛，下肢拘挛难伸，阴雨天加重，苔薄白腻，脉浮缓。治宜祛风散寒，温经止痛。（2）湿热下注型：症见腰腿疼痛，有热感，热天或阴雨天加重，活动后可减轻，小便涩，苔黄腻，脉濡数。治宜清热利湿，舒筋止痛。（3）气滞血瘀型：症见腰腿疼痛拒按，转侧不利，屈伸不便，舌质暗红或有瘀斑，脉涩。可有外伤史。治宜活血化瘀，理气止痛。（4）肾气不足型：症见腰腿疼痛，酸软无力，遇劳加剧，反复发作，舌质淡红，脉沉细无力。治宜补肾填精。

【方一】 **膝术汤**

【来源】 韩葆贤。坐骨神经痛治验。河南中医，1982，(3)：47

【组成】 牛膝 30~50 克，苍术 20 克，黄柏 10 克。

【用法】 取上药加水 800 毫升，浸泡 30 分钟后，用武火煎沸，再用文火煎煮 20 分钟左右，至剩余药汁大约 250 毫升。药汁一次服完。每剂煎服 2 次，每日 1 剂。服药后要求患者强行跺步，侯痛膝微汗即止，患者觉痛区由下肢股部移至踝者为佳。

【功效】 清热利湿，活血通络。

【主治】 适用于坐骨神经痛属湿热下注型，腰腿疼痛，有热感，热天或阴雨天加重，小便涩，苔黄腻，脉濡数。

【方二】止痛饮

【来源】王应楼。朱良春老中医治痹症的经验。浙江中医杂志，1983，（12）：540

【组成】老鹳草30克。

【用法】取上药加水200毫升，浸泡30分钟后，用武火煎沸，再用文火煎煮20分钟左右，至剩余药汁大约100毫升。药汁一次服完。每剂煎服2次，每日1剂。连服5~7天。

【功效】清热除湿。

【主治】适用于坐骨神经痛属于湿热下注型，症见腰腿疼痛，有热感，热天或阴雨天加重，活动后可减轻，小便涩，苔黄腻，脉濡数。

【方三】刺猬皮

【来源】验方

【组成】刺猬皮、黄酒适量。

【用法】上一味焙焦研细末，每次10克，黄酒冲服，每日早晚各1次，连服3次为一疗程，不愈再服。

【功效】凉血止血，活血定痛。

【主治】适用于坐骨神经痛属于气滞支配型，症见腰腿疼痛拒按，转侧不利，屈伸不便，舌质暗红或有瘀斑，脉涩。可有外伤史。

八、内分泌代谢性疾病

（一）糖尿病

糖尿病（Diabetes mellitus）是一组由遗传和环境因素相互作用而引起的临床综合征。因胰岛素分泌绝对或相对不足以及靶组织细胞对胰岛素敏感性降低，引起糖、蛋白、脂肪、水和电解质等一系列代谢紊乱。临床以高血糖为主要标志，久病可引起多个系统损害。病情严重或应激时可发生急性代谢紊乱如酮症酸中毒等。可分为胰岛素依赖型和非依赖型两种，前者多见于青少年，后者多见于成年人，发病率随年龄增长而升高。糖尿病主要临床类型胰岛素依赖型糖尿病（Ⅰ型）可发生在任何年龄，但多发生于青少年。临床特点是起病急，多食、多尿、多饮、体重减轻等症状较明显，有发生酮症酸中毒的倾向，必须依赖胰岛素治疗维持生命。起病初期血中胰岛细胞自身抗体阳性率高。口服葡萄糖胰岛释放试验可见基础胰岛素水平低于正常，葡萄糖刺激后胰岛素分泌曲线低平，显示胰岛素缺乏。非胰岛素依赖型糖尿病（Ⅱ型）也可发生在任何年龄，但多见于 40 岁以后中、老年。大多数病人起病缓慢，临床症状相对较轻或缺如。无酮症酸中毒倾向，但在一定诱因作用下，也可发生酮症酸中毒或高渗性昏迷。依赖胰岛素，但在饮食和口服降糖药治疗效果欠佳时，或因并发症和伴发病的存在，有时亦需要用胰岛素控制高血糖。胰岛细胞自身抗体阳性。空腹血浆胰岛素水平可正常、轻度降低或高于正常。胰岛素对葡萄糖刺激的反应可稍低、基本正常或高于正常，分泌高峰延迟。久病者常伴发心、脑、血管、肾、眼底、神经、皮肤病变，亦易并发化脓性感染、尿路感染、肺结核等。严重时或应激时可发生酮症酸中毒、高渗性昏迷、乳酸酸中毒而危及生命。预防本病须控制饮食，规律生活，忌吸烟饮酒，讲究个人卫生，预防各种感染，适当参加活动及锻炼，定期监测血糖。

中医称本病为"消渴"，既有三消（多饮、多食、多尿）症状。临床可分为肺胃燥热、气阴两虚、阴阳两虚、湿浊困脾四个证型。（1）肺胃燥热型：症见烦渴多饮，饮不解渴，消谷善饥，口干舌燥，尿频量多，大便秘结，舌红、苔黄，脉滑数或弦细数。治宜养阴润肺，清胃增液。（2）气阴两虚型：症见口干舌燥渴不多饮，形体消瘦，视物模糊，疲乏无力，气短懒言，舌淡红、少苔，脉细数无力。治宜益气生津，滋阴补肾。（3）阴阳俱虚型：症见尿浊如脂而量多，消瘦明显，头晕耳鸣，腰膝酸软，畏寒肢冷，阳痿，面色灰暗，舌淡红、苔白滑，脉沉细无力。治宜温阳补肾，阴阳两调。（4）湿浊困脾型：症见脘腹胀满，渴不多饮，便溏肢肿，乏力易倦，四肢沉重，舌质淡胖、边有齿印、舌苔白厚腻，脉沉细。治宜健脾益气，利湿化肿。

【方一】 麦冬全草饮

【来源】 丁仰宪。单味麦冬全草治疗糖尿病。中草药，1994，（9）：478

【组成】 麦冬全草 50 克。

【用法】 上药加水至 600 毫升同煎，武火煎沸后，改用文火续煎 30 分钟，滤出药液，再加水至 400 毫升，煎沸 20 分钟，去渣，两煎所得药液兑匀，分早、晚两次服，每日 1 剂。

【功效】清胃泻肺，补阴滋液。

【主治】适用于糖尿病属气阴两虚型，烦渴多饮，饮不解渴，消谷善饥，口干舌燥，尿频量多，大便秘结。

【方二】 大田螺

【来源】方药中等《实用中医内科学》上海科学技术出版社

【组成】大田螺 10~20 只，黄酒 100 毫升。

【用法】田螺养于清水盆中，漂去泥沙，取出螺肉加黄酒 100 毫升拌和，再以清水炖熟饮汤，每日 1 次。

【功效】清热利湿。

【主治】适用于糖尿病属于湿热困脾型，症见渴而多饮，多食善饥，或仅饥饿感，脘腹痞闷，舌苔黄腻，脉濡缓。

【方三】 胡桃饮

【来源】吴学勤。胡桃饮治Ⅱ型糖尿病 84 例疗效观察，新中医，1993，(7)：23

【组成】胡桃 12 枚，分心木 15 克。

【用法】胡桃敲破，将硬壳、分心木及胡桃肉同时加水 750 毫升，文火煎 60 分钟，药汤剩 300 毫升左右，去除硬壳及分心木，将药汤及果肉分为 5 等份，于饭前半小时服 1 份，每日 5 次。

【功效】温阳补肾，阴阳两调。

【主治】糖尿病属阴阳俱虚型，尿浊如脂而量多，消瘦明显，头晕耳鸣，腰膝酸软，畏寒肢冷，阳痿，面色灰暗。

（二）甲状腺功能减退症

甲状腺功能减退症（简称甲减），是由于甲状腺自身免疫病损，或甲状腺手术等多种原因致甲状腺激素分泌、合成不足所引起甲状腺激素合成及分泌减少，或其生理效应不足所致机体代谢降低的一种疾病。本病临床上并不少见，各年龄均可发病，以中老年妇女多见，男女患病之比为 1：5，按其病因分为原发性甲减，继发性甲减及周围性甲减三类，临床上以原发性甲减常见。少数可因家庭遗传性代谢缺陷引起。包括克汀病、幼年甲状腺机能减退症及成人甲状腺机能减退症。其临床特点表现为低基础代谢率症群和黏液性水肿面容。（1）在胚胎期或婴儿期发病者称之为先天性甲减：又称呆小病或克汀病。这类患者通常都有脑发育和骨发育障碍，引起肥胖症比较罕见。（2）成年发病者称为成人甲减，重症称为黏液性水肿：这一型的病人常常有体重增加，脂肪大量沉积在体内以及高脂血症等表现，有时容易与单纯性肥胖症发生混淆，需加以注意。临床可见症状：1. 面色苍白，眼睑和颊部虚肿，表情淡漠，痴呆，全身皮肤干燥、增厚、粗糙多脱屑，非凹陷性水肿，毛发脱落，手脚掌呈萎黄色，体重增加，少数病人指甲厚而脆裂。2. 神经精神系统：记忆力减退，智力低下，嗜睡，反应迟钝，多虑，头晕，头痛，耳鸣，耳聋，眼球震颤，共济失调，腱反射迟钝，跟腱反射时间延长，重者可出现痴呆，木僵，甚至昏睡。3. 心血管系统：心动过缓，心输出量减少，血压低，心音低钝，心脏扩大，可并发冠心病，但一般不发生心绞痛与心衰，有时可伴有心包积液和胸腔积液。重症者发生黏液性水肿性心肌病。4. 消化系统：厌食、腹胀、便秘。重者可出现麻痹性肠梗阻。胆囊收缩减弱而胀大，半数病人有胃酸缺乏，导致恶性贫血与缺铁性贫血。5. 运动系统：肌肉软弱无力、疼痛、强直，可伴有关节病变如慢性关节炎。6. 内分泌系统：女性月经过多，久病闭经，不育症；男性阳痿，性欲减退。少数病人出现泌乳，继发性垂体增大。7. 病情严重时，由于受寒冷、感染、手术、麻醉或镇静剂应用不当等应激可诱发黏液性水肿昏迷。表现为低体温（T<35℃）、呼吸减慢，心动过缓，血压下降，四肢肌力松弛，反射减弱或消失，甚至发生昏迷，休克，心肾功能衰竭。8. 呆小病：表情呆滞，发音低哑，颜面苍白，眶周浮肿，两眼距增宽，鼻梁扁塌，唇厚流涎，舌大外伸四肢粗短、鸭步。9. 幼年型甲减：身材矮小，智力低下，性发育延迟。本症确诊需要检测血清总 T3、T4 和基础代谢率，治疗需终身依赖甲状腺激素替代治疗，疗效较好，大多数病人经过治疗能生活自理坚持工作，因此，在治疗中不能自行停药或减量并积极预防应激（寒冷、感染、手术、外伤）状态发生。少数病人因黏液性水肿低体温昏迷，垂体危象而死亡。一旦发生危象必须急送医院进行抢救治疗。预防本病应注意保暖，预防感冒、感染、创伤，坚持体育锻炼，饮食忌生冷。

　　甲状腺功能减退症属中医的"五迟""虚劳""浮肿"等范畴。临床可分为脾肾阳虚、阴阳俱虚、阳气欲脱三个证型。（1）脾肾阳虚型：症见神疲乏力，反应迟钝，畏寒肢冷，腰膝酸痛，纳呆腹胀便溏，表情淡漠呆板，性欲减退，舌淡胖有齿印、苔白润，脉沉迟。治宜温肾壮阳，健脾益气。

（2）阴阳俱虚型：症见畏寒肢冷，周身浮肿，腹胀纳呆，皮肤干冷多屑，毛发稀疏脱落，头晕，耳鸣，心悸，失眠多梦，神情呆钝，舌嫩红、苔薄白，脉沉细弱。治宜滋阴温阳，阴阳双补。（3）阳气欲脱型：症见体温骤降，神昏肢冷，面色灰白，精神萎顿，呼吸低微，肌肉松软无力，舌淡胖而脉微欲绝。治宜振奋阳气，救逆固脱。

【方一】二草人参汤

【来源】吴大真，等。中西医结合治疗难治内分泌免疫性疾病的良方妙法。56

【组成】甘草 30 克，金钱草 30 克，人参 8 克。

【用法】上药加水至 600 毫升同煎，武火煎沸后，改用文火续煎 30 分钟，滤出药液，再加水至 400 毫升，煎沸 20 分钟，去渣，两煎所得药液兑匀，分早、晚两次服，每日 1 剂。

【功效】温肾健脾，益气壮阳。

【主治】甲状腺功能减退症属脾肾阳虚型，神疲乏力，反应迟钝，畏寒肢冷，腰膝酸痛，纳呆腹胀便溏，表情淡漠呆板，性欲减退。

【方二】桂枝甘草饮

【来源】吴天真，等。中西医结合治疗难治内分泌免疫性疾病的良方妙法，52

【组成】桂枝 10 克，炙甘草 20 克。

【用法】上药加水至 600 毫升同煎，武火煎沸后，改用文火续煎 30 分钟，滤出药液，再加水至 400 毫升，煎沸 20 分钟，去渣，两煎所得药液兑匀，分早、晚两次服，每日 1 剂。

【功效】温肾壮阳，健脾益气。

【主治】甲状腺功能减退症，属脾肾阳虚型，神疲乏力，反应迟钝，畏寒肢冷，腰膝酸痛，纳呆腹胀便溏，表情淡漠呆板，性欲减退。

【方三】甘草人参汤

【来源】黄志馨，等。甘草人参汤加小量甲状腺素片对甲状腺机能减退症的疗效观察。临床医学，1989，（4）：170

【组成】生甘草 10 克，人参 8 克。

【用法】上药加水 500 毫升，文火煎至 150 毫升，早晚各 2 次温服，30 日后改为隔日 1 剂，人参每剂改为 6 克，3 个月为 1 疗程。

【功效】振奋阳气，救逆固脱。

【主治】甲状腺功能减退症属阳气欲脱型，体温骤降，神昏肢冷，面色灰白，精神萎顿，呼吸低微，肌肉松软。

【方四】当归生姜羊肉汤

【来源】验方

【组成】当归 150 克，生姜 250 克，羊肉 500 克。

【用法】加水适量，慢火热汤，常饮。

【功效】补肾益气，滋阴填精，阴阳双补。

【主治】适用于甲状腺功能减退症属于阴阳两虚型，症见畏寒肢冷，周身浮肿，腹胀纳呆，皮肤干冷多屑，毛发稀疏脱落，头晕，耳鸣，心悸，失眠多梦，神情呆钝，舌嫩红、苔薄白，脉沉细弱。

（三）单纯性甲状腺肿

单纯性甲状腺肿是以缺碘、致甲状腺肿物质或酶缺陷所致的代偿性甲状腺增生，肥大和退行性变的一种疾病，此病甲状腺呈弥漫性肿大，可伴有结节形成。本病可为地方性或散发性，一般不伴有甲状腺功能改变。发病高峰在 11~35 岁之间，女性多于男性。本病可呈地方性分布，主要见于西南、西北、华北等地区，也可散发性分布。临床除甲状腺肿大外，往往无其他症状，或可见甲状腺肿大引起的压迫症状，如呼吸困难、吞咽困难及声音嘶哑。甲状腺常呈轻度或中度弥漫性肿大，质地较软，无压痛，并可引起压迫症状如咳嗽、呼吸困难、面部青紫、浮肿，后期可出现结节。甲状腺扫描可见弥漫性甲状腺肿，常呈均匀性分布，甲状腺摄碘率大多增高。由于缺碘所致的甲状腺肿，临床预防应补充碘剂。在地方性甲状腺肿流行地区可采用碘盐进行防治。青春期甲状腺肿常属正常，不需特殊治疗，预后良好；单纯性甲状腺肿或伴有结节形成，经中西药治疗后甲状腺肿可缩小或消失，症状和体征达到改善或缓解，预后较好；结节性甲状腺肿有恶变者，手术的彻底与否，将严重的影响预后。术后甲状腺激素及其他辅助治疗的适当应用，有助于降低复发率，提高生存率。

中医学称本病为"肉瘿"，临床可分为气滞痰凝、痰结血瘀二型。（1）气滞痰凝型：症见颈部肿块，质硬或疼痛，情绪急躁，胸闷不舒，咽部发憋，苔薄白微腻，脉细而弦。治宜解郁化痰，软坚散结。（2）痰结血瘀型：症见颈部肿块，质硬或疼痛，胸闷，纳差，舌质暗红或有瘀斑，脉细涩。治宜理气化痰，活血消瘿。

【方一】 消瘿汤

【来源】 经验方

【组成】 海带皮 30 克，昆布 15 克，海藻 15 克，白萝卜 100 克。

【用法】 将海带、海藻、昆布洗净放入砂锅中，置文火上煨炖，将熟时下萝卜，再炖至烂熟即成。吃海带、萝卜，喝汤，可加入少许盐。

【功效】 消瘿散结。

【主治】 适用于单纯性甲状腺肿属于气滞痰凝型，症见颈部肿块，质硬或疼痛，情绪急躁，胸闷不舒，咽部发憋，苔薄白微腻，脉细而弦。

【方二】 藻药散

【来源】 陈梦雷等《医部全录》

【组成】 海藻 30 克（酒洗），黄药子 60 克。

【用法】 共研为末。以舌时时舐药末，以津咽下，病消三分之二时止药。用药先须断厚味，戒酒色。

【功效】 理气解郁，化痰消肿。

【主治】 适用于单纯性甲状腺肿属于气结痰型，症见瘿肿初起，颈前弥漫性肿胀，边缘不清，皮色如常，质软不痛，喜消怒长，无明显全身症状。

【方三】 黄药子酒

【来源】 郭辉《现代中医临床学》中国医药科技出版社

【组成】 黄药子 120 克。

【用法】 黄药子研细末，白酒 500 毫升，浸泡 1 周，每服 25 毫升，每日 2 次。

【功效】 凉血解毒，散结消瘿。

【主治】 适用于单纯性甲状腺肿属痰结血瘀型，颈部肿块，质硬或疼痛，胸闷，纳差。

【方四】 柳根瘿病酒

【来源】《姚僧垣集验方》

【组成】 柳根、大米各 30 克。

【用法】 柳根加适量水，煮汁约 5000 毫升，同米一起酿酒。饭后饮酒，每次 15~30 毫升，每日 3 次。

【功效】祛风消肿。

【主治】适用于单纯性甲状腺肿属于气滞痰凝型，症见颈部肿块，质硬或疼痛，情绪急躁，胸闷不舒，咽部发憋，苔薄白微腻，脉细而弦。

（四）单纯性肥胖

单纯性肥胖是指并非由于其他疾病或医疗的原因，仅仅是由于能量摄入超过能量消耗而引起的肥胖。它是独立于继发性肥胖之外的一种特殊疾病。根据体征及体重即可诊断。首先必须根据患者的年龄及身高查出标准体重（见人体标准体重表），或以下列公式计算：标准体重（kg）＝［身高（cm）－100］×0.9，如果患者实际体重超过标准体重 20% 即可诊断为肥胖症，但必须排除由于肌肉发达或水分潴留的因素。一般认为体重超过按身长计算的平均标准体重 20%，或者超过按年龄计算的平均标准体重加上两个标准差（SD）以上时，即为肥胖病。在所有肥胖者中，99% 以上是单纯性肥胖。这种肥胖的确切发病机制还不十分清楚，比较肯定的是：任何因素，只要能够使能量摄入多于能量消耗，都有可能引起单纯性肥胖。引起单纯性肥胖的病理改变主要是脂肪细胞的数量增多、体积增大，这种体积增大是细胞内脂肪堆积的结果。所以按照病理改变把单纯性肥胖分为两类：增生性肥胖和肥大性肥胖。增生性肥胖的脂肪细胞不仅仅体积变大，而且脂肪细胞的数目也有所增多；肥大性肥胖的脂肪细胞则只有体积变大，而数目不变。按照发病年龄的不同，可以把单纯性肥胖分为幼年起病型肥胖及成年起病型肥胖。其中幼年起病型肥胖都是增生性肥胖，而且患儿脂肪细胞的数量一生都难以减少。所以有人发现 2 岁以前就很胖的小孩终身容易肥胖，减肥困难。幼年起病型肥胖的孩子中，有 80% 到成年后依旧会发胖。青春期起病的青少年多为增生肥大性肥胖，他们的脂肪细胞数量多，体积又大。而成年起病型肥胖则以肥大性肥胖为主，也有一少部分是增生性肥胖。50 岁以上发病率最高，尤以女性为多，临床表现为呼吸困难，头昏，胸闷，善饥多食，食欲亢进，腹胀便秘等症，日久可导致高血压、动脉硬化、心衰等，血浆胰岛素浓度常处于高水平，生长激素水平低于正常人。预防要求注意饮食控制，食谱要求低热量、高蛋白、低脂肪、低糖类，并加强体育锻炼。自幼养成良好的饮食习惯，执行平衡膳食，对超重小儿要限制食物摄入量，使体重接近于标准范围。儿童少年期，特别是青春期容易发胖，若有家庭成员肥胖史及体重增加过快时，宜及早加强饮食指导。膳食要遵循少糖、少油，保证蛋白质和多食水果蔬菜的原则，尤其要少吃甜食。同时要增加运动量。

中医学称本病为"痰湿"，临床可分为痰湿阻滞、气虚饮停、水湿内阻、痰瘀阻络四型。（1）痰湿阻滞型：症见身体重着，头昏胸闷，恶心，时脘腹胀满，舌淡红、苔滑或厚腻，脉濡滑。治宜健脾化痰，燥湿减肥。（2）气虚饮停型：症见头晕目眩，少气懒言，神疲自汗，心悸浮肿，舌淡、苔薄白，脉沉细或濡缓。治宜健脾益肺，化痰祛湿。（3）水湿内阻型：症见神倦嗜卧，呼吸气短，动则喘气，腰膝酸软，下肢浮肿，夜尿较频，心悸，舌淡、苔薄白而滑，脉濡缓而弱。治宜补益脾肾，温化水湿。（4）痰瘀阻络型：症见口唇紫绀，胸闷气短，呼吸不畅，白天嗜卧，甚至昏睡，夜寐不宁，烦躁，记忆力减退，舌暗紫、苔薄或滑腻，脉沉涩。治宜活血化瘀，豁痰通气。

【方一】 **刘氏减肥汤**

【来源】 刘运。中老年人肥胖症的防治。大众中医药，1988，（2）：18

【组成】 赤小豆 10 克，生山楂 10 克，大枣 10 枚。

【用法】 上药加水至 600 毫升同煎，武火煎沸后，改用文火续煎 30 分钟，滤出药液，再加水至 400 毫升，煎沸 20 分钟，去渣，两煎所得药液兑匀，分早、晚两次服，每日 1 剂。

【功效】 健脾化湿，燥湿减肥。

【主治】 适用于单纯性肥胖属水湿内阻型，神倦嗜卧，呼吸气短，动则喘气，腰膝酸软，下肢浮肿，夜尿较频，心悸。

【方二】 **海带草决明汤**

【来源】 验方

【组成】 海带 10 克，草决明 15 克。

【用法】 海带泡发洗净切段备用，草决明放入砂锅加水煎煮 1 小时，去渣留汁，下海带块，再煮半小时加调料即成，喝汤吃海带。

【功效】 祛脂降压。

【主治】 适用于单纯性肥胖伴有高脂血高血压者。

【方三】 绿豆海带汤

【来源】 验方

【组成】 绿豆 100 克，海带 100 克。

【用法】 将绿豆、海带一起放入砂锅，加水文火煎煮至豆烂熟，加调料即可，每日 1 剂。

【功效】 祛脂降压，利水消肿。

【主治】 适用于单纯性肥胖痰湿阻滞型，症见身体重着，头昏胸闷，恶心，时脘腹胀满，舌淡红、苔滑或厚腻，脉濡滑。

【方四】 首乌乌龙茶

【来源】 验方

【组成】 首乌 30 克，冬瓜皮 15 克，山楂肉 15 克，槐角 15 克，乌龙茶 3 克。

【用法】 先将首乌、冬瓜皮、山楂、槐角一起放入砂锅，文火煎煮至沸 20 分钟，以此汤液，冲饮乌龙茶，代茶饮。

【功效】 消脂祛肥。

【主治】 适用于单纯性肥胖气虚饮停型，症见头晕目眩，少气懒言，神疲自汗，心悸浮肿，舌淡、苔薄白，脉沉细或濡缓。

（五）脂肪肝

脂肪肝是一种常见的临床现象，而非一种独立的疾病。脂肪肝又称肝内脂肪变性，它是由多种因素或疾病引起的肝细胞内脂肪过度堆积的代谢性疾病，是肝纤维化和肝硬化疾病的过渡阶段。人体正常肝组织中的脂类物质一般有三类，即甘油三酯（通常称作脂肪）、磷脂和胆固醇。其中，甘油三酯约占 2%~3.5%，磷脂约占 2.5%，胆固醇约占 0.3%。当脂肪含量超过肝湿重的 5% 或组织学上单位面积中有 1/3 以上肝细胞脂肪变时，就被诊断为脂肪肝。其临床表现轻者无症状，重者病情凶猛。一般而言，脂肪肝属可逆性疾病，早期诊断并及时治疗常可恢复正常。在男性人群中患脂肪肝人数可超过 5%，在超过标准体重 50% 的肥胖人群中，该病发生率可达 50% 左右，且多集中于 30~60 岁的男性。其发病率占 26.5%，常见于饮酒、肥胖之人。轻型脂肪肝可以没有任何症状，只有通过 B 型超声或 CT 检查等才被发现。脂肪肝形成后，大部分表现食欲不振、恶心、呕吐、体重下降、乏力、腹胀、肝区不适或隐痛，丙氨酸转氨酶（ALT）升高，少数病人可出现轻度黄疸。体格检查可触及肿大的肝脏（一般在右肋下 2~3 厘米以内），表面光滑，边缘圆钝，质地软或中等硬度，可有轻度压痛，部分病人有叩击痛。重症病人可出现肝硬化表现。临床表现最常见为单纯肝肿大，肝区痛及压痛，伴反跳痛，发热，白细胞增多，以及食欲减退，恶心呕吐等消化道症状和乳房发育，蜘蛛痣，闭经等内分泌失调症状。实验室检查：肝功能 ALT 正常或升高，有高脂血症表现，甘油三酯升高，超声与 CT、B 型超声显示肝脏增大，实质呈致密的强反射光点，深部组织回声减弱。血浆蛋白总量改变和白、球蛋白比例倒置，血脂明显增高，肝活组织检查能确诊。针对本病的预防，应积极治疗原发疾病，注意饮食调配，戒酒和避免使用损肝药物，增加运动以便加速脂肪的代谢，注意减肥。

中医认为脂肪肝属于"积聚"与"痰瘀"范畴，临床可分为肝郁气滞、痰湿内阻、气虚血瘀三型。（1）肝郁气滞型：症见胁肋胀痛，胸脘不舒，时欲太息，恶心纳呆，腹胀乏力，舌淡、苔薄，脉弦。治当疏肝理气。（2）痰湿内阻型：症见右胁隐痛，脘腹胀满，恶心欲吐，痰涎量多，口黏纳呆，头眩倦怠，舌淡，苔白腻，脉象弦滑，治宜理气化痰，祛湿散结。（3）气虚瘀结型：症见胁下刺痛，痛处固定，触按更甚，腹部胀满，下肢浮肿，红缕血痣，舌质淡暗、边有瘀斑、舌下脉淡紫，脉细涩。治宜健脾益气，疏肝化瘀。

【方一】三花减肥茶
【来源】范欣生、周建英《妙用中药丛书·肝胆病》江苏科学技术出版社
【组成】玫瑰花 10 克，金银花 10 克，茉莉花 10 克。
【用法】将上述三药洗净，沥干，混匀待用。取沸水 200 毫升，冲入放花的杯中，加盖焖泡 10 分钟。每日 1 剂，代茶饮。
【功效】疏肝理气。
【主治】适用于脂肪肝属肝郁气滞型，胁肋胀痛，胸脘不舒，时欲太息，恶心纳呆，腹胀乏力，舌淡、苔薄，脉弦者。

【方二】螺旋藻橘皮茶
【来源】验方
【组成】钝顶螺旋藻 5 克，鲜橘皮 10 克。
【用法】将钝顶螺旋藻拣去杂质，晒干，备用。将鲜橘皮外皮用清水反

复洗净，切成细丝，与螺旋藻同入杯中，用沸水冲泡，加盖，焖15分钟即可饮用，一般可连续冲泡3~5次。代茶，频频饮用，当日吃完。

【功效】降低血脂，健脾燥湿。

【主治】主治各种类型的脂肪肝，尤其适用于痰湿内阻型，症见右胁隐痛，脘腹胀满，恶心欲吐，痰涎量多，口黏纳呆，头眩倦怠，舌淡，苔白腻，脉象弦滑。

【方三】 绞股蓝银杏叶茶

【来源】 验方

【组成】 绞股蓝10克，银杏叶12克。

【用法】 将绞股蓝、银杏叶分别洗净，晒干或烘干，共研为细末，一分为二，装入绵纸袋中，封口挂线，备用。每袋可冲泡3~5次。每日2次，每次1袋，冲泡代茶饮用。

【功效】 降脂活血。

【主治】 主治各种类型脂肪肝，尤其适用气虚瘀结型，症见胁下刺痛，痛处固定，触按更甚，腹部胀满，下肢浮肿，红缕血痣，舌质淡暗、边有瘀斑、舌下脉淡紫，脉细涩。

（六）高脂蛋白血症

高脂蛋白血症，是指各种原因导致的血浆中胆固醇和/或甘油三酯水平升高的一类疾病。所有脂蛋白都含有脂质，因此只要脂蛋白过量（高脂蛋白血症），就会引起血脂水平升高（高脂血症）。高脂血症与高脂蛋白血症看上去是两个不同的概念，但是由于血脂在血液中是以脂蛋白的形式进行运转的，因此高脂血症实际上也可认为是高脂蛋白血症，只是两种不同的提法而已。高脂血症可分为：①原发性高脂血症：包括家族性脂蛋白酶缺乏症，家族性III型高脂蛋白血症，家族性高胆固醇血症；家族性高甘油三酯血症；多脂蛋白型高脂蛋白血症；原因未明的原发性高脂蛋白血症；多基因高胆固醇血症；散发性高甘油三酯血症；家族性高α脂蛋白血症。②继发性高脂血症：包括糖尿病高脂血症；甲状腺功能减低；肾病综合征；慢性肾功衰竭；急性肾功衰竭；药物性高脂血症。高脂血症的主要危害是导致动脉粥样硬化，进而导致众多的相关疾病，其中最常见的一种致命性疾病就是冠心病。严重乳糜微粒血症可导致急性胰腺炎，是另一致命性疾病。

该病对身体的损害是隐匿、逐渐、进行性和全身性的。它的直接损害是加速全身动脉粥样硬化，大量研究资料表明，高脂血症是脑卒中、冠心病、心肌梗死、心脏猝死独立而重要的危险因素。近年来，发病年龄逐渐趋向中年，常有家族史并与遗传有关，临床可无症状，或可出现头晕胀重，面目虚浮，腹胀，肢体沉重等。多数患者形体肥胖或超重，可伴有高血压、动脉粥样硬化等症。可作血脂测定明确病情和诊断。预防本病应限制高脂肪食品，减轻体重，加强体力活动和体育锻炼，戒酒，避免过度紧张。

中医称本病为"痰湿""浊阻"。临床可分为痰湿内盛、痰瘀交阻、脾肾阳虚、肝肾阴虚四个证型。（1）痰湿内盛型：症见形体肥胖，头晕眼花，腹胀欲吐，痰多，肢麻身沉，便溏不爽，舌淡红，苔腻，脉滑或濡。治宜化湿祛痰，升清降浊。（2）痰瘀交阻型：症见头晕胀痛，疲困喜卧，心前区刺痛或闷痛，夜间或阴雨天为重，舌紫暗有瘀斑，脉涩或弦滑。治宜化痰宣痹，活血通脉。（3）脾肾阳虚型：症见头晕昏沉，耳鸣耳聋，面浮肢肿，形寒肢冷，腰膝酸软，便溏乏力，阳痿早泄，性欲减退，舌淡胖，苔薄白，脉沉细。治宜温补脾肾，祛湿化浊。（4）肝肾阴虚型：头晕欲仆，头重足轻，目干耳鸣，五心烦热，腰膝酸软，手颤肢麻，形疲，舌红少苔，脉细数而弱。治宜滋阴潜阳，活血通脉。

【方一】 降脂汤

【来源】 湖南医学院一附院。降脂汤治疗高脂血症的疗效观察。心脏血管疾病，1979，（1）：40

【组成】 何首乌15克，枸杞子10克，草决明30克。

【用法】 上药加水至600毫升同煎，武火煎沸后，改用文火续煎30分钟，滤出药液，再加水至400毫升，煎沸20分钟，去渣，两煎所得药液兑匀，分早、晚两次服，每日1剂。

【功效】 滋阴潜阳，活血通脉。

【主治】 适用于高脂血症属肝肾阴虚型，头晕欲仆，头重足轻，目干耳鸣，五心烦热，腰膝酸软，手颤肢麻，形疲。

【方二】 四味降脂汤

【来源】 张丽萍，等。四味降脂汤治疗高脂血症50例。黑龙江中医药，1995，（5）：14

【组成】 山楂50克，首乌25克，泽泻25克，草决明25克。

【用法】取上药加水 500 毫升同煎，武火煎沸后，改用文火续煎 30 分钟，药汁一次服完。每剂煎服 2 次，每日 1 剂。

【功效】活血化瘀，消食导滞。

【主治】适用于高脂血症属痰瘀交阻型，头晕胀痛，疲困喜卧，心前区刺痛或闷痛，舌紫暗有瘀斑。

【方三】融冠活血汤

【来源】秦继昌。自拟融冠汤治疗高脂血症临床疗效观察。中西医结合杂志，1984，（11）：647

【组成】制首乌 30 克，丹参 30 克，泽泻 15 克。

【用法】取上药加水 500 毫升同煎，武火煎沸后，改用文火续煎 30 分钟，药汁一次服完。每剂煎服 2 次，每日 1 剂。

【功效】化痰宣痹，活血通脉。

【主治】适用于高脂血症属痰瘀交阻型，头晕胀痛，疲困喜卧，心前区刺痛或闷痛，舌紫暗有瘀斑。

【方四】水蛭降脂散

【来源】郑君莉。水蛭粉治疗高脂血症 25 例。新中医，1985，（2）：36

【组成】水蛭 100 克。

【用法】水蛭烘干打粉，每晚 3~5 克，开水冲服。30 天为 1 疗程。

【功效】破血逐瘀，化浊通脉。

【主治】适用于高脂血症偏瘀血为甚，头痛，不易入睡，心前区刺痛，舌紫暗有瘀斑。

【方五】大黄降脂方

【来源】罗嗣尧。生大黄粉治疗高脂血症 15 例。湖北中医杂志，1985，（2）：封三

【组成】生大黄 100 克。

【用法】生大黄研成粉剂，每次服 3 克，每天 3 次。

【功效】化痰宣痹，活血通脉。

【主治】高脂血症属痰瘀交阻型，头晕胀痛，疲困欲卧，胸闷，四肢乏力，大便时结。

【方六】 僵蚕降脂散

【来源】 罗嗣尧。白僵蚕末治疗高脂血症 21 例。湖北中医杂志，1987，(3)：43

【组成】 白僵蚕 100 克。

【用法】 研末，每次服 3 克，每天 3 次。2 个月为 1 疗程。

【功效】 化痰浊，运血脉。

【主治】 高脂血症属痰瘀交阻型，头晕胀痛，胸闷乏力，疲困喜卧，四肢沉重。

（七）皮质醇增多症

皮质醇增多症是肾上腺皮质疾病中最常见的一种，又称柯兴综合征，主要是由于下丘脑-垂体功能紊乱或垂体腺瘤引起双侧肾上腺皮质增生，或肾上腺本身的肿瘤使皮质醇过量分泌所致。典型的临床症候群是皮质醇过多造成的代谢紊乱引起的，主要表现为满月脸，向心性肥胖，多血质，皮肤紫纹，血糖、血压升高，骨质疏松，对感染抵抗力降低等。向心性肥胖，脂肪呈向心性分布，满月脸，胸腹颈背脂肪甚厚，皮肤菲薄，多血质，皮肤紫纹；痤疮，多毛、女性月经紊乱、男性阳萎、性欲低下、对感染抵抗力减弱；骨质疏松，易造成脊椎压缩性骨折；血压上升，久病者左心室肥大、心衰；情绪不稳，烦躁，甚至出现精神变态。本病多见于女性，男女之比约为 1：2~3。以 20~40 岁居多，约占 2/3，儿童患病者较多。可作血浆皮质醇测定、血清 ACTH 测定、肾上腺 CT 扫描、X 线检查等以助诊断。

中医学称本病为"肾实证"，临床可分为肾实精壅型，阴虚火旺型，肝郁痰浊型，脾肾阳虚型四个证型。（1）肾实精壅型：症见形体丰满，面红，形如满月，皮肤绷急，脘腹胀满，大便干结，经少或经闭，苔少薄黄，脉数有力。治宜泻肾泄热。（2）阴虚火旺型：症见头痛昏胀，烦躁寐少，心悸汗多，口渴便秘，体胖乳胀，面红肤薄，手足心热，便干，舌红苔少，脉细数弦。治宜清泻相火，滋阴潜阳。（3）肝郁痰浊型：症见体丰形肿，肤薄光亮，按之可陷，胸闷腹满，心悸气短，头晕作胀，嗜睡乏力，经少经闭，舌体胖大，苔白腻，脉沉弦滑。治宜疏肝解郁，化痰利浊。（4）脾肾阳虚型：症见面㿠虚浮，头晕乏力，神疲肢软，心悸汗泄，便少泻多，性欲减退，骨质疏软，舌淡，苔薄，脉沉细弱软。治宜温补脾肾。

【方一】大承气汤

【来源】薛芳。大承气汤加味治疗皮质醇增多症。新中医，1983，(10)：21

【组成】大黄6克，芒硝6克（分冲），厚朴6克，枳实6克。

【用法】上药除芒硝外，加水至600毫升共煎，武火煮沸后，继以文火续煎30分钟，每剂煎两次，滤取药汁300~400毫升，分3次空腹温服。每次冲服芒硝2克，每日1剂。每服药5剂，停服2天，连续治疗8周，休息2周为1疗程。

【功效】泻肾泄热。

【主治】皮质醇增多症属于肾实精壅型，症见形体丰满，面红，形如满月，皮肤绷急，脘腹胀满，大便干结，经少或经闭，苔少薄黄，脉数有力。

【方二】槟榔厚朴汤

【来源】田凤鸣《中国奇方全书》北京科学技术文献出版社

【组成】槟榔15克，厚朴15克，白芥子15克，大黄5克，青皮15克。

【用法】取上药加水500毫升同煎，武火煎沸后，改用文火续煎30分钟，药汁一次服完。每剂煎服2次，每日1剂。

【功效】疏肝解郁，化痰利浊。

【主治】适用于皮质醇增多症属于肝郁痰浊型，症见体丰形肿，肤薄光亮，按之可陷，胸闷腹满，心悸气短，头晕作胀，嗜睡乏力，经少经闭，舌体胖大，苔白腻，脉沉弦滑。

九、周围血管疾病

（一）血栓性浅静脉炎

血栓性浅静脉炎是临床上的多发病，常见病，男女均可发病，以青壮年多见。血栓性浅静脉炎可以发生于身体的各个部位，通常多发于四肢，其次是胸腹壁，少数呈游走性发作。临床特点为：沿浅静脉走行突然发生红肿、灼热、疼痛或压痛，出现条索状物或硬结。急性期后，索条状物变硬，局部皮肤色素沉着。

血栓性浅静脉炎属于中医血痹、脉痹、肿胀、血瘀的范畴。发病时，浅静脉为一硬索条，可有自发痛。触痛或牵拉痛，一般称为"脉痹"；沿浅静脉走行及其周围组织突发色红、肿胀、灼热、疼痛，待红肿疼痛渐消后，局部可触及硬条索状物，且伴有色素沉着，或有微热和轻痛，属静脉曲张并发者，多称为"恶脉"；无静脉曲张病史者，可称为"血瘀"。《肘后备急方》："恶脉病，身中忽有赤络脉如蚓状""皮肉卒肿起，狭长赤痛名"。

【方一】 浅静脉炎洗剂

【出处】《中医外科心得集》。

【组成】苏木 30 克，红花 15 克，银花 30 克，蒲公英 30 克，芒硝 15 克，当归 30 克，葱胡 30 克，桑枝 30 克，明乳香 30 克，明没药 30 克。

【功用】活血化瘀，清热消肿。

【主治】浅静脉炎初期，红肿热痛者。

【制用法】煎汤，先熏后洗，每日 1 次，每次 30 分钟。

【方二】 消炎膏

【出处】《上海中医药杂志》2003 年第 4 期

【组成】芙蓉叶 24 克，生南星 2 克，升麻 3 克，大黄 6 克。

【功用】清热解毒，祛湿通络。

【主治】血栓性浅静脉炎。

【方解】方中芙蓉叶微辛性凉，为外科疮疡肿毒之良药，有散热消肿、凉血解毒、排脓止痛之效。生南星苦、辛、温，有燥湿祛痰、解毒疗疮之功。升麻甘、辛、微寒，具有清热解毒之力，尤善解时令疫疠之毒。大黄苦、寒，具有泻火解毒、逐瘀通络之效。诸药相伍，共奏清热解毒、祛湿通络之功，使肿消、痛止、络脉通。

【制用法】加入 100 克香油中浸透，炸枯，过滤，趁热加入凡士林 10 克，冷却搅匀备用。患处外敷，每日 1 次，10 天为 1 疗程。

【方三】 大黄红花醇

【出处】《中医外治杂志》1998 年第 2 期

【组成】红花 20 克，生大黄适量。

【功用】活血化瘀，消肿止痛。

【主治】损伤性静脉炎。

【方解】大黄具有活血祛瘀、清热解毒的作用；红花具有祛瘀、消肿、止痛之功效。采用乙醇浸泡红花，有利于药物的穿透，从而起到加快消肿止痛作用。另外，75%乙醇有抑菌作用，可减轻局部炎症，防止感染。覆盖透明薄膜，使药液不易干燥，减少乙醇挥发，利于药物的穿透，从而提高疗效。

【制用法】取红花 20 克，加入 75%乙醇内，浸泡 24~48 小时后，用纱布过滤残渣，用力压榨，弃渣。将生大黄用瓦片及文火焙干，研成细末后，加适量红花醇滤液，调成糊状，装瓶密封备用。沿静脉走向，将大黄红花醇糊剂，涂于炎症部位，厚约 2~3 毫米，其上盖一层塑料薄膜，然后包扎固定，每日更换 1 次。

【方四】复方水蛭膏
【出处】《实用中医药杂志》1998 年第 4 期
【组成】水蛭 50 克，僵蚕 40 克，乳香 50 克，没药 50 克，大黄 50 克，栀子 50 克，黄柏 25 克，紫草 30 克，生甘草 30 克，冰片 30 克。
【功用】活血化瘀，清热解毒。
【主治】急性血栓性浅静脉炎。
【方解】方中水蛭为破血逐瘀之要药，白僵蚕不仅可熄风止痉，而且能散结消瘀，解毒止痛；大黄、栀子、黄柏散瘀消肿，除湿清热，配合应用对组织损伤疗效更佳；乳香、没药活血行气，化瘀镇痛；紫草、生甘草、冰片不仅可清热解毒，而且还能治疗原有的缺血性皮炎，预防药物刺激产生新的皮炎。诸药合用，药证相合，恰中病机，故能取得较满意的疗效。

【制用法】上药共研细末，过 80 目以上筛，越细越好。根据红肿面积大小，取适量药末加适量蜂蜜调成较稠的膏剂，敷贴于红肿处，上盖油布或塑料布，再用绷带或胶布固定。每日外敷 16~20 小时，治疗 1 周为 1 疗程；2 疗程后观察疗效。

【注意事项】治疗期间卧床休息，抬高患肢，患肢应避免着凉。

【方五】化脉酊
【出处】《湖南中医药导报》2003 年第 12 期
【组成】金果榄 500 克，生水蛭 250 克，重楼 50 克，红花 150 克，冰片 25 克，氮酮 10 毫升。
【功用】清热解毒，活血破瘀，抗炎镇痛，通经散结。
【主治】化疗药物性静脉炎。
【方解】金果榄清热解毒，止痛，水蛭破血活瘀，通经散结，抗凝血，抗肿瘤；红花活血通经，祛瘀止痛，破血，行血，和血，调血；重楼清热解毒，消肿散瘀，镇静止痛，抗肿瘤；冰片芳香开窍，清热散郁火，消炎止痛，祛瘀。根据现代药理研究，金果榄中掌叶防己碱，水蛭中的水蛭素，红花中的二氢黄酮衍生物，重楼中的甾体皂甙，冰片中的龙脑等有效成分在乙醇中都有良好的溶解性，故采用75%乙醇作溶媒冷浸提取。金果榄中掌叶防己碱具有抗炎介质作用；水蛭素为一种抗凝血物质，可扩张血管，本品醇提液强于水提液，同时可改善微循环；红花具抗血栓、抗凝血、改善微循环的作用，能抑制血小板聚集和增强纤维蛋白溶解；重楼具抗病毒和止血作用；冰片能止痛，防腐消肿。

【制用法】处方中除冰片、氮酮外依法炮制，60℃恒温干燥，粉碎成粗粉，加入75%乙醇1500毫升，浸泡10天，密封，每天搅拌2次，过滤，滤液密闭保存，药渣加75%乙醇500毫升同法浸提3天，合并滤液，密闭静置24小时，取上清液，加入冰片、氮酮搅溶，调整至1000毫升，灌封于100毫升瓶中即得。治疗时取化脉酊5毫升，均匀喷洒在略大于病变部位大小的4层纱布上湿敷于病变部位，每天2次，5天为1疗程。

【按】我们用化脉酊外敷治疗各型化疗药物性静脉炎患者，其总有效率明显优于硫酸镁外敷组，特别是对红肿型、硬结型和坏死型的治疗效果明显优于对照组，这是因为本方以金果榄、重楼清热解毒，配冰片散郁火，消肿止痛治标；生水蛭、红花活血破瘀，清除静脉血管等瘀血治本，以75%的乙醇为溶媒，能提取药物有效成分，加入氮酮，可增加透皮吸收，最大限度地发挥药效。应用化脉酊外治，既切合病机，又兼顾了局部。而硫酸镁仅是对高渗作用较为敏感。闭锁型的两组治疗结果，虽无明显差异，但由于病例少尚不能说明两种方法的优劣。此外，我们在外敷化脉酊过程中未发现有任何不良反应。

【方六】黄金膏

【出处】《陕西中医》2005年第6期

【组成】大黄500克，姜黄500克，黄柏500克，白芷500克，南星200克，陈皮200克，苍术200克，厚朴200克，生甘草200克，天花粉1000克。

【功用】清火散瘀，消肿止痛。

【主治】药物性静脉炎。

【方解】黄金膏药组方中大黄清热解毒，活血消肿；黄柏清热燥湿，解毒消肿，共为主药；辅以姜黄、白芷破瘀行气通络，疏导壅滞之气血，为辅药；生南星、生苍术、生厚朴、陈皮化痰理气，散结消肿，且有箍集围聚作用；花粉清热消肿，共为佐药；生甘草具清热解毒，具能调和诸药为使药。诸药合用，有清火、散瘀、消肿、止痛、围聚之功效。

【制用法】研末过筛，4 倍凡士林调成膏。根据病变大小取适量黄金膏敷于病变部位，厚约 3 毫米，上盖塑料薄膜，外用纱布包扎每日或隔日换药 1 次，7 天为 1 疗程。

【方七】静脉消炎膏

【出处】《河南中医》2002 年第 2 期

【组成】金果榄 30 克，大黄 30 克，黄柏 30 克，黄芩 30 克，乳香 15 克，没药 15 克，藤黄 15 克，生胆南星 15 克。

【功用】清热解毒，散瘀祛湿，止痛消肿。

【主治】血栓性浅静脉炎。

【制用法】将方中药物共研细末，用凡士林调制成含药 20%软膏。外敷前先将患处洗干净，将药膏摊于消毒纱布上，外敷患处，隔日换药 1 次。输液性浅静脉炎外敷 2 次，红、肿、热、痛症状即可消失。下肢静脉曲张性浅静脉炎需外敷 5~10 次，症状才能消失。

【方八】芦荟酢浆草膏

【出处】《中医外治杂志》1998 年第 1 期

【组成】芦荟和酢浆草按 2：1 比例加少许冰片。

【功用】活血化瘀，通络止痛。

【主治】血栓性静脉炎。

【方解】芦荟清热解毒，消肿止痛；酢浆草活血化瘀，通络止痛，以及具有芳香宣窍、清热理气止痛之冰片，以增强散瘀止痛之功效。同时按本病临床分期，分别使用冷敷、热敷方法，大大增强了治疗效果。

【制用法】根据病变部位及范围，取芦荟和酢浆草按 2：1 比例加少许冰片，捣烂敷于病变部位，并包扎，属湿热瘀滞型的采用凉敷法，气滞血瘀型的采用热敷法（即把药膏放在砂锅中加热后敷之）。每天换药 1 次，30 天为 1 疗程。

【注意事项】据临床观察，应用芦荟酢浆草膏早期效果好，病程长疗效较差，本组无效 5 例，均是病程 8 个月~1 年的患者。

【方九】 生马铃薯

【出处】《中国民间疗法》2001 年第 2 期

【组成】生马铃薯片适量

【功用】收敛消毒，止痒止痛，消肿抗炎。

【主治】静脉炎。

【制用法】敷于患处，外用胶布固定，每日 2 次，每次 2 小时，每小时更换马铃薯片 1 次，连用 3 天。

【方十】 复通灵膏

【出处】《安徽中医临床杂志》2000 年第 2 期

【组成】丹参 1500 克，莪术 1500 克，当归 5000 克，川芎 1000 克，细辛 500 克，莨菪 500 克，皮硝 800 克，三棱 600 克，红花 300 克，冰片 50 克（后入）。

【功用】收敛消毒，止痒止痛，消肿抗炎。

【制用法】上药加水煮成汤剂，过滤后浓缩成膏，依次加入二甲基矾 150 克、亚硝酸异戊酯 8 克、氯化锌、氧化粘膏适量，拌匀加入黏合制剂成膏布状，外贴于患处，再以热水袋熨敷，每 24 小时换药 1 次。每次输液后外敷此膏可预防静脉炎。

【方十一】 静脉止痛消炎膏

【出处】《安徽中医临床杂志》2000 年第 2 期

【组成】连翘 100 克，大黄 100 克，山豆根 100 克，水蛭 50 克，冰片 30 克，薄荷脑 30 克，二甲基矾溶液 170 毫升，2.5%尼泊金乙醇溶液 6 毫升，凡士林适量。

【功用】消炎止痛，清热消瘀。

【主治】静脉炎。

【制用法】将前 4 味中药研细末，过筛，另取尼泊金乙醇溶液、冰片、薄荷脑细粉依次加入二甲基矾，充分拌匀，置乳钵中，再加上药末及适量凡士林调成膏剂。用时将膏药涂于患处（避开针眼），0.5~1 毫米厚，无菌纱布覆盖。

【方十二】 活络止痛膏

【出处】《安徽中医临床杂志》2000 年第 2 期

【组成】丹参，当归，紫花地丁，乳香，没药，冰片。

【功用】活血通络，消热解毒，消炎止痛。

【主治】静脉炎。

【制用法】前 5 味药量比为 3：2：5：2：2，先研粉后过筛，取药粉 40~100 克，凡士林适量加温调匀，涂于消毒纱布上，厚约 5 厘米，再以冰片 0.5~1.5 克，细研，均匀撒于药膏上，贴患处，外敷热水袋，日换药 1 次。

（二）下肢静脉曲张

下肢静脉曲张是静脉系统最重要的疾病，也是四肢血管疾患中最常见的疾病之一。通常在四肢血管疾病的大多数病例中，常因静脉曲张及其并发症尤其是溃疡而就医。此症属于中医"筋瘤"范畴。《外科正宗》记载："筋瘤者，坚而面紫，垒垒青筋，盘曲甚者，结若蚯蚓。"下肢静脉曲张并发溃疡属于"臁疮"的范畴。《黄帝内经·灵枢·刺节真邪篇》云："臁疮者，风热湿毒，相聚而成，有新旧之别，内外之殊。"《外科大成》中谓："臁疮，女人为裙风裤口……"《外科正宗》曰："臁疮者，生于两臁，初起发肿，久而腐烂或津淫瘙痒，破而脓水淋漓……"都详细描述了下肢静脉曲张及其并发症的临床表现，对后世认识本病有较深远的指导意义。

【方一】紫草洗方

【出处】《赵炳南临床经验集》

【组成】紫草 30 克，茜草 15 克，白芷 15 克，赤芍 15 克，苏木 15 克，南红花 15 克，厚朴 15 克，丝瓜络 15 克，木通 15 克。

【功用】行气活血，化瘀消斑。

【主治】下肢静脉曲张。

【制用法】加水 4~5 市斤，煮沸 15~20 分钟，取药液溻洗湿敷。

【方二】胡萝卜膏

【出处】《中医外治杂志》2001 年第 2 期

【组成】胡萝卜 30 千克。

【功用】清热利湿，活血化瘀。

【主治】下肢静脉曲张性溃疡。

【方解】胡萝卜膏活血化瘀、祛腐生肌、改善微循环、增强局部免疫力，从而促进肉芽组织生长和上皮组织增生。

【制用法】切片，约 20 千克水煮熟，捞出后用干净纱布把水挤出，再放入锅内文火熬至成膏后备用。应根据患者具体情况，溃疡后并发感染者，应用抗生素控制感染，慢性溃疡应单用萝卜膏外敷，用药前先用生理盐水清洗创面，再用萝卜膏涂创面，用无菌纱布覆盖包扎即可。

【注意事项】为减少创面渗出，应卧床休息萝卜膏的换药时间应根据分泌物的多少而定，如分泌物多，每天需换药 2 次~3 次，分泌物少应每日换药 1 次。10 天为一个疗程。

【方三】 龙血竭胶囊

【出处】《激光杂志》2004 年第 1 期

【组成】血竭

【功用】除湿解毒，活血通络。

【主治】下肢静脉曲张性溃疡。

【方解】龙血竭胶囊中的主要成分为龙血竭，系百合科龙血树属植物剑叶龙血树的含脂木材中提取得到的树脂，具有肾上腺皮质激素样作用，有很强的消炎、消肿、镇痛、减少脓性分泌物、收敛、加速创口愈合等作用，并对金黄色葡萄球菌、白色葡萄球菌、白喉杆菌和 5 种常见表皮真菌有不同程度的抑制作用。此外，龙血竭还具有活血化瘀，收敛止痛作用。龙血竭可增高溶解酶活性单位，有促进和增强纤溶活性作用，因此具有既能止血又能祛瘀的双重活性。局部用药，可收敛止血，祛腐生肌。现代医学证明：龙血竭具有改善微循环、调节机体新陈代谢、改善机体免疫力等作用，故局部用药，配合内服龙血竭胶囊，治疗下肢慢性溃疡有独特疗效。

【制用法】用药前均用强力碘消毒溃疡周围皮肤，用生理盐水清洗溃疡面，观察组清洗溃疡后根据溃疡面的大小，取适量的龙血竭胶囊中的药粉，均匀地撒在溃疡面上，以薄薄地覆盖整个溃疡面为准，然后采用无菌纱布覆盖固定，每日 1 次。同时内服龙血竭胶囊 4 粒，每日 3 次。

【方四】 去腐生新膏

【出处】《福建中医药》1999 年第 1 期

【组成】丹参 30 克，当归 30 克，制没药 10 克，血竭 10 克，紫草 15 克，白芷 15 克，轻粉 10 克，蜈蚣 10 克，甘草 10 克，煅龙骨 15 克，熟石膏 15 克，枯矾 3 克，冰片 1.5 克，珍珠粉 1.5 克，白腊 60 克，香油 500

毫升。

【功用】活血化瘀，腐去新生。

【主治】下肢静脉曲张性溃疡。

【方解】方中将去腐、活血、生肌之品融为一体，重用丹参、当归等活血通脉，使瘀腐自去。现代研究表明，丹参及丹参素具有改善微循环障碍和细胞缺血缺氧作用，配合内服则可降低血粘稠度，在体外有抑制金黄色葡萄球菌、溶血性链球菌的作用；配蜈蚣、轻粉以化瘀去腐；取石膏、龙骨、枯矾、珍珠粉之类，以护膜制泌，减少组织渗出，而获生肌长皮之目的，同时可减少疮周湿疹的发生。酌增低浓度红升丹既可抑菌，去除脓腐坏死组织，为组织修复创造条件，又能刺激病灶肉芽组织、结缔组织增生加速愈合。

【制用法】上药分别油煎后，研细末，混合搅拌，冷却成膏，盒装备用。溃疡面用生理盐水或双氧水洗净，视疮面范围大小，将药膏摊在香油纸或消毒纱布上盖贴，脓腐较多或夏季宜2~3天换药1次，肉芽转健脓净或冬季一般可隔3~7天换药1次。

（三）血栓闭塞性脉管炎

脉管炎是血栓闭塞性脉管炎的简称，属中医"脱疽"范畴，是一种四肢中、小动脉慢性闭塞性疾病，其病理变化为中、小动脉血管壁的节段性、非化脓性炎症伴动脉血管腔内血栓形成，管腔闭塞引起肢体远端缺血而产生疼痛。

【方一】椒艾洗药

【出处】《中医外科心得集》

【组成】川椒10克，艾叶30克，桂枝15克，防风15克，透骨草30克，槐枝10节，蒜瓣半掛，当归30克，苏木30克，红花15克，桑枝30克，生川乌10克。

【功用】温经散寒，活血祛风。

【主治】脱疽初期属寒凝经脉闭阻者。

【制用法】以大盆煎汤，熏洗患处，每次半小时，每日1~2次，每剂药可连用3日。

【方二】红花生肌膏

【出处】《血栓闭塞性脉管炎防治手册》

【组成】当归30克，红花9克，赤芍9克，白芨9克，白芷9克，防风9克，乳香15克，黄蜡60克，麻油500克。

【功用】生肌收口。

【主治】疮疡及脉管炎腐脱生肌时换药。

【制用法】前六味药入油内炸枯，过滤，去渣，再加蜡化入乳香末搅匀，候冷即成。用时涂于纱布上贴患处。

【方三】祛腐生肌膏

【出处】《血栓闭塞性脉管炎防治手册》

【组成】朱砂2%，硼酸3%，广丹2%，梅片3%，地卡因1%，凡士林适量。

【功用】祛腐。

【主治】溃疡脓腐多时。

【制用法】上药调入凡士林内，薄敷创面。

【方四】疮灵液

【出处】《南京中医药大学学报》1997年5期

【组成】大黄、诃子、红花各适量

【功用】有清热解毒，收敛生肌，活血止痛。

【主治】缺血性溃疡。

【制用法】经煎煮、浓缩、酒精提纯等固定工艺流程配制而成。疮面经0.5%碘伏或生理盐水清洗干净后，取疮灵液药液纱布多层（一般4~8层）覆盖于疮面，外用干纱布包扎。根据疮面情况，每日或隔日换药，疗效判断时间为3周，3周后若无效，则更换其他治疗方法。

【按】现代药理研究证实，其有较强的广谱抗菌作用，尤其对金黄色葡萄球菌和绿脓杆菌有很强的杀灭作用。其活血止痛的功效，更适宜此类溃疡疮面的治疗。在使用过程中，我们体会到其缓解疼痛的作用明显优于其他外用药液，且使用方便。

【方五】外洗方

【出处】《中医药学报》2001年第2期

【组成】艾叶30克，干姜15克，石菖蒲15克，苏木10克，红花10

克，花椒 10 克，透骨草 10 克，白芷 10 克。

【功用】活血化瘀，消肿止痛。

【主治】适用于本病初起肿胀、疼痛未溃者。

【制用法】上方加水适量，水煎取汁 2500～3000 毫升，趁热洗患处 30 分钟，每日 1 剂，每天 2 次外用。

【方六】涸渍汤

【出处】《包头医学》2006 年第 2 期

【组成】败酱草 30 克，马齿苋 30 克，公英 30 克，黄柏 30 克，赤芍 30 克，苦参 30 克，甘草 15 克。

【功用】清热利湿。

【主治】红肿热痛，疮面有脓性分泌物和坏死组织者。

【制用法】中药塌渍汤水煎 500 毫升外洗，每日 2 次，每次 30 分钟。有疮面的患者，将疮面浸泡在药液内，荡涤疮面，清除腐肉脓血，然后换药，7 天为一疗程。

【按】中药塌渍疗法属于中医外科草药塌渍疗法，通过淋洗患部以清热利湿，使疮口洁净，祛除毒邪，从而达到治疗目的。它不但可以配合内治以提高疗效，而且疮疡轻浅之证，有时可以专用外治收功。中药塌渍疗法是否有活血化瘀，改善微循环，促进组织细胞活跃，加快新陈代谢等作用，有待于进一步的实验研究。

【方七】川金脉通酒

【出处】《中医外治杂志》2006 年第 4 期

【组成】生川乌 100 克，生草乌 100 克，洋金花 100 克，穿山甲 100 克，蜈蚣 100 克，全蝎 100 克，仙人掌 100 克，山慈菇 100 克，蜂房 100 克。

【功用】渗透止痛，搜瘀剔络，解毒通脉。

【主治】Ⅰ、Ⅱ期脉管炎。

【方解】方中生川乌、生草乌、洋金花祛风止痛，开泄皮毛腠理，渗透肌肤血脉，为主药，亦为强效镇痛剂，能解除因疼痛引起的局部血管痉挛，以促进血液循环，且无毒副作用；穿山甲、蜈蚣、全蝎、樟脑、冰片、酒皆备性善走窜，搜瘀剔络，攻坚通脉之功；仙人掌、山慈菇清热解毒，消肿散经，保护人体生态自然不受破坏，其消肿散结亦是变相的通脉之举；蜂房乃《串雅内编·卷四·单方外治门》治疗脱疽的专用单方，有破瘀、消肿、解毒之功，有"应手而愈"之称，故亦将其纳入本方。全方共奏渗透止痛，搜瘀剔络，解毒通脉之功以治其标。

【制用法】净化后碎为粗末，以75%酒精4500毫升浸泡1周备用（每天将沉淀之药品搅起混匀一次，使其有效成分充分溶出）。热毒伤阴型加冰片100克。寒湿阻络、血脉瘀阻、气血两虚3型加樟脑100克，每日多次以无菌纱布数层，蘸川金脉通酒外敷患肢局部周围，并以薄塑料膜包裹纱布之外意在保湿，若在寒凉季节再设法加温，以加大药液渗透力度和充分吸收而达到治疗目的，连续用药6周为1疗程，有效者继续治疗。

（四）糖尿病足

糖尿病的神经病变、下肢血管及感染等因素导致的足部疼痛、溃疡及肢端坏死等病变，即称为糖尿病足。其主要临床表现为患足发凉、怕冷、麻木、疼痛、水疱、溃疡、或变黑坏死。致残及致死率较高，严重影响着人们的生活质量。

糖尿病人因神经病变，足部感觉迟钝，容易发生损伤；因血管病变，引起足部缺血、缺氧。而且糖尿病病人汗液中的葡萄糖为细菌提供了良好的生存环境，非常容易继发感染。在以上因素作用下，使患者足部皮肤干燥、角化、肌肉萎缩、足部慢性溃疡、足趾足跟坏疽，从而形成了糖尿病足。

【方一】冰矾炉甘散
【出处】《中国中医药信息杂志》2006年第6期
【组成】冰片、明矾、炉甘石的比例为1：1：1。
【功用】清热解毒，消肿燥湿。
【主治】糖尿病足部溃疡。
【方解】方中冰片具有清热解毒、消肿止痛之功效；明矾外用燥湿止痒；炉甘石收湿除烂、消肿止痛。三种药物合用具有抑制疮面炎症反应、促进渗液吸收及坏死细胞重新生长的作用，故用于治疗糖尿病足可收到较好疗效。
【制用法】共为细末，适量外敷溃疡局部，覆盖无菌纱布，绷带包裹，每日换药1~2次。治疗15天为1个疗程。
【注意事项】常规应用降糖药，使血糖降至近乎正常范围；使用抗生素积极控制足部感染，并对溃疡局部做彻底清创治疗。

【方二】苍竭膏

【出处】《湖南中医药导报》2004 年第 5 期

【组成】苍术 50 克，血竭 30 克，川芎 30 克，三七 20 克，当归 20 克，紫草 10 克，黄连 30 克，大黄 15 克，轻粉 15 克。

【功用】清热解毒，活血化瘀，祛腐生肌。

【主治】糖尿病坏疽。

【方解】苍术苦温燥湿，减少创面炎性渗出；紫草消热解毒、活血止血，现代药理研究表明有体外抑菌作用；血竭、黄连、大黄、川芎、当归具有活血化瘀、清热解毒、消肿止痛、祛腐生肌、收敛的作用；冰片清热解毒，消肿止痛；轻粉具有祛腐收敛之功用；麻油、蜂蜡使局部湿润并参与局部营养作用，能控制感染扩散，促进溃疡创面愈合。

【制用法】先将苍术、川芎、黄连、三七、当归、紫草、大黄在麻油中浸泡数日，文火熬至微枯、过滤，将净油置入锅内煎沸加入血竭，使融化溶解，再下白醋，融化溶解后离火，稍冷，加入研细的轻粉，搅拌均匀，冷却成膏，消毒备用。

【注意事项】

1. 积极的局部外科清创是坏疽创面能否治愈的关键性措施，对局部坏死组织要逐日清创，直到彻底刮除一切坏死组织，切除所有坏疽部分，洗净所有脓性分泌物。注意创面护理，换药时要避免损伤创面新生肉芽和上皮组织。导致创面愈合延迟的全身因素包括体质、营养状况、免疫力等，感染是重要的局部因素。

2. 健康教育对疾病恢复有促进作用。注意足部保护，注意患肢保温，要指导患者穿大小合适的鞋袜，经常变换体位，抬高患肢，以促进静脉回流和动脉供血。饮食宜清淡，给予高蛋白、高维生素饮食，忌食辛辣刺激海鲜等发物。

【方三】拂痛外洗方

【出处】《新中医》2004 年第 11 期

【组成】海桐皮 15 克，细辛 5 克，荆芥 6 克，艾叶 15 克，吴茱萸 15 克，川红花 6 克，独活 10 克，川断 10 克，当归尾 6 克，羌活 10 克，防风 10 克，生川乌 12 克，生葱 4 条（全株）洗净切碎，米酒 30 毫升，米醋 30 毫升。

【功用】温经散寒，养血通络。

【主治】糖尿病足。

【方解】方中以附子、吴茱萸温经通络；生葱、艾叶、细辛芳香走窜通络；当归尾、红花活血化瘀；并以祛风药荆芥、独活、羌活、防风、海桐皮，驱除血络之邪；生葱、米酒、米醋辛散酸收，走窜渗透，载诸药加强活血散结通经的功效，助药效直达病所。

【制用法】将药煎取 2000 毫升（温度大约 45℃），分为 2 次外洗，每次 1000 毫升，药液不重复使用。糖尿病足 0 级，无开放性创口者，可将患肢放入约 40℃ 药液中浸洗，据病情可浸洗至踝关节或膝关节以上。浸洗时如温度下降，可随时加温，使药液保持适宜温度。有开放性创口者，应避开创口，用 7~8 层消毒纱布或数层干净软布，蘸药液趁热摊放在患处湿敷，注意水温，避免烫伤。同时，取一块消毒纱布不断地蘸药液淋渍患处，使湿敷纱布保持湿度及温度。每天 1 次，持续淋渍热敷 20 分钟。30 天为 1 疗程。

【注意事项】此方温行力大但兼有燥性，不宜内服，以免耗伤阴血。

【方四】白糖外敷方

【出处】《广州中医药大学学报》2005 年第 3 期

【组成】白糖适量。

【功用】生肌长肉。

【主治】糖尿病足溃疡。

【方解】白糖外敷，可促进局部组织生长，使创面更快地愈合。现代医学认为白糖呈酸性，吸水性强，有高渗作用，能减轻局部水肿，使细菌在高渗的环境中脱水，菌体蛋白质变性，致细菌停止生长而死亡；白糖酸化后降低局部环境的 pH 值，不利于一般化脓性细菌的生长；改善创面细胞的营养及新陈代谢，促进肉芽组织生长。以白糖外敷治疗伤口感染，不同于其他局部消毒剂和抗生素的作用，不会因局部消毒剂破坏正常组织细胞，也不会因局部使用抗生素而产生耐药性菌株。

【制用法】白糖适量外敷溃疡局部。

【方五】矾冰液

【出处】《新中医》2005 年第 9 期

【组成】明矾，冰片。

【功用】燥湿止痒，清热止痛。

【主治】糖尿病足。

【方解】方中明矾性寒味酸，外用燥湿止痒；冰片性凉味苦辛，具清热止痛功效，两药均为常用外用药，合用则加强抗炎和收敛功效，故能抑制疮面炎症反应，降低炎症局部的敏感性，促进渗液吸收，而且矾冰液具有水溶液透气性能好的优点，适宜于治疗糖尿病足。

【制用法】配成每瓶 500 毫升溶液湿敷。糖尿病足溃疡面表浅、面积小、局部仅少许渗液者，常规清洗溃疡面后，覆盖无菌纱布，绷带包裹，松紧适宜，予以矾冰液湿敷，4~6 小时淋药液 1 次，以浸湿纱布为宜，每天换药 1 次；糖尿病足溃疡面积大、有坏死组织者，以过氧化氢消毒及生理盐水冲洗疮口后，用无菌剪除去坏死组织，再用聚维酮碘消毒疮面，覆盖无菌纱布，绷带包裹，以矾冰液湿敷，4~6 小时淋药液 1 次，每天换药 2 次。

【方六】 复方蜂胶液

【出处】《中国交通医学杂志》2005 年第 5 期

【组成】蜂胶 50 克，血竭 20 克。

【功用】清热解毒，散瘀定痛，生肌敛疮。

【主治】糖尿病足。

【方解】蜂胶"味微甘，性平"，所含成分复杂，树脂占 50%～60%，蜂蜡占 30%，芳香挥发油占 10%，主要为黄酮类、酚类、内脂、香豆精类、维生素类、多种氨基酸和人体必需元素 30 余种。蜂胶具有广泛的抗菌作用，与抗生素之间有协同抗菌作用，还有抗病毒及真菌之功能。对损伤组织有修复作用，有软化血管和局部麻醉效应，可以用来治疗糖尿病足的溃疡面。血竭"味甘、咸、性平"，具有散瘀定痛，止血，生肌敛疮之功效，是传统中医外科恶疮痈疽，久不收口，创口不愈的要药。现代药理研究发现，其具有抗炎、抑菌、抗血栓的作用。蜂胶和血竭合用使得双方功效互补，效果优于单用。

【制用法】溶于 75% 的酒精 450 毫升中，每日振摇 1~2 次，7 天后用纱布过滤，过滤液为备用液。按照创面的具体情况，分别采用创面清洁、引流、湿敷；失活组织予双氧水冲洗、碘酒酒精消毒后剪除。然后用复方蜂胶液纱布外敷溃疡面，同时加红外线照射 30 分钟~1 小时。

【注意事项】同时配合以下治疗措施：控制糖尿病；改善微循环及局部神经营养；抗感染。

【方七】　红粉油纱条

【出处】《辽宁中医学院学报》2004 年第 6 期

【组成】红粉 0.1 克，冰片 0.1 克，当归 12 克，白芷 12 克，紫草 12 克，血竭 6 克，甘草 10 克。

【功用】活血化瘀，拔毒祛腐，生肌止痛。

【主治】糖尿病足。

【制用法】先将草药入香油熬枯滤渣，入血竭化尽，再入凡士林、红粉、冰片加热化尽搅均，倒入饭盒内的纱布上，经高压消毒备用。换药时应严格无菌技术操作，先用 2%碘酊棉球，将疮面周围皮肤由内向外环形消毒，再用 75%酒精棉球脱碘消毒，然后用生理盐水棉球将疮面脓液擦干净，对组织坏死黑痂者，应用无菌剪刀分期逐渐剪除，以利于新鲜肉芽组织修复。再用双层红粉油纱条敷于疮面上，红粉油纱条须达疮面底部，以减少分泌物的潴留，使新鲜肉芽组织得以尽快生长，再用无菌纱布覆盖，用绷带包扎。每日换药 1 次，经过换药 10 次后，可见皮肤色泽发红，足部皮肤由凉转温，足背部动脉搏动由减弱转良好，疮面疼痛明显减轻。换药 30 次后，黑色坏死组织全部剪除，新鲜肉芽得以生长，组织得以修复。

【方八】　黄连油纱

【出处】《山西护理杂志》2000 年第 1 期

【组成】黄连适量。

【功用】清热解毒，燥湿敛疮。

【主治】糖尿病足。

【方解】黄连中含有小檗碱、黄连碱、巴马亭、表小檗碱等，其中以小檗碱含量最高，而小檗碱具有明显的抗菌抗毒作用。据研究，黄连素低浓度抑菌，高浓度杀菌。此外，对多种细菌毒素有明显的拮抗作用，并有抗溃疡和修复溃疡的作用。

【制用法】用 0.5%洗必泰或 0.05%碘伏清洗消毒创面，根据创面情况，将黄连油纱贴敷或塞入溃烂处，然后以消毒纱布包裹，每日换药（后期可隔日换药 1 次），直至痊愈。

【注意事项】在外科换药的基础上还需配合综合治疗法，如控制高血糖、抗感染、中药的活血化瘀、补血生肌、降血脂、扩张微血管等，以改善微循环，提高病人自身的抗病能力，促进肉芽组织再生。

【方九】黄芦膏

【出处】《中医外治杂志》2003 年第 3 期

【组成】生大黄 20 克，丹参 10 克，黄柏 20 克，生黄芪 20 克，当归 10 克，金银花 20 克，鲜芦荟适量。

【功用】清热解毒，祛腐生肌。

【主治】糖尿病足溃疡。

【方解】方中生大黄清热凉血解毒；黄柏清热泻火解毒；生黄芪扶正托毒生肌；丹参活血凉血消肿；当归活血补血、祛瘀生新；金银花清热解毒消肿。诸药合用，共奏清热解毒、祛腐生肌之功效。现代药理研究表明：生大黄、黄柏、金银花、丹参、芦荟等均具有较强的抑菌或杀菌作用，并对组织炎性肿胀有明显的消炎作用，同时芦荟、黄芪还能促进肉芽组织及上皮组织生长，加速创面愈合。

【制用法】上药除鲜芦荟外混合均匀，共碾细末，过 100 目筛，装瓶送供应室高压灭菌后备用。创面外周皮肤用 2%碘酒消毒，75%酒精脱碘，创面用 0.75%碘伏液清洗，并彻底清除坏死组织，依据创面大小将适量药末倒入换药碗中，并将新鲜芦荟洗净去皮，捣烂取汁，用芦荟汁将药末调和成糊状，均匀涂抹于创面，外用凡士林油纱覆盖以保持创面湿润，无菌敷料包扎，每日换药 1 次。

【注意事项】同时整体治疗消渴病。

【方十】外洗方

【出处】《山西中医》1999 年第 4 期

【组成】桂枝 6 克，丹参 15 克，忍冬藤 30 克，紫草 10 克，苦参 15 克，五倍子 10 克，白芨 10 克，血竭 8 克，乳香 12 克。

【功用】温经活血，清热利湿，收敛托毒生肌。

【主治】糖尿病足。

【制用法】每日 1 剂，水煎取汁 60 毫升，泡浴（生理盐水冲洗患处后）。治疗 2 周为 1 个疗程，间隔 1 周，连用 2~3 个疗程。

【注意事项】同时给予糖尿病饮食，降糖治疗（口服降糖药或注射胰岛素），局部清创，常规消毒后用生理盐水冲洗，敷料覆盖。

【方十一】乳没生肌散

【出处】《河北中医药学报》2005 年第 2 期

【组成】乳香，没药，血竭，赤芍，白芷，龙骨，冰片。

【功用】活血散瘀，拔毒生肌。

【主治】糖尿病足2级坏疽。

【方解】乳没生肌散源自清代祁坤《外科大成》的腐尽生肌散，治疗"痈疽等毒诸疮破溃不敛者，撒之即愈"。方中用乳香、没药、赤芍活血消肿止痛生肌；白芷芳香行窜，辟疫化浊，龙骨、血竭燥湿生肌敛疮，冰片消肿止痛通窍，诸药合用，共奏活血散瘀，拔毒生肌的作用。现代药理研究认为：乳香、没药、白芷、冰片有较强的抗菌抑菌消炎镇痛作用，赤芍、冰片、血竭具有活血抗凝扩张血管，促进血运循环，因此乳没生肌散具有活血抗菌作用，局部外用治疗糖尿病足2级坏疽能祛腐生肌，促进疮口愈合。

【制用法】共研细末，过120目筛储瓶避光备用。疮面常规消毒，腐肉多者先予清疮，将乳没生肌散均匀撒在疮面上外敷消毒纱布，胶布固定。每天换药1次，观察30天。

【注意事项】采用基础治疗即（1）胰岛素控制血糖在接近正常水平6.6~8.3毫摩尔/升；（2）根据分泌物细菌培养口服或静滴有效抗生素；（3）采用蚕食清疮法；（4）合理饮食，控制体重。

【方十二】三黄汤

【出处】《吉林中医药》2002年第4期

【组成】大黄30克，黄芩30克，黄连30克。

【功用】清热解毒利湿。

【主治】糖尿病足。

【方解】三黄汤浸泡及外洗患足比常规单纯以中药油膏外敷更能加快创面愈合，它的优势在于：①祛除分泌物较彻底，能通过蘸洗和浸泡患足，将窦道或筋膜深处的腐肉脓液等清除掉；②熏洗能促进末梢微循环加速，增加局部供血供氧，促进创面愈合；③药液直达病所，节省有效成分，故见效快，缩短疗程，不失治疗机会，减少截肢率。大黄清五脏蕴热，通络解毒是中医外科痈肿疮疡之要药，黄芩、黄连清热利湿解毒，用于此即能清利创面之腐肉痰湿，尤其擅长于湿性坏疽，三药水煎外洗，既能利用液体的冲灌力祛除我们用一般手法所不及之处的瘀腐，又能通过浸泡，使细胞和组织能均匀吸收药物直达病所。新的药理研究也发现，大黄可使血清胰岛素水平降低，红细胞胰岛素受体结合力恢复正常，配合黄芩、黄连对超氧自由基均有显著清除作用，并能抑制脂质过氧化物的产生。三黄汤外洗，配合其他方法治疗糖尿病足不失为一种明智的选择。

【制用法】温水浸泡30分钟，煎30分钟，先大火煮拂再改中火，煎成1500毫升，取汁先熏患足，待药水温度在35℃～36℃时，将患足泡入药水中，并用长把大棉签轻轻蘸洗20～30分钟，将患足自然晾干，再外敷薄层生肌玉红膏（《外科正宗》方），每日1次。

【注意事项】患者均接受内科治疗，首先控制血糖，同时改善微循环，使用敏感抗生素，局部换药时逐渐"蚕食"坏死组织，待溃疡面不再有坏死发生时停止"蚕食"。内科治疗逐渐减少或撤药。

【方十三】 双黄膏
【出处】《中医外治杂志》1998年第3期
【组成】黄连30克，黄柏30克，当归30克，白芷20克，血竭5克，冰片3克，樟丹5克，蜂蜡（黄）50克，麻油500克。
【功用】解毒止痛，化腐生肌。
【主治】糖尿病坏疽。
【方解】血竭具有活血化瘀，清热解毒、消肿止痛、祛腐生肌、收敛的作用。白芷散瘀祛湿，樟丹拔毒生肌，冰片通窍散火，麻油、蜂蜡具有使局部湿润，保持皮肤生长环境，参与局部营养的作用。再和麻油、蜂蜡一并使用，起到了促进溃疡愈合的作用。据临床观察，该药膏止痛快，可控制感染，愈合溃疡面效率高。

【制用法】先将前4味药浸泡在麻油中3昼夜，然后用文火将药物炸至黄褐色，过滤去渣，然后放蜂蜡，待此油偏温后放冰片、血竭、樟丹细粉拌匀，即成膏，装消毒大口瓶内备用。先用双氧水清洗溃疡面，用蚕食法清除坏死，再用生理盐水冲洗干净，按溃疡面大小，1次将药膏涂于坏疽溃疡面上，即可直接用敷料盖上，然后包扎固定。1日或隔日或隔3日换药，可按分泌物多少而定。

【方十四】 糖疽膏（散）
【出处】《中国中西医结合外科杂志》2004年第2期
【组成】当归、红花、血余、冰片、轻粉、滑石粉、生石膏等。
【功用】祛腐生肌。
【主治】糖尿病足。
【方解】方中煅炉甘石有止血、消肿毒、生肌除湿作用；滑石粉、冰片清热收敛、防腐止痒，保护疮面，吸收分泌物作用，诸药合用，有祛腐生肌之功能，使新肉生长，促进疮面愈合。

【制用法】糖疽散系将上述药物粉碎成细粉后，混合均匀，使其色泽一致。糖疽膏先把炉甘石、轻粉、生石膏研细过160目筛，冰片研细备用。再取香油放入锅内熬开，加入血余，炸至血余完全炭化，捞出，置研钵内研成膏备用。然后将当归、红花等加入香油中，熬枯去渣，再将黄蜡、白蜡加入油锅中熔化，去沫过滤，加入研好的血余炭膏，并徐徐加入炉甘石、生石膏、轻粉，并不断搅拌，待油温降至60℃左右时，加入冰片混匀即得。先行疮面常规消毒，如渗出液较多，用糖疽散撒于疮面，待脓水减少后改用糖疽膏，均匀敷于疮面上，每日更换1次。1个月为一疗程。

【方十五】溃疡散

【出处】《临床医学》2003年第9期

【组成】人参30克，三七粉30克，冰片30克，琥珀20克，麝香1.5克，珍珠粉6克，铅丹6克，玄明粉20克。

【功用】化瘀止痛，祛腐生肌。

【主治】糖尿病足。

【方解】重用人参、三七化瘀止痛，余药配合祛腐生肌。方中麝香、珍珠用于此处，古人多有介绍，如《本草汇言》用"油蜡膏"，讲珍珠"治一切诸毒疔疮，穿筋溃络，烂肌损骨，破关通节，脓血淋漓，溃久不收之证"。《千金方》记载麝香能"去恶肉"。今人治疗糖尿病足，也有使用。如王东济等用"祛腐生肌散"，即用麝香、珍珠、冰片、轻粉四味。轻粉为汞，本方易为铅丹。《本草纲目》介绍铅丹能"长肉祛瘀，故治恶疮肿毒……为外科必用之物"。

【制用法】琥珀、玄明粉混合碾碎过85目铜箩后，与冰片、麝香、珍珠粉、人参、三七粉混合，经乳钵研磨数百次成粉状，过90目铜箩后，装入有色密闭瓶中备用。遵循由远及近，从软到韧、先易后难的原则，用75%酒精棉球擦洗溃疡面周围皮肤；将溃疡面坏死组织、脓液、脓痂清理干净，用无菌生理盐水棉球反复擦洗创面，继而用无菌干棉球吸干创面；再次用75%酒精棉球擦洗溃疡面周围皮肤；把溃疡散均匀地撒在溃疡面上，以盖严溃疡为度，约2毫米，不宜太厚。外用无菌敷料包扎，胶布或绷带固定牢。每周换药1次，严重者5天换药1次。

【注意事项】合并感染者，选用青霉素和甲硝唑静点，过敏者选用其他有效抗生素，联合用药以加强控制感染。溃疡散上药前，清理疮面尤为重要。要充分清创、引流，坏死组织及脓液清除，没有明显坏死的肌腱不要轻易处理，以免影响行走功能。不得已截肢时，遵循截小趾保下肢、截下肢保生命的原则。糖尿病足为本虚标实证，早发现，早治疗，效果最好。

【方十六】祛腐生肌系列

【出处】《中医外治杂志》2001 年第 6 期

【组成】 化管药条组方：朱砂 15 克，雄黄 15 克，水银 30 克，火硝 120 克，白矾 30 克，皂矾 18 克。

祛腐生肌膏组方：炉甘石 20 克，珍珠层粉 47 克，黄丹 8 克，冰片 2.5 克，石炭酸 5 克，凡士林 800 克。

【功用】 化管药条拔毒排脓，祛腐生肌膏生肌敛疮。

【主治】 糖尿病足。

【方解】 化管药条具有拔毒排脓之功，药理证实，红升丹对化脓性细菌如绿脓杆菌、大肠杆菌、金黄色葡萄球菌、乙型溶血性链球菌具有很强的杀灭作用，同时对腐蚀不去、脓水不绝、久不闭合组织，能控制感染，并促进肉芽组织生长。祛腐生肌膏则促进溃疡愈合。

【制用法】 中期坏疽予化管药条引流，后期遗留溃疡予祛腐生肌膏外敷。

【方十七】消疽膏

【出处】《新中医》2003 年第 10 期

【组成】 苏木、赤芍、独活、僵蚕、檀香、白芷、血竭、白藓皮按 2∶2∶1∶1∶1∶1∶1∶1 比例组成。

【功用】 行血散瘀，拔毒生肌。

【主治】 糖尿病足Ⅱ级坏疽。

【方解】 方中苏木、赤芍行血散瘀，消肿止痛；独活、僵蚕祛风除痹；檀香、白芷芳香行窜，辟秽化浊；白藓皮胜湿解毒入血分；血竭生肌敛疮。诸药合用，共奏行血散瘀、拔毒生肌的作用。本方药性平和，无寒凉冰肌、无温热伤阴之弊，血生则肌肉不死，血动则经络流通，故肌活不致烂痛，经通不致臃肿。现代中药药理学研究认为，苏木不仅有行血、破瘀、消肿止痛的作用，而且对金黄色葡萄球菌和伤寒杆菌作用较强，对溶血性链球菌、肺炎球菌及肺炎杆菌等有抑制作用；赤芍具有抗血栓、抑制血小板聚集、抗凝血酶及改善血液流变学的作用；白芷有较强的抗菌作用，水煎剂对大肠杆菌、痢疾杆菌、绿脓杆菌及变形杆菌等有一定作用。因此，消疽膏具有活血抗凝和广谱抗菌作用，局部外用治疗糖尿病足Ⅱ级坏疽即有抗感染的作用，又可改善微循环，增加局部的再灌注，促进炎症吸收，从而进入良性循环，达到组织修复、生肌长肉、疮口愈合的目的。

【制用法】将上药共研极细粉末，过180目筛，用医用凡士林、天立牌独流老醋制成含量为50%的深褐色软膏，将软膏摊在纱布上约1.0~1.5毫米厚度，敷于疮口及四周肿处，以消肿止痛，生肌长皮。如疮内分泌物多，用围箍法敷药，药膏摊的厚度2.0~2.5毫米，聚毒排脓，待分泌物减少，再用上法敷药包扎固定，每天换药1次，观察30天。

【注意事项】配合基础治疗：①均用胰岛素控制血糖在理想水平；②根据分泌物细菌培养选用有效的抗生素；③给予改善微循环及扩张血管的治疗；④合理饮食，控制体重；⑤心理治疗，适当运动。

【方十八】 黄连油纱条

【出处】《实用中医内科杂志》2004年第2期

【组成】黄连9克，当归15克，黄柏9克，生地30克，姜黄9克，元胡15克，黄芪30克，粟壳5克，麻油360克，黄蜡120克。

【功用】清热解毒，消肿止痛。

【主治】糖尿病合并感染性皮肤病。

【方解】方中黄连、黄柏均性苦味寒，具有清热燥湿、解毒泻火之功效。大黄，性苦味寒，凉血解毒、活血祛瘀。当归，辛甘温，《本草纲目》云："汤火伤疮，焮赤溃烂，用此生肌，拔热止痛。"姜黄，治心胸胁腹气血瘀滞诸痛；现代药理研究，上述诸药均具有很广的抗菌谱，且黄连还具有局部麻醉镇痛的作用，黄柏外用可促使皮下渗血的吸收，大黄止血；姜黄、元胡有显著的止痛作用。

【制用法】上药除黄蜡外，文火徐徐收膏。将油膏均匀涂抹在纱条上放入消毒罐，高压消毒30分钟备用。Ⅰ期溃脓期，创面内仍有脓性分泌物及坏死组织，局部切开后，每日换药1次，以黄连纱条掺和九一丹填塞创面内，周围红肿未退的盖敷金黄膏。Ⅱ期肉芽生长期，创面内无脓性分泌物，肉芽红活，但尚未平覆，隔日换药1次，以黄连纱条掺和生肌散。Ⅲ期爬皮期，创面已平覆，尚待爬皮愈合，隔日换药1次，单用生肌散均匀喷洒创面即可，局部暴露，保持干燥。

【注意事项】同时在运用中药外治的基础上，还应控制血糖、控制感染，才能收到较好的效果。

【方十九】 生肌散
【出处】《实用中医内科杂志》2004 年第 2 期
【组成】制炉甘石 25 克，滑石 30 克，琥珀 10 克，朱砂 5 克，血竭 10 克，龙骨 9 克，儿茶 9 克，乳香、没药各 9 克。
【功用】收敛生肌，活血止痛，收湿敛疮。
【主治】糖尿病合并感染性皮肤病。
【方解】现代药理研究，方中诸药均有抑菌、收敛、防腐、保护创面、消除组织水肿的作用。
【制用法】研为细末，以无声为度，装入瓷瓶备用。
【注意事项】同黄连油纱条。

【方二十】 蚂黄散
【出处】《中医外治杂志》2001 年第 4 期
【组成】川黄柏、地龙、血竭按 3：2：1 比例混合。
【功用】活血通脉，祛腐生肌。
【主治】糖尿病足溃疡。
【方解】方中用黄柏以清热燥湿、益肾养阴；地龙用于活血祛瘀、通脉；血竭用以散瘀生肌。诸药合用，以收到活血通脉、祛腐生肌之目的。
【制用法】川黄柏、血竭常温下在本院制剂室研磨成粉状，地龙由清华大学生物实验室在超低温冷冻后用纳米技术研磨成粉状；在我院将上述药物按比例混合，高压消毒后装瓶备用。取蚂黄散适量，用生理盐水调和成糊状，敷于创面。用无菌纱布包扎，每日换药 1 次，30 天为一疗程。两个疗程后统计结果。
【注意事项】配合全身治疗（包括控制血糖、抗感染和改善微循环等措施）。
局部治疗：对于破溃创面和手术清创的创面，在换药时首先常规消毒溃疡周围皮肤后，然后用生理盐水棉球清除脓液、腐肉及脱落坏死组织。

（五）闭塞性动脉硬化症

动脉硬化闭塞症（简称 ASO）是全身性动脉粥样硬化在肢体局部的表

现，是全身性动脉内膜及其中层呈退行性、增生性改变，结果使动脉壁增厚、僵硬、纡曲和失去弹性，继发性血栓形成，引起动脉管腔狭窄，甚至发生阻塞，使肢体出现相应的缺血症状的疾病。动脉硬化闭塞症属中医"脉痹""脱疽""血瘀"范畴，在古典文献中多有记载。如《外科理例》"脱疽"中就有"年愈 50 岁患者，色紫黑，脚痛"。《外科正宗》描述"脱疽"中有"中年妇女，肥胖，生渴三载，右食指麻痹，月余后发黑"。

【方一】**解毒洗药**。

【出处】《中医外治杂志》2001 年第 4 期

【组成】双花 30 克，公英 30 克，苦参 12 克，黄柏 12 克，连翘 12 克，木鳖子 12 克，白芷 10 克，赤芍 10 克，丹皮 10 克，甘草 10 克。

【功用】清热解毒，消肿止痛。

【主治】血栓闭塞性脉管炎出现肢体溃疡或有肢体感染脓多、恶臭，局部红肿，但感染已局限稳定；或末节干性坏疽伴有局部红肿，以及有甲沟炎。

【制用法】将上药装入纱布袋中，水煎后放温，用药液浸泡患肢，每日一次。

【按】方名为编者所加。

【方二】**活血止痛散**。

【出处】《中医外治杂志》2001 年第 4 期

【组成】透骨草 15 克，元胡 15 克，当归 15 克，姜黄 15 克，川椒 15 克，海桐皮 15 克，威灵仙 15 克，川牛膝 15 克，乳香 15 克，没药 15 克，羌活 15 克，白芷 15 克，苏木 15 克，五加皮 15 克，红花 15 克，土茯苓 15 克。

【功用】活血祛瘀，温阳散寒。

【主治】早期及恢复期动脉硬化性闭塞症缺血不严重，肢体仍发凉、怕冷，遇冷后症状加重；动脉硬化性闭塞症伴有患肢酸胀、疼痛，关节屈伸不利；遗留硬结、疼痛。

【制用法】将上药装入纱布袋中水煎，煎好后趁热先熏，待温后再用药液浸洗，每日 1 次～2 次。

【按】方名为编者所加。

【方三】燥湿洗药。

【出处】《中医外治杂志》2001 年第 4 期

【组成】苦参 30 克，白藓皮 30 克，马齿苋 30 克，苍术 15 克，黄柏 15 克，大黄 15 克。

【功用】清热燥湿，收敛止痒。

【主治】动脉硬化性闭塞症合并足癣，趾缝间渗液、糜烂。

【制用法】水煎外洗。

【按】方名为编者所加。

【注意事项】

1. 水温不宜过高，以防药液过热，使缺血的肢体代谢加快，需氧量增加，反而加重组织细胞的损害；其次是防止烫伤，一旦烫伤很容易出现溃疡或继发感染加重坏疽。

2. 个别病人对外洗药过敏，因此初次外洗时不宜过久，外洗范围不宜过大，一旦发生过敏，就可避免过敏反应重、范围大之弊。临床上所见过敏者以皮肤出现小红丘疹为主，并伴有瘙痒，过敏者应停用外洗药物，轻者停用外洗药后皮疹可自行消退，严重者可外涂肤轻松软膏或去炎松尿素霜软膏，待皮疹消退可再另选用其他的外洗药物。

3. 肢体干性坏疽无炎症，以及肢体坏疽处于进展期，或肢体缺血近期加重，病情不稳定，不宜采用熏洗疗法；肢体突然缺血，患肢苍白、冰凉、麻痛应严禁熏洗。

4. 外洗后虽无皮肤过敏，但患肢疼痛加重、溃疡扩大、患肢出现肿胀者应停用熏洗疗法。

5. 外洗一般每日一次，每次 30 分钟~50 分钟，药液变凉后应加热后再洗，最好每日能洗二次，1 剂洗药可用 2 天，第二天应用时加温后即可应用。

6. 感染溃烂的创口，外洗时应滤去药渣，用消毒纱布蘸药液淋洗患处，并用镊子持纱球拭去创口脓液及坏死组织，反复淋洗，使创口干净后再根据创口情况进行常规换药。下次换药时可直接用药液浸透敷料，便于揭去敷料，减少创口的疼痛。有感染的创口，每次用 1 剂，不得连用，第二次外洗应再煎 1 剂。

【方四】红灵酒

【出处】《中医外治杂志》2001 年第 4 期

【组成】红花 3 克。

【功用】活血祛瘀，温经通络。

【主治】动脉硬化性闭塞症肢端有瘀点、瘀斑，皮色青紫，或有关节屈伸不利。

【制用法】放入 50%酒精 100 毫升中浸泡，呈玫瑰红色即可使用。取适量外搽患部，每日 3 次~4 次，并用手轻轻按摩局部。

【方五】黄马酊

【出处】《中医外治杂志》2001 年第 4 期

【组成】马钱子（打碎），黄连各 30 克。

【功用】消炎止痛，通经活络。

【主治】动脉硬化性闭塞症出现甲沟炎，以及肢端有感染或坏疽，术后有缝线周围炎。

【制用法】浸泡于 75%酒精内，一周后备用。用消毒棉签取药液外搽患部，每日数次，创口内不宜搽拭，以免药液刺激引起疼痛；缝线周围炎可用无菌纱布浸透药液后敷于切口处，每日 2 次。

【方六】大青膏

【出处】《中医外治杂志》2001 年第 4 期

【组成】大青叶 60 克，黄柏 10 克，大黄 10 克，乳香 10 克，没药 10 克，明矾 10 克，樟丹 10 克，黄连 10 克，芙蓉叶 10 克，铜绿 10 克，胆矾 10 克，五倍子 10 克。

【功用】清热解毒，消肿止痛。

【主治】动脉硬化性闭塞症合并感染局部红肿热痛、丹毒、淋巴结炎。

【制用法】共研为细末，用凡士林调和成膏。取适量药膏涂于无菌纱布上，外敷于患部，每日 2 次，创口不宜应用，应外敷于创口周围红肿区域。

【方七】大通洗剂

【出处】《北京中医》2005 年第 4 期

【组成】制川乌 12 克，制草乌 12 克，乳香 12 克，没药 12 克，羌活 18 克，独活 18 克，防风 18 克，细辛 12 克，炙麻黄 12 克，赤芍 18 克，葛根 24 克，桂枝 18 克，全蝎 12 克，制马钱子 3 克，血竭面 1 克，三奈 3 克，鬼箭羽 100 克，鸡血藤 100 克，清风藤 100 克。

【功用】温经散寒，活血止痛。

【主治】下肢动脉粥样硬化性闭塞症。

【方解】方中制川乌、制草乌、细辛、桂枝温阳通脉止痛；乳香、没药、赤芍、血竭、鸡血藤活血化瘀，通经活络；羌活、独活、防风、炙麻黄、全蝎、葛根、鬼箭羽、清风藤祛风除湿通络；诸药合用共奏温经通脉、活血止痛之效。

【制用法】水煎 500 毫升，泡洗患肢，每日 1 剂，每日 2 次，每次 30 分钟。

（六）下肢深静脉血栓形成

深静脉血栓形成（DVT）是较常见的四肢血管疾病，近年来，本病的发病率在逐年增加。本病好发于下肢，血栓形成后，血栓远端静脉高压，从而引起肢体肿胀、疼痛及浅静脉扩张或曲张等临床表现。严重者还可以影响动脉供血，并使静脉瓣膜受损，遗留永久性的下肢深静脉功能不全而影响生存质量。本病属于中医"股肿""脉痹""瘀血""瘀血流注""肿胀"等范畴。中医对深静脉血栓形成认识久远。《千金备急要方》中说："久劳、热气盛、为湿热所折，气结筋中""气血瘀滞则痛，脉道阻塞则肿，久瘀而生热"。《血证论》则认为"瘀血流注，四肢疼痛肿胀，宜化去瘀血，消利肿胀"，又说"有瘀血肿痛者，宜消瘀血""瘀血消散，则痛肿自除"。这说明中医学对深静脉血栓形成的临床表现有详细的了解，并提出了重要的治疗方法，对后世对本病的临床治疗有重大的影响。

【方一】*深静脉炎洗剂*

【出处】《中医外科心得集》

【组成】桑枝 30 克，芒硝 30 克，苦参 30 克，红花 15 克，苏木 30 克，当归 30 克，透骨草 30 克。

【功用】活血通络，消肿止痛。

【主治】深静脉炎，肿胀甚者。

【制用法】大盆煎汤，先熏，再洗，后浸泡或湿敷患处，每日 1 次，每次 30 分钟。若红肿甚者，加蒲公英、地丁；若紫暗发凉者，去苦参，加桂枝、艾叶。

【方二】 *活血消肿散*

【出处】《山东中医杂志》2004年第6期

【组成】 刘寄奴10克，海桐皮10克，苏木10克，羌活10克，大黄10克，当归10克，红花10克，丹参10克，延胡索10克，白芷10克。

【功用】 软坚散结，活血消肿。

【主治】 下肢深静脉血栓形成。

【方解】 应用本方煎汤，熏洗患肢，能扩张局部血管，使周围组织瘀肿消散吸收，具有消除肢体瘀血肿胀，缓解疼痛和促进侧支循环的作用。方中刘寄奴苦泄温通，破血通经，散瘀止痛；苏木活血通经，祛瘀止痛，配以红花、丹参增强其活血散瘀之功；延胡索辛散温通，活血行气，兼具止痛良效。诸药相合，共奏软坚散结、活血消肿的功效。

【制用法】 患者取平卧位，熏洗前先测量患肢肢围，分别测量髌骨上缘上15厘米，髌骨下缘下15厘米，内踝上5厘米。将活血消肿散各药研为细末，混匀，装入纱布袋内，用温水浸泡2小时，用药碾将药袋反复捣数次，以使药物的有效成分易于浸出，再加入温开水煎煮20分钟，将煎好的药液倒入特制的不锈钢容器内，待药液变温后，将患肢浸泡药液中泡洗，使药物有效成分充分透入患处。一般药液量以浸到膝关节为宜，温度35～38℃，嘱患者用浸有药液的毛巾反复搓洗患肢，或将毛巾直接敷于患肢，一般熏洗40～60分钟，日1次，30天为1个疗程。治疗完毕后，对患肢各部肢围复测。熏洗时注意避风寒保暖，每日熏洗治疗完毕后，用毛巾擦干患肢，将患肢抬高15～30°，卧床休息30分钟。

【注意事项】 熏洗疗法是利用药物煎汤，趁热在皮肤或患部进行熏洗、淋洗和浸浴的一种外治疗法。该法借助热力作用，促进药物分子间运动速度加快，透皮作用增强，使药物有效成分充分经皮作用于患处。并能刺激神经系统，调整心血管系统和周围血管系统等，调和气血、疏通经络，扩张血管和淋巴管，促进血液和淋巴循环，调整全身功能，改善局部的营养状态，对消除肢体肿胀，缓解疼痛有显著效果，尤其对发病后期，下肢静脉功能不全的后遗症患者、患肢肿胀者，应用熏洗治疗成为重要而有效的治疗方法。

【方三】 *冰硝散*

【出处】《中医药临床杂志》2004年第3期

【组成】 冰片10克，芒硝500克。

【功用】消肿止痛。

【主治】急性期下肢深静脉血栓形成。

【方解】芒硝具有清热利湿、软坚消肿止痛作用，使肢体郁阻水液由皮肤外泄，以利于浅静脉扩张肿胀消退，降低血管阻力，促进静脉汇流。冰片清热止痛，散郁热，芳香开腠，促进皮肤毛孔对药物的吸收及水分的外渗。两者合用，外敷于患肢，渗透到皮下组织，共奏消肿止痛之功效。

【制用法】将冰片、芒硝研为粗末，拌匀，装入缝制有条格的棉布袋内，均匀地摊平，外敷并固定于患肢。急性期病人应限制活动，24小时外敷，最好备用2只药袋交替使用。

【注意事项】一是对患者要轻抬、轻放，注意安全，避免碰伤；二是患肢禁止针灸、热敷、挤压，以免发生感染，加重肢体肿胀；三是禁止按摩患肢，以防血栓脱落发生肺栓塞。

【方四】水调散

【出处】《辽宁中医杂志》1998年第8期

【组成】黄柏，煅石膏。

【功用】清热利湿，消肿散结。

【主治】急性下肢深静脉血栓形成。

【方解】水调散，属外用药中的箍围药，一般用于治疗阳性疮疡未溃，红、肿、热、痛阶段。方中黄柏清热利湿；煅石膏清热消肿而且散结，共奏清热利湿，消肿散结之功效。

【制用法】以凉水或凉开水调成糊状，均匀地敷在患处，厚度约0.3厘米，范围应大于病变红肿界限。现用现调和，见干即行更换，以保证该药的持续治疗作用，外敷药物表面不加盖塑料制品，避免湿热内蕴，邪不外达而加重病情。急性期时应绝对卧床，患肢抬高30°，促进静脉回流，且可以防止血栓脱落而致肺栓塞之可能。同时配合中西医结合治疗，选用抗凝、溶栓及祛聚疗法，亦可给予中药制剂，如川芎嗪、脉络宁等静脉注射，或口服清热利湿，活血化瘀中药以达内外同治的效果。

【注意事项】（1）超出范围的外敷，可以充分发挥本药的箍束围聚作用，促进肿胀的消退；（2）现用现调和，因石膏久置则变干硬，难贴敷于皮肤造成药效降低；（3）见干即更换药物，以免减弱围聚消肿效果。对于阳证疮疡的治疗，意在泻热消肿，热邪无法外达，将造成热邪内蕴，反而加重病情。因此，保持局部的通透性是不可忽视的环节。

【方五】熏洗方

【出处】《长春中医学院学报》2002年第1期

【组成】䗪虫15克，大黄15克，王不留行10克，泽兰10克，土茯苓10克，三棱15克，莪术15克。

【功用】破血逐瘀，散结利水止痛。

【主治】下肢深静脉血栓形成。

【方解】方用䗪虫、大黄相配破血逐瘀；王不留行活血通经，使血脉通利；泽兰苦辛气香，性温通达以活血化痰、行水；土茯苓甘淡性平，利湿清热；三棱莪术相配，行气祛瘀止痛；芒硝咸寒软坚散结。诸药合用，共奏破血逐瘀，散结利水止痛之功。

【制用法】放入搪瓷盆，用水浸泡30分钟，再用文火煎煮20分钟，然后用药液反复熏洗患处，保持药液温热，凉了可再将药液加热，熏洗30分钟，至皮肤发红。然后取20克芒硝用水溶解，再将浸透芒硝水的纱布块敷于血栓所对应的体表处，用绷带固定24小时，每日1次，10次为1疗程。

【注意事项】注意若有湿性坏疽处，外洗时当避开，以免感染。另外，急性血栓多为软斑，慢性血栓多为硬斑。软斑由于其病程短，斑块质地松，因此可逆性大。硬斑由于病程长，内部多合并纤维化、钙化，因此全部消除比较困难。本组无效的3例斑块内均有钙化灶形成。因此，提示我们软斑宜及早治疗，以免贻误时机，迁延成慢性血栓。

十、其他疾病

（一）放、化疗引起的毒副反应

放射治疗是恶性肿瘤综合治疗中较重要的手段，对某些敏感肿瘤的疗效较好，在恶性肿瘤临床治疗中居重要地位。但是，在恶性肿瘤细胞受到杀伤的同时，恶性肿瘤邻近的正常组织和器官也不可避免地受到放射线的照射，产生了一些毒副反应，给患者带来不同程度的痛苦。化疗药物对人体内增殖旺盛的细胞如骨髓细胞、胃肠道黏膜细胞等有一定程度的损伤。常见的放疗副反应有：（1）局部反应：如放射性皮炎、放射性口腔炎、放射性食管炎等。(2)全身反应：周身疲乏，四肢酸软，易疲劳，头晕，失眠等。(3)消化道反应：食欲下降，恶心呕吐，腹痛、腹泻或便秘等。(4)骨髓抑制：白细胞下降，血小板减少，重者红细胞及血色素减少。(5)机体衰弱：患者可出现周身疲乏、精神萎靡、出虚汗、嗜睡等。(6)炎症反应：如发热、头昏、头痛、口干、口舌生疮、便秘等。(7)心脏毒性：部分化疗药物可产生心脏毒性，损害心肌细胞，患者出现心慌、心悸、胸闷、心前区不适、气短等症状。

根据本病的临床表现，中医将此病归于"虚劳""呕吐"等范畴，常分为气虚型、血虚型、阴虚型、阳虚型等四个证型。(1)气虚型：症见全身乏力，少气懒言，动则气喘，自汗，面色淡白，舌淡苔白，脉细弱。治当益气健脾。(2)阴虚型：症见形体消瘦，口干咽燥，午后潮热，五心烦热，盗汗，舌红绛、少苔或无苔，脉细数。治当滋阴养津。(3)阳虚型：症见少气懒言，畏寒肢冷，精神萎靡，口淡不渴或喜热饮，小便清长或少，大便清泄，舌淡胖、苔白滑，脉沉迟无力或弱。治当温阳散寒。(4)血虚型：症见面色白而无华或萎黄，唇、爪、甲淡白，头晕目眩，心悸失眠，手足麻木，舌淡，苔白，脉细无力。治宜养血和血。

【方一】棉花根大枣煎剂

【来源】王擎玉。棉花根大枣煎剂防治放化疗引起的白细胞减少临床研究。山东中医杂志，1996，(9)：392

【组成】棉花根60克，大枣50克。

【用法】取上药加水800毫升同煎，武火煎沸后，改用文火续煎30分钟，煎至300毫升，过滤，每次100毫升，每日1剂。

【功效】益气健脾。

【主治】适用于急性放射病属气虚型，症见全身乏力，少气懒言，动则气喘，自汗，面色淡白。

【方二】四生汤

【来源】凌昌全，等。四生汤抗放疗毒副反应的临床和实验研究。中医杂志，1993，(12)：733

【组成】生黄芪30克，生地黄10克，生白术9克，生薏苡仁15克。

【用法】取上药加水800毫升同煎，武火煎沸后，改用文火续煎30分钟，药汁一次服完，每剂煎服两次，每日1剂。

【功效】益气健脾。

【主治】适用于急性放射病属气虚型，症见全身乏力，少气懒言，动则气喘，自汗，面色淡白。

（二）乙醇中毒

乙醇又称酒精，乙醇中毒俗称酒醉，是因饮酒过量后所致的中枢神经系统紊乱症状，表现为兴奋或抑制状态。急性中毒一般可分三期：兴奋期、共济失调期、昏迷期。1. 兴奋期：开始有头昏、无力、兴奋、自感欣快、颜面潮红、语言增多、说话爽直、有时粗暴无礼，喜怒无常，有时说话滔滔不绝，有时则寂静入睡。2. 共济失调期：兴奋后出现动作笨拙，步态不稳，精神错乱，中毒性脑病。3. 昏迷期：呕吐，二便失禁，面色苍白，皮肤发绀，口唇微紫，瞳孔正常或散大，昏迷，心动过速，呼吸缓慢而有鼾声，体温偏低，甚至因呼吸麻痹而死亡。日常生活中的酒类饮料含乙醇浓度不同，如啤酒为 9%~11%，黄酒为 15%~17%，葡萄酒为 10%~25%；而由蒸馏形成的烈性酒，其浓度较高，如白酒、威士忌可达 40%~60%。酒醉后症状轻重因饮酒量、是否空腹、个人耐受量而异。预防乙醇中毒要注意：1. 要充分认识酒的危害，饮用酒时，应掌握好量，切勿酗酒。2. 不要空服饮酒。空服饮酒，乙醇吸收快，易引起中毒。3. 饮酒过量时，用探咽催吐的办法尽快排出胃内乙醇，减少乙醇的吸收，减轻中毒。

中医称乙醇中毒为"恶酒候""酒醉"，常分为湿热扰神、痰蒙神窍两个证型。（1）湿热扰神型：症见头昏目眩，四肢震颤，行走跟跄，步态不稳，心中烦乱，胸满呕吐，面红目赤，狂呼乱骂，妄闻妄见，伤人毁物，小便不利，苔黄腻，脉滑数。治宜解酒醒神、清热化湿。（2）痰蒙神窍型：症见面色苍白，神志不清，恶心呕吐，四肢不温，大小便失禁，苔白腻，脉弱无力。治当温化寒湿，醒神开窍。乙醇中毒较轻者，应注意保暖，令患者俯卧，适当加衣被，病人清醒后给温米粥调养，很快恢复。乙醇中毒较重者，可出现呼吸抑制，应立即送医院抢救，以免延误病情。

【方一】葛花

【来源】验方

【组成】葛花 10~15 克。

【用法】水煎服。

【功效】解酒醒脾。

【主治】主要用于饮酒过度出现的头痛，头昏，烦渴，饱胀，呕吐酸水等伤及胃气症状。

【方二】神仙醒酒方
【来源】《万氏养生四要》
【组成】葛花150克，赤小豆花90克，家葛根（澄粉）30克，白豆蔻去壳30克。
【用法】取研末，每次服用时取末约20~25克煎服。
【功效】解酒醒神、清热化湿。
【主治】适用于乙醇中毒属于湿热扰神型，症见头昏目眩，四肢震颤，行走跟跄，步态不稳，心中烦乱，胸满呕吐，面红目赤，狂呼乱骂，妄闻妄见，伤人毁物，小便不利，苔黄腻，脉滑数。

【方三】酸枣葛花根解酒
【来源】验方
【组成】酸枣、葛花根各10~15克。
【用法】一同煎服。
【功效】醒酒、清凉、利尿。
【主治】适用于乙醇中毒属于湿热扰神型，症见头昏目眩，四肢震颤，行走跟跄，步态不稳，心中烦乱，胸满呕吐，面红目赤，狂呼乱骂，妄闻妄见，伤人毁物，小便不利，苔黄腻，脉滑数。

（三）中暑

中暑是人体在高温和热辐射的长时间作用下，机体体温调节出现障碍，水、电解质代谢紊乱及神经系统功能损害症状的总称，是热平衡机能紊乱而发生的一种急症，大量蓄积余热使体温调节中枢功能障碍，引起体温升高、循环衰竭和水电解质紊乱的临床症候群。可以分成三种：一种是在闷热的房间里容易出现的热射病，病人会感觉到头痛、头晕、口渴，然后体温迅速升高、脉搏加快、面部发红，甚至昏迷。第二种是日射病，如果人们在烈日下活动或停留时间过长，直接在烈日的曝晒下，强烈的日光穿透头部皮肤及颅骨引起脑细胞受损，进而造成脑组织的充血、水肿；由于受到伤害的主要是头部，所以，最开始只有头部温度增加，高的时候可以达到39℃以上，然后有剧烈头痛、恶心呕吐、烦躁不安，继而可出现昏迷及抽搐，但体温不一定升高。第三种叫热痉挛，人在高温环境中，身体会大量出汗，丢失大量盐分，使血液中的钠含量过低，引起腿部甚至四肢及全身肌肉痉挛。中暑的主要症状：发热、乏力、皮肤灼热、头晕、恶心、呕吐、胸闷、烦躁不安、脉搏细速、血压下降。重症病例可有头痛剧烈、昏厥、昏迷、痉挛。理化检查有低钠低氯血症和肌酸尿症。预防本病应注意改善劳动条件，提供清凉含盐饮料，加强卫生宣传教育。高温作业禁忌证有高血压、心脏病、贫血和肝、肾、内分泌疾病及先天性汗腺缺乏症等。一旦发生中暑，应迅速将病人抬到阴凉通风处平卧休息，头部稍抬高，然后给病人解开衣扣，用冷水毛巾敷在病人的头部和颈部，适当为患者泼些水或用30%酒精擦身降温，若有条件者可在患者太阳穴处涂擦清凉油并让病人服些仁丹或十滴水。如果病人昏倒，可用手指掐压病人的人中穴或针刺双手十指指尖的十宣穴位。当病人好转时再送往附近的医院治疗。

中医称本病为"中暑""暑厥""暑风"等。临床可分为阳明暑热、暑热蒙心、暑热动风、气阴亏虚、气阴耗脱五个证型。（1）阳明暑热型：症见高热大汗，口渴烦躁，头昏头痛，面色潮红，肌肤灼热，小便短赤，或背微恶寒，舌红少津，脉洪大。治宜清热生津。（2）暑热蒙心型：症见猝然昏倒，不省人事，高热烦躁，汗出胸闷，呼吸气粗，或四肢厥冷，舌红绛，脉洪数。治宜清心开窍。（3）暑热动风型：除有暑热蒙心的症状外，并出现肢体痉挛、抽搐、甚至角弓反张，牙关紧闭，舌红绛，脉弦数。治宜凉肝熄风。（4）气阴亏虚型：症见身热汗出，神疲乏力，气短胸闷，不思饮食，大便溏泄。脉洪而缓。治宜益气养阴。（5）气阴耗脱型：症见面色苍白，四肢厥冷，汗出不止，烦躁不安，血压降低，甚至昏迷不醒。脉微细欲绝。治宜益气回阳，救脱。

【方一】二鲜饮

【来源】《蒲辅周医疗经验》

【组成】鲜芦根90克，鲜竹叶30克。

【用法】水煎服。

【功用】清热解暑，生津止渴。

【主治】适用于中暑属于肺胃津伤，身热不退，心烦口渴。

【方二】 加味绿豆粥

【来源】 验方

【组成】 绿豆60克，薏苡仁30克，杏仁10克，粳米100克。

【用法】 将配料淘净，泡发后煮成稀粥。每天2次，温热食。

【功效】 清热利湿、宣通三焦。

【主治】 适用于中暑属于暑湿弥漫三焦，对小便短赤、舌质红赤、身热面赤、胸闷脘痞有疗效。

第三章　妇科常见疾病

（一）功能失调性子宫出血

功能失调性子宫出血是由内分泌失调所引起的子宫内膜异常出血，简称功血。临床上以阴道不规则流血，甚至出现贫血为其特征，而全身及内外生殖器官无器质性病变存在。一般分为无排卵型和排卵型两大类。无排卵型比较多见，约占80%~90%，常发生在青春期和绝经期；排卵型功血多见于中年妇女。前者多见于青春期、更年期妇女，后者多见于生育年龄妇女。无排卵型功血表现为月经周期紊乱，经期长短不一，出血量时多时少，甚至大量出血。有时先有数周或数月停经，然后发生阴道不规则流血，出血量往往较多，持续2~3周或更长时间，不易自止。出血期无下腹疼痛或其他不适，出血多或时间长者常伴贫血。本病的形成由内分泌功能失调引起，而全身及内外生殖器官无器质性病变存在。功血病人中约85%属于无排卵型功血。诊断性刮宫及刮出物的病理检查是确诊本病的最主要的依据。因本病是激素失调引起的子宫异常出血，故多采用性激素及止血药治疗。对出血量多或反复出血的已婚妇女用刮宫疗法止血。

功能失调性子宫出血病属于中医学中"崩漏"证的范畴。其病机特点为虚、热、瘀，病变根本在于肾，冲任不能制约经血，而在疾病的过程中常因果相干，多脏受累，致病反复难愈，成为疑难重证。临床常分为肾虚、脾虚、血热、瘀血四个证型。（1）肾虚型，偏肾阳虚：症见经期紊乱，或量多如崩或量少淋漓，血色黯淡质稀，畏寒肢冷，面色晦暗，腰酸腿软，小便清长，舌质淡红，脉沉细。治宜温肾固冲，止血调经。偏肾阴虚：症见经乱不定，出血量多或淋漓不净，血色鲜红质稠，头晕耳鸣，心烦口渴，舌质红、苔少，脉细数。治宜益肾滋阴，固经止血。（2）脾虚型：症见经血非时而下，或暴崩量多，或淋漓日久，色淡质稀，神疲乏力，气短懒言，面色萎黄，纳食不香，舌质淡、苔薄白，脉濡弱。治宜益气健脾，固冲止血。（3）血热型：虚热症见经血非时突然而下，量多如崩或量少如漏，血色鲜红质稠，五心烦热，舌红、少苔，脉细数。治宜滋阴清热，止血调经。实热症见经血或急则暴下，或淋漓不净，色深红质稠，口渴思饮，尿黄便干，舌质红、苔薄黄，脉洪数。治宜清热凉血，固经止血。（4）瘀血型：症见经血非时而下，时下时止，淋漓不净，或停闭日久又突然崩中下血，继而淋漓不断，色紫黑有块，小腹疼痛，舌质紫暗、苔薄白，脉涩。治宜活血化瘀，止血调经。

【方一】鸡皮藕节方
【来源】验方
【组成】鸡爪皮 10 克，藕节 15 克，甜酒少许。
【用法】二者焙焦研末混合，用甜酒冲服，1 次/日。
【功效】凉血，补血，止血。
【主治】各型无排卵型功能失调性子宫出血，症见出血不止，血色鲜红。

【方二】红枣玉粒羹
【来源】验方
【组成】红枣 10 枚（去核），鲜莲藕半节，粳米 200 克，砂糖适量。
【用法】将鲜莲藕洗净后去皮，切粒；红枣、粳米淘洗干净。往砂锅放入清水适量，投入红枣、粳米、莲藕粒。先以武火煮沸，然后以文火熬煮，一直到黏稠枣软，加砂糖调味即可食用。宜经常食用。
【功效】养血调经。
【主治】青春期无排卵功能失调性子宫出血。

【方三】石榴皮煎
【来源】验方
【组成】酸石榴皮 50 克，党参 30 克，北黄芪 30 克。
【用法】水煎，取汁去渣，加蜜糖适量饮服。每日 2 次。
【功效】益气健脾，固冲止血。
【主治】适用于功能失调性子宫出血属于脾虚型，症见经血非时而至，崩中继而淋漓，血色淡而质薄，气短神疲、面色苍白、手足不温、食欲欠佳，舌质淡红，苔薄白，脉沉弱。

【方四】 *功血Ⅰ号方*

【来源】 中华全国中医学会妇科委员会《中医妇科方选》天津科学技术出版社

【组成】 生地榆 20 克，女贞子 30 克，旱莲草 30 克。

【用法】 取上药加水 800 毫升，先用武火煎沸后，改用文火继续煎 30 分钟，每剂煎 2 次，每日 1 剂。

【功效】 养阴益肾，清热止血。

【主治】 功血属于肝肾阴虚型，症见阴道出血量或多如崩，或少如漏，色红质稠，潮热盗汗，五心烦热。

（二）闭经

闭经是妇科常见的一种症状，凡已过 18 周岁月经尚未来潮的称为原发性闭经。既往曾有过正常月经，现停经 3 个月以上的称为继发性闭经。至于青春期前、妊娠期、哺乳期以及绝经期后的无月经都属生理现象。正常月经有赖于丘脑下部-脑垂体-卵巢轴的功能协调，以及子宫内膜对性激素有周期性反应，其中任何一个环节发生故障，都可以导致闭经。按闭经发生的部位可将闭经分为：1. 子宫性闭经：闭经的原因在于子宫，月经调节功能正常，卵巢有功能，但子宫内膜对卵巢不能产生正常的反应，故称子宫性闭经。2. 卵巢性闭经：闭经的原因在于卵巢，卵巢性激素水平低下，子宫内膜不发生周期性变化而致闭经。3. 垂体性闭经：主要病变在于垂体。垂体前叶的器质性疾病或功能失调可影响促性腺激素的分泌，从而影响卵巢出现闭经。4. 丘脑下部闭经：最常见的一类闭经，由于丘脑下功能失调而影响垂体，进而影响卵巢而引起闭经。其病因复杂，可由于中枢神经器质性病变、精神因素、全身性疾病、药物和其他分泌机能紊乱而引起。病因包括有精神性因素、营养不良或慢性消耗性疾病以及长期服避孕药、闭经泌乳症、多囊卵巢综合征等引起的均属此类闭经。此外，甲状腺、肾上腺、胰腺等功能紊乱也可能导致闭经。总的来讲，闭经的原因有先天性子宫或卵巢发育不全、后天疾病的破坏、下丘脑-垂体-卵巢轴功能失调所致卵巢排卵障碍等。如果发现闭经，应该及时去医院查明病因，对症治疗。如果不抓紧治疗，闭经时间越久，子宫就会萎缩得越厉害，治疗效果也就越差。

中医学将本病称之为"女子不月""月事不来""血枯""血隔"。以

"血枯"和"血隔"分虚实。临床分为肝肾不足、气血虚弱、阴虚血燥、气滞血瘀、痰湿阻滞五个证型。（1）肝肾不足型：症见年逾18周岁尚未行经，或由月经后期量少逐渐闭经，体质虚弱，腰酸膝软，舌淡红，苔少，脉沉弱。治宜补肾，养肝，调经。（2）气血虚弱型：症见月经逐渐后延，量少，经色淡，稀薄，继而闭经，头晕眼花，心悸气短，毛发不泽，舌淡苔薄，脉沉缓。治宜补气、养血、调经。（3）阴虚血燥型：症见月经由少而至停闭，五心烦热，两颧潮红，盗汗，或骨蒸劳热，或咳嗽唾血，舌红少苔，脉细数。治宜养阴、清热、调经。（4）气滞血瘀型：症见月经数月不行，精神抑郁，胸胁胀满，少腹胀痛拒按，舌质紫暗，脉沉涩。治宜理气活血，祛瘀通经。（5）痰湿阻滞型：症见月经停闭，形体肥胖，胸胁满闷，呕恶痰多，神疲倦怠，或面浮肢肿，舌苔白腻，脉滑。治宜豁痰除湿，调血通经。

【方一】 益母草煎

【来源】 王蕴蕴。益母草煎治疗闭经40例研讨，中医、中西医结合妇产科情报资料，1991~1992，（4）：15

【组成】 益母草40克，黄酒150毫升。

【用法】 益母草加水300毫升，浸泡1小时，煎煮取200毫升，加入黄酒，调而温服。每日1剂。

【功效】 温经，活血，调经。

【主治】 闭经属气滞血瘀型，除闭经外，症见胸胁胀满，少腹胀痛，舌边紫暗，或有瘀点，脉沉涩。

【方二】 蚕沙陈醋方

【来源】 经验方

【组成】 蚕沙500克，陈醋200克。

【用法】 将蚕沙炒热，加入陈醋，然后烤干研细末，每次服用9克药末，用糯米酒送服，日服3次。

【功效】 活血调经。

【主治】 适用于闭经属气滞血瘀型，除闭经外，症见胸胁胀满，少腹胀痛，舌边紫暗，或有瘀点，脉沉涩。

【方三】 四乌鲗骨—芦茹丸

【来源】 《黄帝内经·素问·腹中论第四十》

【组成】乌鲗骨 4 份，茜草 1 份。

【用法】上药研细末，为丸，大如小豆，5 粒饭前服，饮以鲍鱼汁。每日 3 次。

【功效】补益肝肾，活血通络。

【主治】适用于闭经属于肝肾不足型，症见年逾 18 周岁尚未行经，或由月经后期量少逐渐闭经，体质虚弱，腰酸膝软，舌淡红，苔少，脉沉弱。

【方四】当归补血汤

【来源】徐细维。当归补血汤为主治子宫发育不良性闭经 63 例。适用中西医结合杂志，1991，（8）：477

【组成】黄芪 30 克，当归（酒洗）6 克。

【用法】取上二味，加水 400 毫升同煎，先用武火煮沸后，改用文火续煎 30 分钟，药汁一次服完。每剂煎服 2 次，每日 1 剂。

【功效】益气、养血、调经。

【主治】适用于闭经属于气血虚弱型，症见月经逐渐后延，量少，经色淡，稀薄，继而闭经，头晕眼花，心悸气短，毛发不泽，舌淡苔薄，脉沉缓。

【方五】三味通经方

【来源】上海中医学院曙光医院沈丽君

【组成】生山楂 30~45 克，鸡内金 5~9 克，刘寄奴 12 克。

【用法】水煎服。

【功效】散瘀通经。

【主治】适用于闭经属于气滞血瘀型，症见月经数月不行，精神抑郁，胸胁胀满，少腹胀痛拒按，舌质紫暗，脉沉涩。

（三）痛经

痛经是指妇女在经期及其前后，出现小腹或腰部疼痛，坠胀，甚至痛及腰骶，其疼痛剧烈难以忍受。每随月经周期而发，严重者可伴恶心呕吐、冷汗淋漓、手足厥冷，甚至昏厥，给工作及生活带来影响。目前临床常将其分为原发性和继发性两种，临床上以原发性痛经为多，原发性痛经多指生殖器官无明显病变者，故又称功能性痛经，多见于青春期少女、未婚及已婚未育者。此种痛经在正常分娩后疼痛多可缓解或消失。引起原发性痛经的因素很多，诸如精神因素，经期剧烈活动，不注意风、寒、湿、冷以及内分泌紊乱等，但最主要的原因是子宫内膜产生的一种物质–前列腺素F2a过多，从而使子宫肌肉痉挛，导致了宫内局部血液供应不足而引起。继发性痛经则多因生殖器官有器质性病变所致。本病属妇科临床的常见病，据有关调查表明，痛经的发病率为 33.19%。由于子宫内膜异位所致的痛经程度严重，常伴有不孕，日益受到重视，其诊断和研究不断深入。对于较重的不适，无论是疼痛还是仅有下腹坠胀都应该到医院就诊，以排除继发性痛经。预防本病要注意调畅情绪，避免不良刺激，可以减轻症状或减少痛经的发生。

痛经，祖国医学亦称"痛经"，又名"月水来腹痛""经行腹痛""经期腹痛""经痛"等。其病因病机为气血运行不畅，临床常分为气滞血瘀、寒湿凝滞、湿热下注、阳虚内寒、气血虚弱、肝肾不足六个证型。（1）气滞血瘀型：症见每于经前经期小腹胀痛拒按，月经量少，经行不畅，色紫暗有血块，血块排出后痛减，或伴胸胁乳房作胀，舌质暗或有瘀点，脉弦或涩。治宜理气，化瘀，止痛。（2）寒湿凝滞型：症见经前数日或经期小腹冷痛，得热痛减，按之痛甚，经量少，经色暗黑有块，舌质淡、苔白腻，脉沉紧。治宜散寒除湿，化瘀止痛。（3）湿热下注型：症见经前经期小腹疼痛拒按，有灼热感，或伴腰骶胀痛，平素少腹时痛，经色暗红，质稠有块，带下黄稠，舌质红、苔黄而腻，脉弦数或濡数。治宜清热除湿，化瘀止痛。（4）阳虚内寒型：症见经期或经后小腹冷痛，喜按，得热则舒，经量少，经色黯淡，腰腿酸软，小便清长，舌质淡、苔白润，脉沉。治宜温经，暖宫，止痛。（5）气血虚弱型：症见经后或经期小腹隐隐作痛，或小腹及阴部空坠，喜揉按，月经量少，色淡质稀，或神疲乏力，或纳少便溏，舌质淡，脉细弱。治宜益气，补血，止痛。（6）肝肾不足型：症见经后小腹绵绵作痛，腰部胀痛，经色黯淡、量少、质稀薄，或潮热，或耳鸣，舌质淡、苔薄白或薄黄，脉细弱。治宜益肾，养肝，止痛。

【方一】参芪补膏

【来源】经验方

【组成】党参50克，黄芪、当归各30克，大枣20个，红糖100克。

【用法】将前3味药加水煎煮2次，去渣取汁500毫升；再将大枣文火炖烂取汁及枣泥，然后入药汁，加红糖做膏。每次服30克，每日3次。

【功效】补气补血。

【主治】适用于气血不足型痛经，症见经后或经期小腹隐隐作痛，或小腹及阴部空坠，喜揉按，月经量少，色淡质稀，或神疲乏力，或纳少便溏，舌质淡，脉细弱。

【方二】姜枣红糖汤

【来源】经验方

【组成】干姜、大枣、红糖各 30 克。

【用法】将大枣去核洗净，干姜洗净切片，加红糖同煎汤服。每日 2 次，温热服。

【功效】补脾胃，温中益气。

【主治】适用于寒湿凝滞型、气血虚弱型痛经，症见经前数日或经期小腹冷痛，得热痛减，按之痛甚，经量少，经色暗黑有块，舌质淡、苔白腻，脉沉紧。

【方三】调经草汤

【来源】经验方

【组成】肥瘦猪肉、调经草各 60 克，葱、姜、八角、茴香各少量，豆油、盐、糖、料酒各适量。

【用法】猪肉、调经草洗净；猪肉切 2 厘米见方块；调经草及八角、茴香装入纱布袋备用；炒锅内加入色拉油，油热后放入猪肉，翻炒至水气散出时，加清水 1000 毫升，放入盐、糖、料酒及纱布袋；汤开后改用文火煮 90 分钟即可。佐餐食。

【功效】补气行气，调经止痛。

【主治】可辅治气滞血瘀型痛经，症见每于经前经期小腹胀痛拒按，月经量少，经行不畅，色紫暗有血块，血块排出后痛减，或伴胸胁乳房作胀，舌质暗或有瘀点，脉弦或涩。

【方四】当归生姜羊肉汤

【来源】经验方

【组成】羊肉 500 克，当归 60 克，黄芪 30 克，生姜 5 片。

【用法】羊肉切块，与当归，黄芪，生姜共炖汤。加盐及调味品，吃肉饮汤。

【功效】益气养血。

【主治】适用于气血虚弱型痛经，症见经后或经期小腹隐隐作痛，或小腹及阴部空坠，喜揉按，月经量少，色淡质稀，或神疲乏力，或纳少便溏，舌质淡，脉细弱。

（四）经前期紧张综合征

经前期紧张综合征是妇女在经前出现一系列精神和躯体症状，随月经来潮而消失的一种疾病。临床以经前 7~14 天出现烦躁易怒、精神紧张、神经过敏、浮肿、腹泻、乳房胀痛等一系列症状，并随月经周期性发作为其特点。本病的发病率可达行经者的 50%，以 20~30 岁之间患病率最高。城市妇女及脑力劳动妇女多见。每个人表现症状不同，病情有轻有重，轻者可以忍受，严重者影响工作和生活。本病发病的确切原因尚不清楚，可能与下列因素有关：①雌激素/孕激素比值升高；②与 β 内啡呔有关；③催乳素浓度增高；④前列腺素过多；⑤心理因素。不同的患者可能是由于上述不同的因素导致经前期紧张综合征的发生。对于本病的治疗主要是心理治疗和药物治疗。

经前期紧张综合征在古医籍中无此病名记载，但其临床症状包括在中医的"经行发热""经行头痛""经行身痛""经行泄泻""经行浮肿""经行眩晕""经行口糜""经行风疹""经行乳房胀痛""经行情志异常"等病症中，现称为"月经前后诸症"。其发生与情绪因素有关，导致肝、脾、肾脏腑功能失调，其中尤责之于肝。治疗以调肝为中心，结合清肝、泄肝、柔肝、健脾、补肾等方法或佐以化痰、化瘀、利湿等。临床常分为肝郁气滞、血虚肝旺、脾肾亏虚三个证型。（1）肝郁气滞型：症见经前胸闷胁胀，乳房胀痛，烦躁易怒，或抑郁寡欢，小腹胀痛等，月经常紊乱，先后不一，量或多或少，色紫红有小血块，舌苔正常，脉弦。治宜疏肝理气，活血通络。（2）血虚肝旺型：症见经前头晕头痛，烦躁失眠，乳头作痛，经前吐衄，口糜失眠，月经先期，经量偏多，色红有小血块，舌质偏红、苔薄黄，脉细弦。治宜滋阴养血，柔肝熄风。（3）脾肾亏虚型：症见经前浮肿，脘腹胀满，纳谷不香，大便溏泄，乏力神倦，腰酸膝软，月经常后期，经量偏少，色淡红无血块，舌质淡、苔白腻，脉沉细。治宜温肾健脾，疏肝调经。

【方一】荔香散

【来源】夏桂成《中医临床妇科学》人民卫生出版社

【组成】荔枝核 10 克，木香 10 克。

【用法】荔枝核盐水炒后与木香共研末，混匀。每服 3 克，每日 1~2 次，温开水或酒送服。

【功效】疏肝和胃。

【主治】月经前后诸证属肝郁脾胃不和型，经前胸胁作胀，乳房胀痛，纳食不香，时有呕恶。

【方二】消乳汤

【来源】孔国富等《妇科妙用中药》江苏科学技术出版社

【组成】炒麦芽 50 克，山楂 15 克，五味子 15 克。

【用法】取上药加水 800 毫升，浸泡 40 分钟，先用武火煎沸后，改用文火续煎 30 分钟，药汁一次服完，每剂煎服 2 次，每日 1 剂。

【功效】行气散结。

【主治】月经前后诸证属肝郁气滞型，经前乳房胀痛，扪之有块，并随情绪而变化，胸胁胀痛。

【方三】加味芍药甘草汤

【来源】周世杰。芍药甘草汤在妇科应用拾零。中国中医急症，1993，(3)：112

【组成】白芍 60 克，炙甘草 30 克，芒硝 10 克。

【用法】取前二味，加水 400 毫升，先用武火煎沸后，改用文火续煎 20 分钟，取药汁冲服芒硝，每日 1 剂。

【功效】养阴清热，止血。

【主治】月经前后诸证属血虚肝旺，经行吐衄，经行头痛，烦躁。

【方四】达营片

【来源】周龙标，等。活血化瘀法治疗少女月经周期性精神病。上海中医药杂志，1992（2）：10

【组成】莪术 100 克，大黄 30 克，赤芍 30 克。

【用法】以上为 1 日量，制成糖衣片，分服。

【功效】清热化瘀，凉血安神。

【主治】月经前后诸证属于瘀热型，经行精神异常，或失眠多梦，头痛烦躁等。

（五）更年期综合征

更年期是指妇女从性成熟期逐渐进入老年期的过渡时期，包括绝经前期、绝经期及绝经后期。绝经是指月经完全停止 1 年以上，生理性绝经的年龄在 45~55 岁之间，此时期由于卵巢功能减退、消失，常引起一系列症状。更年期妇女约 1/3 能通过神经内分泌的自我调节达到新的平衡而无自觉症状，2/3 则可出现一系列性激素减少所致的症状，称为更年期综合征。我国城市妇女绝经年龄平均为 49.5 岁，绝大多数在 39~58 岁，农村妇女绝经年龄平均为 47.5 岁，绝大多数在 39~54 岁。一般更年期综合征持续时间共 4 年，在绝经前后各有 2 年。引起更年期综合征的主要原因是卵巢功能逐渐衰退，雌激素分泌减少，引起垂体促性腺激素分泌增加，从而影响其他内分泌腺，并干扰大脑皮层与自主神经系统的功能，出现各种临床表现及代谢紊乱。因生殖功能消失，妇女在精神心理上起变化。主要症状有额面潮红、头面颈部阵阵发热、出汗，伴有心慌、头晕、头痛、情绪不稳、性情急躁、易于激动、失眠多梦、耳鸣、记忆力减退及注意力不集中。这些症状有的人比较明显，有的人很不明显。生殖道的症状有月经周期变为不规则，月经量减少或增多，最后月经停止，绝经后生殖道萎缩。其他表现有骨质疏松、易患冠心病、高血压、高脂血、皮肤黏膜萎缩弹性减弱、乳房萎缩及尿频。临床妇科检查未发现器质性疾病，尿或血检测出"一低二高"现象，即 E2 降低，LH、FSH 升高，本病发生及其症状的轻重，除与上述内分泌功能状态有关，同时与人的体质、心理健康状态、环境和神经精神因素密切相关。因此进入更年期后要注意增强体质，保持良好的心理状态，减轻精神负担，保持心情舒畅，多参加力所能及的工作和劳动。本病轻则不予治疗，重则需药物治疗。在药物治疗和心理疏导的配合下，获效快、反复亦少。

中医无此病名，称之"经断前后诸症"或"绝经前后诸症"，其发生与特定的年龄阶段有关，中医认为"七七之年"，肾气渐衰，天癸渐竭，是妇女正常的生理变化，但由于素体差异及生活环境等的影响，不能适应这个阶段的生理过渡，而使阴阳二气不平衡，脏腑气血不相协调，出现一系列症候。本病以肾虚为主，或偏于阴虚、或偏于阳虚、或阴阳两虚，并可累及心、肝、脾。临床可分为肾阴虚和肾阳虚、肾阴阳两虚三个证型。

（1）肾阴虚型：症见头晕耳鸣，失眠多梦，心烦易怒，烘热汗出，五心烦热，腰膝酸软，或皮肤感觉异常，口干便结，尿少色黄，舌质红、少苔，脉细数。治宜滋养肾阴，柔肝潜阳。（2）肾阳虚型：症见面色晦暗，精神萎靡，形寒肢冷，纳差腹胀，大便溏薄，或面浮肢肿，尿意频数，甚或小便失禁，舌质淡、苔薄，脉沉细无力。治宜温肾扶阳，健脾理中。（3）肾阴阳俱虚证：临床表现月经紊乱，头晕耳鸣，健忘，腰背冷痛，舌淡，苔薄，脉沉弱。治宜滋阴补阳。

【方一】合欢花粥

【来源】民间方

【组成】合欢花干品30克（鲜品50克），粳米50克，红糖适量。

【用法】将合欢花、粳米、红糖同放入锅内，加清水500克，用文火烧至粥稠即可。于每晚睡前1小时空腹温热顿服。

【功效】安神解郁，活血，消痈肿。

【主治】适用于愤怒忧郁、虚烦不安、健忘失眠等症。

【方二】甘麦大枣粥

【来源】经验方

【组成】大麦、粳米各50克，大枣10枚，甘草15克。

【用法】先煎甘草，去渣，后入粳米、大麦及大枣同煮为粥。每日2次，空腹食用。

【功效】益气安神，宁心。

【主治】适用于妇女更年期精神恍惚、时常悲伤欲哭、不能自持或失眠盗汗、舌红少苔、脉细而数。

【方三】山药女贞汤

【来源】孔国富等《妇科病妙用中药》江苏科学技术出版社

【组成】淮山药30克，女贞子15克，五味子6克。

【用法】取上药加水800毫升，浸泡1小时，先用武火煎沸后，改用文火煎煮30分钟，每剂煎服二次，每日1剂。

【功效】滋肾养阴。

【主治】更年期综合征属肾阴不足型，烘热出汗，心悸心慌，头昏耳鸣，健忘失眠。

【方四】 益智仁粥

【来源】 经验方

【组成】 益智仁 5 克,糯米 50 克,精盐少许。

【用法】 先将益智仁研为细末,糯米煮粥,调入益智仁末,加细盐少许,稍煮即可。每日早晚餐温热食用。

【功效】 温肾扶阳,健脾理中。

【主治】 适用于妇女更年期综合征,肾阳虚型,症见面色晦暗,精神萎靡,形寒肢冷,纳差腹胀,大便溏薄,或面浮肢肿,尿意频数,甚或小便失禁,舌质淡、苔薄,脉沉细无力。

【方五】 玄地乌鸡汤

【来源】 经验方

【组成】 玄参 9 克,生地 15 克,乌骨鸡 500 克。

【用法】 乌骨鸡弄净去内脏,将玄参、生地置鸡腹中缝牢,加水文火炖熟,放调味作菜肴吃。

【功效】 补血滋阴、补肾平肝。

【主治】 适用于更年期综合征属于肾阴虚型,症见头晕耳鸣,失眠多梦,心烦易怒,烘热汗出,五心烦热,腰膝酸软,或皮肤感觉异常;口干便结,尿少色黄,舌质红、少苔,脉细数。

(六) 妊娠剧吐

妊娠早期多数孕妇出现择食、食欲不振、轻度恶心呕吐、头晕、倦怠等症状,称为早孕反应。早孕反应其对生活和工作影响不大,不需特殊治疗。多在妊娠 6~12 周左右出现,妊娠 3 个月后症状逐渐好转、消失。妊娠后出现严重的恶心呕吐,不能进食,以致引起脱水及酸中毒,影响身体健康,甚至威胁孕妇生命时,称为妊娠剧吐。表现为妊娠 6 周左右出现剧烈恶心呕吐,甚则滴水不进,呕吐物为胆汁、清水或夹血丝。日久则出现脱水及代谢性酸中毒,表现为消瘦,体重下降,口唇燥裂,眼窝凹陷,皮肤失去弹性,尿量减少,呼吸深快,有醋酮味。严重者脉搏增快,体温升高,血压下降。当肝肾功能受到影响时,可出现黄疸和蛋白尿。甚则眼底出血,病人意识模糊或呈昏睡状态。根据典型临床表现及尿中酮体阳性,即可诊断为妊娠剧吐。临床上血、尿妊娠试验检查呈阳性,尿醋酮试验呈阳性。

妊娠剧吐的发生与血中绒毛膜促性腺激素水平急剧上升及植物神经系统功能紊乱有关，故常见于神经系统功能不稳定或精神紧张型孕妇。预防要消除紧张情绪，补充各种维生素，特别是维生素 B 类，缓解早孕反应，减少妊娠剧吐的发生。其中尤须注意有无多胎妊娠、葡萄胎的存在。保持心情舒畅，有充分的休息和睡眠。饮食宜清淡，易消化，少量多餐。呕吐剧烈时应禁食，去医院治疗。病情好转后，可先给少量流食，以后逐渐增加食量和改进饮食。

中医学称本病为"妊娠恶阻""阻病""病儿"。发病的主要机理是冲脉之气上逆，胃气失于和降。临床可分为脾胃虚弱、肝胃不和、痰湿阻滞、气阴两亏四个证型。（1）脾胃虚弱：症见孕后恶心呕吐，或食入即吐，呕吐清液或食物，体倦乏力，神疲思睡，舌质淡、苔薄白，脉细滑无力。治法：健脾和胃，降逆止呕。（2）肝胃不和：症见孕后恶心呕吐剧烈，不能进食，呕吐酸水或苦水，心烦口干、口苦，胸胁胀痛，舌质红、苔薄黄，脉弦滑。治法：抑肝和胃，降逆止呕。（3）痰湿阻滞：症见孕后恶心呕吐痰涎，不思饮食，口淡黏腻，腹胀便溏，舌质淡、苔白腻，脉滑。治法：化痰除湿，和胃止呕。（4）气阴两虚：症见孕后呕吐剧烈，神疲乏力，形体消瘦，眼眶下陷，口干咽燥，尿少便干，舌质红、苔薄黄而干或花剥，脉细数无力。治法：益气养阴，和胃止呕。

【方一】 赭半汤

【来源】 赵淑英，等。赭半汤加减治疗妊娠恶阻 64 例临床分析。天津中医，1992（5）：4

【组成】 代赭石 30 克，半夏 30 克，蜂蜜 100 克。

【用法】 取前二味加水 400 毫升，先用武火煮沸后，改用文火续煎至药汁 300 毫升后，加入蜂蜜煮沸 20 分钟，每日 1 剂，频服代茶。

【功效】 降逆止呕。

【主治】 妊娠剧吐，以上四证型均可应用。

【方二】 生姜鸡肉汤

【来源】 民间方

【组成】 生姜 60 克，伏龙肝 60 克，童鸡 1 只。

【用法】 将伏龙肝煎取澄清液备用，将童鸡去毛洗净，剖去内脏，纳生姜于腹中，与伏龙肝液同置罐内炖烂，取汤徐徐服食，每周 1 次。

【功效】健脾和胃，降逆止呕。

【主治】适用于妊娠剧吐属于脾胃虚弱，孕后恶心呕吐，或食入即吐，呕吐清液或食物，体倦乏力，神疲思睡，舌质淡、苔薄白，脉细滑无力。

【方三】生姜粥
【来源】民间方
【组成】生姜、糯米各适量。
【用法】生姜洗净，捣烂取汁，同糯米共炒，至糯米爆裂后，取出研为细末，装罐内备用。每次10～20克，温开水冲服，每日2～3次。
【功效】健脾和胃，降逆止呕。
【主治】脾胃虚弱型妊娠恶阻，症见妊娠以后，恶心呕吐不食或食入即吐，口淡或呕吐清涎，神疲思睡，舌淡苔白润，脉缓滑无力。

【方四】生姜乌梅方
【来源】民间方
【组成】生姜、乌梅各10克，红糖适量。
【用法】每日1剂，水煎分服。
【功效】抑肝和胃，降逆止呕。
【主治】肝胃不和之妊娠呕吐，症见妊娠初期，呕吐酸水或苦水，胸满胁痛，嗳气叹息，头胀而晕，烦渴口苦，舌淡红苔微黄，脉弦滑。

【方五】甘蔗生姜汁
【来源】民间方
【组成】甘蔗汁100克，生姜汁10克。
【用法】将甘蔗汁、生姜汁混合，隔水烫温。每次服30克，每日3次。
【功效】清热和胃，润燥生津，降逆止呕。
【主治】适用于妊娠剧吐属于脾胃虚弱，孕后恶心呕吐，或食入即吐，呕吐清液或食物，体倦乏力，神疲思睡，舌质淡、苔薄白，脉细滑无力。

（七）先兆流产

先兆流产是指妇女妊娠28周前，出现少量阴道流血，或伴有轻微腹痛、腰痛，或下坠感，但早孕反应仍存在者。妇科检查时子宫颈口未开，羊膜囊未破裂，子宫大小与停经月份相符。尿妊娠试验阳性，B超示妊娠早期有胚囊、胚芽搏动，中期可见胎儿成形，有胎动、胎心搏动。如胚胎正常，消除流产的原因则出血停止，症状消除，妊娠可以继续。流产的发生原因，主要是胚胎和母体两方面，胚胎因素多与精子或和卵子的异常或遗传有关；母体因素多因黄体功能不足、叶酸缺乏、免疫因素（抗精子抗体阳性、抗子宫内膜抗体阳性）与生殖器官疾病创伤，一些全身性疾病等。很多妊娠早期的自然流产，是因为在怀孕期间，胚胎发育出现异常，于是遵循生物学中优胜劣汰的原则而出现流产。所以对于还没有找出明显诱因的先兆流产，患者及家属不要盲目保胎。预防需要注意孕前调整内分泌功能，消除免疫因素的干扰，纠正一些生殖器官的异常，孕时慎戒房事，避免创伤，及时治疗急慢性疾病，可减少本病的发生。在保胎期间，患者除了卧床休息（除了大小便外，尽量别乱动），严禁性生活外，还应保持情绪稳定、避免紧张气氛的环境，补充足够的营养，口服一些维生素 E。如果胚胎正常，经过休息和治疗后，引起流产的原因被消除，则出血停止，妊娠可以继续。

中医称先兆流产为胎漏，胎动不安，进而发展，可有坠胎、小产之虞。中医认为本病的发生主要是冲任不固，不能摄血养胎所致。临床可分为气血虚弱、肾气亏虚、血热内扰、跌仆伤胎四个证型。（1）气血虚弱：症见妊娠期间，阴道少量出血，色淡红，质稀薄，或腰酸腹坠，或神疲肢倦，心悸气短，舌质淡，苔薄白，脉细滑。治宜补气养血，固肾安胎。（2）肾气亏虚：症见妊娠期间，阴道少量下血，色淡暗，腰酸腹坠痛，或伴有头晕耳鸣，小便频数，夜尿多甚至失禁，或曾屡次堕胎，舌淡，苔白，脉沉滑尺弱。治宜固肾安胎，佐以益气。（3）血热内扰：症见妊娠期间阴道下血，色鲜红，或腰腹坠胀作痛，伴心烦不安，手心烦热，口干咽燥，或有潮热，小便短黄，大便秘结，舌质红，苔黄而干，脉滑数或弦滑。治宜滋阴清热，养血安胎。（4）跌仆伤胎型：症见妊娠外伤，腰酸腹坠胀，或阴道下血，舌质正常，脉滑无力，治宜补气和血，益肾安胎。

【方一】 寿胎丸

【来源】原出《医学衷中参西录》，现摘于朱金凤，等。寿胎丸加味治疗先兆流的临床观察及实验研究。中西医结合杂志，1987，（7）：407

【组成】菟丝子 10 克，桑寄生 10 克，续断 10 克，阿胶 10 克。

【用法】取上药加水 600 毫升，先用武火煮沸后，改用文火续煎 30 分钟，取药汁，每剂煎服 2 次，每日 1 剂。

【功效】固肾，安胎。

【主治】先兆流产属肾虚型，孕后阴道少量出血，色淡暗，腰酸腹胀，头晕耳鸣，舌质淡、苔薄白，脉沉滑尺弱。

【方二】糯米二胶粥

【来源】验方

【组成】糯米 100 克，鹿角胶、阿胶各 15 克。

【用法】糯米加水熬煮成粥后，放入捣碎的鹿角胶和阿胶，边煮边搅，直至溶化，再煮 2~3 沸。以上为 1 日量，分 2 次食用，放糖调味。连用 3~5 日。

【功效】养血益精，补肾安胎。

【主治】适用于先兆流产属于肾气亏虚，症见妊娠期间，阴道少量下血，色淡暗，腰酸腹坠痛，或伴有头晕耳鸣，小便频数，夜尿多甚至失禁，或曾屡次堕胎，舌淡，苔白，脉沉滑尺弱。

【方三】苜蓿子蛋

【来源】民间方

【组成】苜蓿子 5 克，鸡蛋 2 个。

【用法】将苜蓿子研碎，置瓦罐中，加清水，先用旺火煮沸，再用小火煮 20 分钟，加去壳鸡蛋内，再煨 30 分钟，每日 1 次，早晨空腹时服用，吃蛋饮汤。

【功效】养血益气，补肾安胎。

【主治】先兆流产属肾虚型，症见孕后阴道少量出血，色淡暗，腰酸腹胀，头晕耳鸣，舌质淡、苔薄白，脉沉滑尺弱。

【方四】白术酒

【来源】验方

【组成】白术 60 克（研末），黄酒。

【用法】每次取白术 6 克，与黄酒 50 毫升同煎数沸，候温顿服，每早、午、晚各 1 次。

【功效】健脾安胎。

【主治】妊娠脾虚气弱，胎动不安，症见少腹下坠，腹胀，纳呆便溏，面色萎黄，头晕神疲，四肢乏力，舌淡、苔薄，脉细缓滑。

（八）习惯性流产

习惯性流产是指三次或三次以上的自然流产称为习惯性流产。发病率为总妊娠的1%，但近年来有上升趋势。习惯性流产指连续发生3次或3次以上自然流产者，并且流产往往发生于同一月份，而流产的过程可经历前述的临床类型。习惯性流产易使人们误解为流产是注定的、不可避免的。反复性早期自然流产又分为原发性反复早期流产和继发性反复早期流产，前者无活婴存在，后者有活婴存在。早期流产的原因常为黄体功能不足、甲状腺功能低下、染色体异常等。晚期流产常见原因为宫颈内口松弛、子宫畸形、子宫肌瘤等。宫颈内口松弛者于妊娠后，常在妊娠中期，胎儿长大，羊水增多，宫腔内压力增加，胚囊向宫颈内口突出，宫颈管逐渐缩短、扩张。患者多无自觉症状，一旦胎膜破裂，胎儿迅速排出，分娩结束。产生习惯性流产的重要原因之一是由于父母一方或双方的染色体异常，导致孕卵的不正常。这种与遗传有关的原因是难以预防的。而且由于这些胚胎不能发育为正常健康的胎儿，终将被自然淘汰，故一旦被查出则应终止妊娠。父母血型不合者常引起习惯性流产，例如ABO血型及Rh血型不合者。另外，子宫颈口松弛的患者，也易发生习惯性流产。患习惯性流产的妇女在前次流产后，下次妊娠前，应予丈夫一起到医院进行详细检查，明确病因，然后针对病因进行治疗。怀孕后要注意劳逸结合，不能过于劳累，忌烟、酒、并避免房事。

习惯性流产相当于中医的"滑胎"，即"屡孕屡堕"或"数堕胎"。临床可分为脾肾两虚、气血两虚、阴虚血热三型。（1）脾肾两虚型：症见屡孕屡坠连续发生3次以上，或滑胎后又难于受孕，月经初潮来迟，月经后期，量少色淡，甚或闭经，头晕耳鸣，腰膝酸软，神疲乏力，纳少便溏，或眼眶暗黑，舌质淡，苔薄，脉沉弱。治宜补肾、固冲、安胎。（2）气血虚弱型：症见屡孕屡坠连续发生3次以上，月经后期量少色淡，甚或闭经，面色㿠白，或萎黄，头晕心悸，神疲乏力，舌质淡，苔薄，脉细弱。治宜益气养血，固冲安胎。（3）阴虚血热型：症见屡孕屡坠连续发生3次以上，月经量少，色红质稠，或崩中漏下，两颧潮红，手足心热，烦躁不安，口干咽燥，形体消瘦，舌质红苔少，脉细数。治宜滋阴清热，固冲安胎。

【方一】补肾固胎散

【来源】刘奉五主任医师验方

【组成】寄生 45 克，川断 45 克，阿胶 45 克，菟丝子 45 克，椿根皮 15 克。

【用法】共研细末。每服 9 克，每月逢 1、2、3 日，11、12、13 日，21、22、23 日各服 1 次。

【功效】补肾安胎。

【主治】习惯性流产属肾虚者。

【方二】猪肾方

【来源】验方

【组成】猪肾 1 对。

【用法】洗净切碎，加佐料与糯米煮粥。

【功效】补肾安胎

【主治】适用于肾虚体弱，孕前调养。

【方三】苎麻莲子粥

【来源】朱国庆。以苎麻根为主治疗习惯性流产 19 例。广西中医药，1991，（6）：49

【组成】苎麻根 25 克，莲子（去心）15 克，糯米 25 克。

【用法】将上 3 味洗净，加水煎煮至莲子熟透为度，去掉苎麻根，加入适量食糖，再炖 5 分钟，候温顿服。孕后第二个月开始服，至孕第三个月每日 1 剂。以后每周 1 剂。如有腰酸、腹痛、阴道流血者，每天服 1 剂。

【功效】清热安胎。

【主治】适用于习惯性流产属于血热型，症见屡孕屡坠连续发生 3 次以上，月经量少，色红质稠，或崩中漏下，两颧潮红，手足心热，烦躁不安，口干咽燥，形体消瘦，舌质红苔少，脉细数。

【方四】阿胶鸡蛋汤

【来源】民间方

【原料】阿胶 10 克，鸡蛋 1 个，食盐适量。

【用法】阿胶用水 1 碗烊化，鸡蛋调匀后加入阿胶水中煮成蛋花即成。每日 1~2 次，食盐调味服。

【功效】补血，滋阴，安胎。

【主治】适用于阴血不足所致的胎动不安、烦躁等。

【方五】黄酒蛋黄羹

【来源】《普济方》

【原料】鸡蛋黄 5 个，黄酒 50 克，食盐少许。

【用法】将鸡蛋黄、黄酒加水适量调匀，可酌加食盐少许，以锅蒸炖 1 小时即可。一顿或分顿食用。

【功效】温补肝肾，安胎。

【主治】适用于先兆流产。

（九）妊娠高血压综合征

妊娠高血压综合征（简称妊高征）是妊娠期特有的疾病。本病发生于妊娠 20 周以后，临床表现为高血压、浮肿、蛋白尿，严重时出现抽搐、昏迷、心肾功能衰竭，甚至发生母婴死亡。根据妊高征的症状及其严重程度，将其分轻度、中度、重度妊高征。轻度妊高征：血压≥140/90mmHg，（较基础血压升高 30/15mmHg），轻度蛋白尿和（或）水肿。中度妊高征：血压超出轻度范围，但≤160/110mmHg，蛋白尿+，伴有水肿，无自觉症状。高度妊高征（先兆子痫及子痫）：先兆子痫，血压≥160/140mmHg，蛋白尿，伴水肿，有头痛症状。子痫，在先兆子痫基础上有抽搐或昏迷。本病的主要病理变化为全身小动脉痉挛，导致各脏器包括胎盘、肾脏、肝、脑、心等血流不畅或供血不足，组织缺氧。故妊高征是一种与妊娠密切相关的全身性疾病，病因不明，以对症处理为主，故要突出预防为主的观点，孕期多吃含钙食品，注意血压、血液黏度的变化，及时发现水肿及尿蛋白，及时治疗和纠正，从而减少本病的发生和阻止其发展。

本病属于中医的"子肿""子晕""子痫"的范畴，临床上可分脾虚湿盛、肾虚水泛、阴虚肝旺、脾虚肝旺、肝风内动、痰火上扰六个证型。（1）脾虚湿盛型：症见妊娠数月，面目四肢浮肿，或遍及全身，肤色淡黄或黄白，皮薄光亮，胸闷气短，懒言，口淡无味，食欲不振，大便溏薄，舌质淡嫩，苔薄白，边有齿痕，脉缓滑无力。治宜健脾行水。（2）肾虚水泛型：症见孕后数月，面浮肢肿，下肢尤甚，按之没指，心悸气短，下肢逆冷，腰酸无力，舌淡，苔白润，脉沉细。治宜温肾、化气、行水。（3）阴虚肝旺型：症见妊娠数月，头晕目眩，心悸怔忡，夜寐多梦易惊，颜面潮红，舌红或绛，脉弦细滑数。治宜育阴潜阳。（4）脾虚肝旺型：症见妊娠中后期，面浮肢肿，头昏重如眩冒状，胸胁胀满，纳差便溏，苔厚腻，脉弦滑。治宜健脾利湿，平肝潜阳。(5) 肝风内动型：症见妊娠后期，颜面潮红，心悸烦躁，突发四肢抽搐，甚则昏不知人，舌红苔薄黄，脉细弦数。治宜平肝熄风。(6) 痰火上扰型：症见妊娠后期，或正值分娩时，猝然昏不知人，四肢抽搐，气粗痰鸣，舌红，苔黄腻，脉弦滑。治宜豁痰降火，平肝熄风。

【方一】 冬瓜皮消肿茶

【来源】 孔富国等《妇科病妙用中药》江苏科学技术出版社

【组成】 冬瓜皮 50 克，玉米须 30 克，灯心草 20 克，扁豆衣 10 克。

【用法】 以上 4 味洗净，晾干，切碎，放入砂锅，加水 1500 毫升，浸泡 1 小时，先用武火煎沸，改用文火续煎 40 分钟，取汁温热频饮代茶，每日 1 剂。

【功效】 健脾利湿，利水通淋。

【主治】 妊高征属脾虚湿盛型，妊娠面浮肢肿，或全身浮肿，肤色淡黄，口淡无味。

【方二】 玉米须茶

【来源】 孔国富等《妇科妙用中药》江苏科学技术出版社

【组成】 玉米须 6 克，红茶 5 克。

【用法】 上二味放入茶杯中，用沸水冲入，加盖泡 20 分钟，代茶温热频饮，每日 2 剂，10 日为 1 疗程，连用 2~3 个疗程。

【功效】 利水，化湿，安胎。

【主治】 妊高征属脾虚湿盛型，妊娠后期，面浮肢肿，或腹大肿满，饮食不香。

【方三】 黑豆大蒜煮红糖

【来源】 验方

【组成】 黑豆 100 克，大蒜、红糖各 30 克。

【用法】 将砂锅放旺火上，加水 1000 毫升煮沸后，倒入黑豆，大蒜（切片）、红糖，用文火烧至黑豆熟即可。每日两次，一般 6、7 次有效。

【功效】 健脾益胃。

【主治】 适用于肾虚型妊娠水肿，症见孕后数月，面浮肢肿，下肢尤甚，按之没指，心悸气短，下肢逆冷，腰酸无力，舌淡，苔白润，脉沉细。

【方四】 鲤鱼头炖冬瓜

【来源】 验方

【组成】 鲤鱼头 1 个，冬瓜 90 克。

【用法】 将鱼头洗净去鳃，冬瓜去皮切成块，加水 1000 毫升文火炖，待鱼头熟透即可。吃鲤鱼头饮汤，每日一次。

【功效】 利水消肿。

【主治】 适用于脾虚型妊娠水肿，症见妊娠数月，面目四肢浮肿，或遍及全身，肤色淡黄或黄白，皮薄光亮，胸闷气短，懒言，口淡无味，食欲不振，大便溏薄，舌质淡嫩，苔薄白，边有齿痕，脉缓滑无力。

【方五】 三豆饮

【来源】 验方

【组成】 赤小豆、黑豆各 100 克，绿豆 50 克。

【用法】 洗净后放锅内加水适量，煮至豆烂熟，加入适量白糖，作饮料多次饮用。

【功效】 清热利水。

【主治】 适用于肾虚型妊娠水肿，症见孕后数月，面浮肢肿，下肢尤甚，按之没指，心悸气短，下肢逆冷，腰酸无力，舌淡，苔白润，脉沉细。

（十）产后发热

产后 24 小时至 10 天内，每 4 小时测一次体温，有一次体温达到或超过 38℃者，称产后发热。引起产后病理性发热的最常见原因是产褥感染即生殖道感染，泌尿道、乳腺以及呼吸道感染也易引起产褥期发热。产褥感染有会阴裂伤或会阴切开伤口感染，子宫颈炎、子宫内膜炎、子宫肌炎、盆腔结缔组织炎、输卵管炎、盆腔腹膜炎及栓塞性静脉炎，全身可出现不同程度发热，甚至寒颤、头痛，神志不安等中毒症状。会阴或阴道感染者出现局部组织器官红肿热痛、白细胞浸润以及脓性分泌物等；炎症在子宫时还可出现内膜坏死现象，恶露多，混浊而有臭味，子宫有压痛或恶露不多；子宫压痛不明显、盆腔结缔组织炎者可有下腹压痛，盆腔组织压痛，重者如冰冻骨盆；盆腔腹膜炎者腹壁肌紧张，压痛及反跳痛明显，中毒重者出现呕吐、麻痹性肠梗阻或盆腔内脓肿现象。可依靠临床症状、体征及妇科检查。血常规检查、血培养、宫腔培养和后穹窿穿刺等进行确诊。产妇尿路感染时除了出现高热外，还有尿频尿急尿痛、肾区叩痛、小腹坠痛等症状。尿常规检查及尿培养可以帮助诊断。乳腺炎由乳汁瘀积引起感染发热，局部乳房出现红、肿、疼痛或脓肿等体征。呼吸道感染则有鼻塞、咽痒、咳嗽、头痛，关节疼痛等症状出现。血常规示白细胞计数及中性粒细胞增加明显。由于产后体质弱，抵抗力差，尤当注意如阴部的卫生，注意生活起居，以减少本病发生。

中医称本病为"产后发热"，临床上可分为：（1）感染邪毒：产后持续高热，伴寒颤，小腹疼痛拒按，恶露或多或少，色黯秽臭，大便秘结，小便短赤，烦躁口渴。苔厚腻，舌质红，脉滑数。治宜清热解毒，凉血化瘀。（2）外感：产后恶寒发热，头痛无汗，四肢酸痛，或鼻塞流涕，咳嗽咯痰。苔薄，脉浮。治宜解表和营，祛风养血。（3）血瘀：产后寒热时作，恶露不下，色黯有块，小腹疼痛拒按，口燥而不欲饮。苔薄，青紫暗，脉弦涩。治宜活血化瘀，清热解毒。（4）血虚：产后身热缠绵，汗出不止，头晕目眩，面色苍白，心悸乏力。苔薄舌质淡，脉细数无力。治宜益气补血，养阴清热。（5）伤食：产后进食不当，或调补过腻，胃脘闷胀，吞酸嗳腐，不思饮食，大便不畅，低热起伏。苔厚腻，脉濡滑。治宜健脾化湿，消食导滞。（6）蒸乳：产后发热，乳房胀痛，牵引西胁及腋，并有结块，乳汁不下。苔薄腻，脉数。治宜疏通乳络，清热散结。

【方一】 当归补血汤加味

【来源】田慧。当归补血汤加味治疗产后非感染性发热50例。湖北中医杂志，1993，（2）：8

【组成】黄芪50克，当归10克。

【用法】将所需药味加水800毫升，武火煎沸后，改用文火续煎20分钟，取药汁，每剂煎服2次，每日1剂。

【功效】补气养血，调和营卫。

【主治】产后发热及非感染性发热者属于血虚型，产后身热缠绵，汗出不止，头晕目眩，面色苍白，心悸乏力，苔薄舌质淡，脉细数无力。

【方二】 益母山花饮

【来源】验方

【组成】益母草30克，山楂9克，银花9克，冰糖适量。

【用法】将益母草、山楂、银花洗净放锅内，加水500毫升，煎取250

毫升，去渣入冰糖溶化后，即可饮用，每日一剂，连服5~7日。

【功效】活血化瘀。

【主治】产后血瘀之发热，产后寒热时作，恶露不下，色黯有块，小腹疼痛拒按，口燥而不欲饮，苔薄合质，青紫暗，脉弦涩。

【方三】龙眼地黄粥

【来源】验方

【组成】龙眼肉12克，熟地黄15克，粳米40克，冰糖适量。

【用法】将龙眼肉、熟地黄洗净用纱布包好，同粳米共放砂锅内，加水适量，用小火煮至米熟后，去药包加冰糖，稍煮片刻即可，早、晚食用，每日1剂，连服3~5剂。

【功效】养血益气。

【主治】产后血虚发热，产后身热缠绵，汗出不止，头晕目眩，面色苍白，心悸乏力，舌质淡苔薄，脉细数无力。

【方四】桃仁莲藕汤

【来源】验方

【组成】桃仁10克（去皮尖打碎），莲藕250克。

【用法】将莲藕洗净切片，加水500毫升与桃仁共煮汤。酌加红糖或食盐少许调味，吃藕喝汤，每日一次。

【功效】活血行血，散瘀。

【主治】产后血瘀发热，产后寒热时作，恶露不下，色黯有块，小腹疼痛拒按，口燥而不欲饮。苔薄合质，青紫暗，脉弦涩。

（十一）不孕症

不孕症是指育龄期妇女，夫妇同居2年以上，男方生殖功能正常，未避孕而不受孕者，称为原发性不孕；如曾经生育或流产后，无避孕而又2年以上不再受孕者，称为继发性不孕。夫妇一方有解剖生理方面的缺陷，无法纠正而不能妊娠者，称为绝对性不孕；夫妇一方因某种因素阻碍受孕，导致暂时不孕，一旦得到纠正仍然受孕者称为相对性不孕。女性不孕的因素，有卵巢发育异常、排卵功能障碍、黄体功能不全、内分泌功能失调、子宫内膜异位、输卵管阻塞、生殖器官炎症以及免疫因素等。

本病中医称为"不孕症""绝产""绝嗣"，原发性不孕症称为"无子""全不产"，继发性不孕症称为"断绪"，绝对性不孕症称为"五不女"。肾主生殖，不孕与肾的关系密切，并与天癸、冲任、子宫功能失调，或脏腑气血不和，影响胞脉胞络功能有关。临床上常分为肾阳虚、肾阴虚、肝郁、痰湿、血瘀五个证型。(1)肾阳虚型：症见婚久不孕，月经后期量少、色淡或月经稀少甚或闭经，面色晦暗，腰酸腿软，性欲淡漠，大便不实，小便清长，舌淡，苔薄，脉沉细。治宜温肾养血，调补冲任。(2)肾阴虚型：症见婚久不孕，月经先期量少色红，质稍稠，形体消瘦，腰酸无力，头晕眼花，五心烦热，舌红，苔少，脉细数。治宜滋阴养血，调冲益精。(3)肝郁型：症见婚久不孕，经行双乳、少腹胀痛，周期先后不定，经血夹块，情志抑郁或急躁易怒，胸胁胀满，舌质黯红，脉弦。治宜舒肝解郁，养血理脾。(4)痰湿型：症见婚久不孕，经行后期，量少或闭经，面色㿠白，形体肥胖，头晕心悸，呕恶胸闷，苔白腻，脉滑。治宜燥湿化痰，调理冲任。(5)瘀血型：症见婚久不孕，月经后期，经量多少不一，色紫夹块，经行腹痛，块下痛减，平素小腹作痛不舒或腰骶疼痛，舌黯紫，脉弦涩。治宜活血化瘀，调理冲任。

【方一】当归芍药散
【来源】验方
【组成】当归10克，白芍12克，茯苓12克，白术12克，泽泻10克，川芎10克。
【用法】取上药加水800毫升，先用武火煮沸后，改用文火续煎30分钟，每剂煎2次，每日1剂。
【功效】益肝健脾，调理气血。
【主治】不孕症属肝虚脾弱者，症见婚久不孕，面色少华，爪甲不荣，头昏心悸，月经不调或前或后，舌质淡、苔薄白，脉细弦。

【方二】不孕Ⅱ号方
【来源】验方
【组成】仙茅10克，仙灵脾10克，熟地20克，菟丝子12克，覆盆子12克，当归9克，白芍10克，香附9克，黄芪15克。
【用法】每剂煎2次，每日1剂，分2~3次服完。
【功效】补肾阳为主，佐以补肾阴。

【主治】不孕症属肾阳不足者，症见阳虚宫寒，婚久不孕，经血量少色淡，性欲淡漠，小便清长，舌淡、苔白，脉沉迟。

【方三】　助孕育麟方

【来源】《中国中医秘方大全》

【组成】仙灵脾、制黄精、生熟地各 12 克，川牛膝、炙甲片各 9 克，公丁香、桂枝各 2.5 克。

【用法】每剂煎 2 次，每日 1 剂，分 2~3 次服完，经净后服 7 剂。

【功效】益肾通络，调补冲任。

【主治】不孕症属肾阳不足者，症见阳虚宫寒，婚久不孕，经血量少色淡，性欲淡漠，小便清长，舌淡、苔白，脉沉迟。

【方四】　当归仙灵脾膏

【来源】验方

【组成】当归 250 克，仙灵脾 250 克，益母草 250 克，肉苁蓉 250 克，白糖 350 克。

【用法】取上药加水 6000 毫升，浸泡 1 小时，武火煮沸后，改用文火煎煮 2 小时，倒出药汁。药渣再加水 2500 毫升，煎法同前，取出药汁。合 2 次药液置锅内，用武火煮沸浓缩，放入白糖，文火煎熬成膏。

【功效】温肾补阳，养血调经。

【主治】不孕症属肾阳不足者，症见婚久不孕，月经周期延长，月经量少，经暗质稀，腰膝酸软。

【方五】　五子衍宗丸

【来源】《丹溪心法》

【组成】枸杞子 10 克，菟丝子 10 克，覆盆子 10 克，五味子 5 克，车前子 10 克。

【用法】每剂煎 2 次，每日 1 剂，分 2~3 次服完。

【功效】补益肝肾，调冲益精。

【主治】不孕症属肝肾精亏者，症见婚久不孕，月经量少色红，形体消瘦，腰腿酸软，舌质淡红、苔少，脉细。

【方六】　不孕 I 号方

【来源】验方

【组成】熟地 20 克，枸杞子 15 克，山萸肉 12 克，白芍 9 克，当归 10 克，桑椹子 12 克，山药 10 克，丹参 15 克，枳壳 9 克。

【功效】补肾阴养血。

【主治】不孕症属肾阴虚者，症见婚久不孕，月经先期量少色红，质稍稠，形体消瘦，腰酸无力，头晕眼花，五心烦热，舌红，苔少，脉细数。

（十二）盆腔炎

盆腔炎是指女性内生殖器及其周围结缔组织、盆腔腹膜发生的炎症，包括子宫炎、输卵管炎、卵巢炎、盆腔结缔组织炎及盆腔腹膜炎。炎症可局限于一个部位，也可同时累及几个部位。可分为急性炎症和慢性炎症两种。急性盆腔炎主要是由于分娩、产褥、流产、宫腔手术时消毒不严，或在月经期机体抵抗力低下时，病原体（包括链球菌、葡萄球菌、大肠杆菌、厌氧菌等）侵入内生殖器官引起的。典型症状有：高热或伴寒战，下腹剧痛有坠胀感，伴尿频便秘，白带增多呈脓性，有臭味。急性盆腔炎治疗不及时、不彻底或患者体质较差时，炎症可迁延为慢性。慢性盆腔炎症，表现为时有低热，腰骶下腹坠痛不适，劳动后、月经前后、性交后疼痛加剧，时伴尿频、白带增多、经期延长、月经过多、痛经等，常伴不孕。预防本病应注意个人卫生，增强体质，减少不必要的宫腔手术。

本病可归于中医"腹痛""痛经""带下""月经不调""癥瘕""不孕症"的范畴。本病急性期以湿热邪毒，气滞血瘀为主，慢性期多寒瘀交阻、正虚邪实。且病程迁延，易反复发作，久治不愈，急性盆腔炎常分为湿热瘀毒和瘀毒内结二型，慢性盆腔炎分脾虚湿盛、肝郁湿蕴和痰瘀互结三型。（1）湿热瘀毒型：症见小腹或少腹胀痛拒按，带下量多，色黄白相兼，或如脓液而臭，阴户灼热痒痛，或发热、口渴、心烦、食欲不振，恶心呕吐，舌质红、苔黄腻，脉滑数。治宜清热解毒，利湿，排脓，化瘀。（2）瘀毒内结型：症见低热起伏，下腹胀痛拒按，腰酸纳差，便结或溏而不爽，肛门坠胀，带下量多、黄稠气臭，小便短少黄赤，舌质红、苔黄，脉洪数。治宜清热解毒，活血祛瘀。（3）脾虚湿盛型：症状病延日久，面色无华，带下色白，量多清稀无臭，腹痛绵绵，神疲乏力，食少便溏，舌质淡、苔薄白，脉濡缓。治宜健脾益气，除湿止带。（4）肝郁湿蕴型：症见单侧或双侧少腹胀痛，附件可触及增厚或包块，带下量多，色白或黄，腥臭，月经延期，经前乳胀，经期少腹疼痛，舌苔薄腻，脉弦。治宜疏肝理气，活血利湿。（5）痰瘀互结型：症见月经后期，量少或闭经，经行腹痛，带下量多质稠，不孕，附件包块明显，舌质黯、苔薄腻，脉涩。治宜活血通络，化痰消癥。

【方一】 盆腔炎方
【来源】 验方
【组成】 红藤 15 克，败酱草 15 克，赤芍 10 克，当归 10 克，莪术 10 克，茯苓 10 克。
【用法】 取上药加水 1000 毫升，先用武火煮沸，改用文火续煎 30 分钟，取药汁。每剂煎服 2 次，每日 1 剂。
【功效】 清热解毒，利湿化痰。
【主治】 盆腔炎属湿热瘀阻者，症见小腹或少腹胀痛，拒按，带下量多，色黄如脓。

【方二】 活血化瘀片
【来源】 验方
【组成】 红藤 30 克，丹皮 20 克，元胡 20 克，赤芍 20 克。
【用法】 取上药制成片剂，每次 3~4 片，每日 3 次，2 周为 1 个疗程。亦可改用为汤剂，上药加水 1000 毫升，先用武火煮沸后，改文火续煎 30 分钟，取药汁。每剂煎服 2 次，每日 1 剂，2 周为 1 个疗程。
【功效】 活血利湿，化瘀消癥。
【主治】 慢性盆腔炎属瘀毒内结者，症见下腹胀痛拒按，腰酸纳差，肛门坠胀，带下量多，黄稠气臭。

【方三】 桂枝慈姑汤
【来源】 验方
【组成】 桂枝 10 克，山慈姑 10 克，莪术 10 克，元胡 10 克，香附 10 克，鹿角片 6 克。
【用法】 取上药加水 800 毫升，先用武火煮沸后，改用文火续煎 30 分钟取药汁，每剂煎服 2 次，每日 1 剂。
【功效】 温经散寒，活血祛瘀。
【主治】 慢性盆腔炎属血瘀者，症见少腹冷痛，得温则减，肛门坠胀，带下量多，月经量少，苔薄白或白腻，脉沉迟。妇检在子宫一侧可扪及增粗的条索状物、压痛，或扪及囊性包块。

【方四】白头翁汤

【来源】验方

【组成】白头翁30克，黄连10克，黄柏12克，秦皮15克。

【用法】取有关药加水800毫升，先用武火煎沸后，改用文火续煎30分钟，取药汁。每剂煎服2次，每日1剂，10天为1个疗程。

【功效】清热解毒，利湿化瘀。

【主治】急性盆腔炎属湿热瘀毒者，症见少腹疼痛拒按，带下量多，色黄如脓，有臭气，或发热、口渴、心烦，舌质红、苔黄腻，脉滑数。

【方五】红藤败酱汤

【来源】验方

【组成】红藤、败酱草、白花蛇舌草、蒲公英各30克，赤芍20克，香附10克，乳香、没药各6克。

【用法】用水浓煎成100~150毫升，睡前保留灌肠2小时，日1次。

【功效】清热解毒，利湿化瘀。

【主治】急性盆腔炎属湿热瘀毒者，症见少腹疼痛拒按，带下量多，色黄如胀，有臭气，或发热、口渴、心烦，舌质红、苔黄腻，脉滑数。

（十三）阴道炎

阴道炎是妇女生殖系统炎症中的一种，系指当阴道的自然防御功能受到破坏时，病原体侵入阴道，使阴道黏膜产生炎症，所分泌的液体量、色、质出现异常，是临床常见病、多发病之一。以带下增多、外阴瘙痒为主要临床表现。阴道分泌物中常可找到病原体。依据其发病年龄和感染的病原体不同，可分为滴虫性阴道炎、念珠菌阴道炎（亦称霉菌性阴道炎）、老年性阴道炎、幼女性外阴阴道炎及细菌性阴道病。其传染方法，或经性交直接传播，或通过浴池（盆）、毛巾、衣物、厕所等间接传播，因而注意个人卫生，避免不洁的性生活及不洁物品的传播对防治本病非常重要。

本病属于中医"带下病""阴痒"的范畴。本病的病理基础以肝、脾、肾功能失常为本，湿热、热毒、虫侵为标，其中尤其重视湿热、热毒、虫屡（相当于病原体）等外邪的致病作用。临床常分湿热、脾虚、肾虚三个证型。（1）湿热型：症见带下量多，色黄或白，或赤白，质黏腻，有臭气，或带下量多如豆腐渣状、阴痒（霉菌性阴道炎），或带下量多质稀呈泡沫状、阴部瘙痒（滴虫性阴道炎），舌质红、苔黄腻，脉濡数。治宜清热解毒、利湿止带。（2）脾虚型：症见带下量多，绵绵不断，色白或淡黄，质稠无臭气，精神倦怠，纳少便溏，舌质淡、苔白腻，脉缓弱。治宜健脾益气，升阳除湿。（3）肾虚型：肾阴不足者，症见带下赤白，量不多，质稍黏，阴部灼热，干涩刺痛，头晕耳鸣，五心烦热，舌质红、少苔，脉细弦数，老年性阴道炎多属此型，治宜益肾滋阴，清热止带；肾阳不足者，症见带下量多，质稀清冷，腰酸如折，肢冷感，舌质淡、苔白润，脉沉迟，治宜温肾培元，固涩止带。本病的治疗方法，有内治与外治之分，多以外治为主，或内外治合用、中西医结合。

【方一】 加味赤小豆汤

【来源】 验方

【组成】 赤小豆30克，当归30克，土茯苓15克，黄柏10克。

【用法】 取上药加水800毫升，先用武文煎沸后，改用文火续煎30分钟，取药汁。每剂煎服2次，每日1剂。

【功效】 清热利湿。

【主治】 阴道炎属湿热者，症见带下量多，色白或黄，质黏稠，有臭气，舌苔黄腻，脉濡数。

【方二】 苦蛇黄百汤

【来源】 验方

【组成】 苦参30克，蛇床子30克，黄柏30克，百部30克。

【用法】 把以上药物放砂锅中，加水1500毫升，煮沸15分钟后，过滤取汁。加水再煎，过滤取汁。两次汁液混匀，待凉后用此药液冲洗阴道。每日1剂，7天为1疗程，1~3疗程可愈。

【功效】 清热解毒，杀虫止痒。

【主治】 阴道炎属湿热者，多用于滴虫性或霉菌性阴道炎。

【方三】 五味消毒饮加减

【来源】 验方

【组成】 金银花、野菊花各15克，蒲公英、紫花地丁、青天葵、泽泻、黄柏、石斛、郁金各10克，土茯苓40克。

【用法】每天 1 剂，水煎 2 次，分早晚服。10 天为 1 个疗程一般治疗两个疗程。并用药渣复煎取药液 500 毫升，待适合温度时冲洗阴道，每天 1 次经期停用。

【功效】清热解毒，利湿止痒。

【主治】淋菌性阴道炎属湿热者，症见阴道脓性分泌物增多，臭味，外阴刺痛及烧灼感或合并尿频尿痛。

【方四】橄榄核

【来源】验方

【组成】橄榄核 3 个，鸡蛋 2 枚。

【用法】取将橄榄核焙干，研细末，鸡蛋煮熟取蛋黄榨油，二药调和成糊。用 1 条长 12 厘米的粗棉线系消毒棉球，蘸药糊塞阴道中。晚上塞药，白天取出。塞药前最好用水冲洗清洁阴道。治疗期间忌房事。

【功效】清热利湿止痒。

【主治】滴虫性阴道炎属湿热者，症见阴道脓性分泌物增多，臭味，外阴刺痛及烧灼感或合并尿频尿痛。

【方五】健脾止带方

【来源】验方

【组成】太子参 15 克，苍术 10 克，荆芥穗 10 克，鸡冠花 15 克，车前子 10 克。

【用法】取上药加水 800 毫升，先用武火煎沸后，改用文火续煎 30 分钟，取药汁。每剂煎服 2 次，每日 1 剂。

【功效】健脾益气，升阳除湿。

【主治】阴道炎属脾虚者，症见带下量多，色白或黄，质黏无臭气，精神疲倦、舌淡、苔白腻，脉缓弱。

(十四) 子宫肌瘤

子宫肌瘤又称子宫平滑肌瘤，是女性生殖器官中最常见的一种良性肿瘤，多见于 30~50 岁的妇女。其确切病因不清，可能与长期雌激素刺激有关。根据肌瘤的生长部位，可将其分为黏膜下肌瘤、肌壁间肌瘤及浆膜下肌瘤。其生长部位多在子宫体，很少见子宫颈；肌瘤质地较硬，但可因变性而变软。典型症状为月经过多或继发性贫血，但很多患者无自觉症状，而在普查中发现。子宫肌瘤生长速度缓慢，绝经后停止生长，逐渐萎缩。

中医学中无"子宫肌瘤"的病名，但根据其临床表现可归属在"癥瘕""血证"范畴。其形成多与正气虚弱，血气失调有关，常见有气滞、血瘀、痰湿三个证型。（1）气滞型：症见结块不坚，推之可移，部位不定，痛无定处，或月经后期量少，经行腹痛，或带下偏多，伴小腹胀满，胸闷嗳气，精神抑郁，苔薄白，脉沉弦。治宜行气导瘕，活血消癥。（2）血瘀型：症见胞中积块坚硬，固定不移，疼痛拒按，月经量多或经期错后，色紫黑有血块。面色晦暗，肌肤乏润，口干不欲饮水，舌边瘀点，脉沉涩。治宜活血散结，破瘀消癥。（3）痰湿型：症见下腹部包块按之柔软，时或作痛，带下量多，色白质黏腻，伴形寒，胸脘痞闷，小便不多，舌质暗紫、苔白腻，脉沉或沉滑。治宜理气化痰、破瘀、消癥。

【方一】桂枝茯苓丸

【来源】《伤寒论》

【组成】桂枝、茯苓、丹皮、赤芍、桃仁各等量。

【用法】取上药研细末，炼蜜为丸，如梧桐子大小，每次 5 克，每日 2 次。亦可煎作汤剂，常规煎法。

【功效】活血散结，破瘀消癥。

【主治】子宫肌瘤属血瘀者，症见积块坚硬，固定不移，舌质紫有瘀点，脉沉涩。

【方二】小化坚汤

【来源】验方

【组成】夏枯草 15 克，皂刺 15 克，炒香附 10 克，蒲黄 6 克，昆布 10 克，海藻 10 克，艾叶炭 10 克，红花 6 克。

【用法】每剂煎服 2 次，每日 1 剂，分 2~3 次服完。

【功效】活血软坚，化痰消癥。

【主治】子宫肌瘤属痰湿者，症见肌瘤不消，固定不移，舌苔白腻。

【方三】参术茯苓汤

【来源】验方

【组成】党参 15 克，白术 15 克，茯苓 20 克，三棱 25 克，莪术 15 克，赤芍 15 克，桂枝 15 克，牛膝 15 克。

【用法】水煎服，日1剂，分2~3次服完。

【功效】健脾益气，行气软坚，活血化瘀。

【主治】子宫肌瘤属气虚血瘀者，症见月经过多、经期延长或周期缩短，腰腹痛，子宫增大质硬、呈结节状、表面凹凸不平，或下腹部触及包块，舌质紫暗或有瘀点、瘀斑，舌下脉青紫，脉沉细者。

（十五）急性乳腺炎

急性乳腺炎是因为乳头裂伤或乳汁潴留后，由细菌侵入继发感染而引起的急性化脓性炎症。绝大多数发生于产后哺乳期，以初产妇多见，好发于产后3~4周，是常见的乳房疾病。本病属于祖国医学"乳痈"的范围，根据发病时期的不同，又有几种名称：发生于哺乳期者，称外吹乳痈；发生于怀孕期者，名内吹乳痈；在非哺乳期和非怀孕期发生者，名非哺乳期乳痈。初起症状为乳房肿胀疼痛，皮肤微红，乳房内可触及肿块，肿块触痛明显，乳汁排泄不畅，可有轻度发热、畏寒等全身症状，继续发展则可出现乳房红肿热痛的典型症状，肿块硬胀，体温上升，如果治疗不及时，则病变逐渐加重，全身症状明显，乳房上可触及具有波动性的肿块，形成脓腔。脓腔形成的位置通常和临床表现有一定关系，如位置表浅，则容易破溃；位置较深，则波动感不明显，易变生乳疽。

其临床特点为：乳房部结块、肿胀疼痛，伴有全身发热，溃后脓出稠厚。

【方一】金黄油膏

【出处】《外科正宗》

【组成】天花粉300克，黄柏150克，大黄150克，姜黄150克，白芷150克，陈皮60克，厚朴60克，甘草60克，苍术60克，天南星60克。

【功用】清热除湿，散瘀化痰，止痛消肿。

【主治】一切疖、痈、疽、疔有阳证表现者。

【方解】本方主治阳热实证疮病。方中天花粉清热消肿是为君药。疡科外用天花粉，取其清热与黏腻之性，用于治疗痈疽肿毒，有消肿止痛之力，又能收束疮根使炎症局限；用于皮肤赤肿湿烂痒痛诸症，有清热收湿之效。辅以黄柏、大黄清热燥湿，逐瘀敛疮；主辅结合，热清则毒解，瘀散则血活，湿去则肿消，更增消肿解毒、清热止痛之效。佐以姜黄散血分之瘀，白芷散气分之结，以收行气活血、消肿止痛之效；苍术、厚朴燥湿化滞，陈皮、南星燥湿化痰，以收化痰祛湿、消肿止痛之效。甘草甘缓泻火解毒，且调和诸药，是为使药。全方组合严谨，君臣有系，辅佐有力，合而用之，是为解热毒、消肿痛、除壅滞的外用良剂。

【用法】药共轧为细粉，按粉末 2/10、凡士林 8/10 的比例，调匀成膏，外敷患处。

【注意事项】本方适用于实证，虚证者忌用。皮肤过敏者禁用。本药有小毒，不宜长期使用。

【方二】金黄散

【出处】《医宗金鉴》

【组成】大黄 2500 克，黄柏 2500 克，姜黄 2500 克，白芷 2500 克，南星 1000 克，陈皮 1000 克，苍术 1000 克，厚朴 1000 克，甘草 1000 克，天花粉 5000 克。

【功用】清热除湿，散瘀化痰，止痛消肿。

【主治】一切痈、疽、疔、疖有阳证表现者。

【方解】本方主治阳热实证疮病。方中天花粉清热消肿是为君药。疡科外用天花粉，取其清热与黏腻之性，用于治疗痈疽肿毒，有消肿止痛之力，又能收束疮根使炎症局限；用于皮肤赤肿湿烂痒痛诸症，有清热收湿之效。辅以黄柏、大黄清热燥湿，逐瘀敛疮；主辅结合，热清则毒解，瘀散则血活，湿去则肿消，更增消肿解毒、清热止痛之效。佐以姜黄散血分之瘀，白芷散气分之结，以收行气活血、消肿止痛之效；苍术、厚朴燥湿化滞，陈皮、南星燥湿化痰，以收化痰祛湿、消肿止痛之效。甘草甘缓泻火解毒，且调和诸药，是为使药。全方组合严谨，君臣有系，辅佐有力，合而用之，是为解热毒、消肿痛、除壅滞的外用良剂。

【用法】上 10 味共研细末，可用葱汁、酒、醋、麻油、蜜、菊花露、银花露、丝瓜叶捣汁等调敷。

【注意事项】本药有小毒，不宜长期使用。有皮肤破损者，禁用（或慎用）。红赤肿痛、夏月季节用茶汤同蜜调；微热微肿及大疮已成，欲作脓者，用葱汤同蜜调；湿痰流注等漫肿无头、皮色不变者，用葱酒煎调；风热恶毒、皮色红赤、游走不定，用蜜水调，汤泼火烧，皮肤破烂，用麻油调。

【方三】疮疖消肿膏

【出处】《常用中成药》(上海中华制药厂方)

【组成】白芷、独活、大黄、地丁草各占3.6%，天花粉占5.7%，川乌、南星、苍术、松节油各占1.4%。

【功用】清热解毒，散肿，止痛。

【主治】疮疖及乳痈初起，红肿热痛。

【方解】方中大黄、地丁草、天花粉清热解毒，白芷、独活、苍术祛湿消肿，川乌、南星、松节油消散止痛，配合成方，有清热解毒，散肿止痛的功效。

【用法】用凡士林（占74.3%）制成软膏。涂敷患处。一日一次。

【方四】青桑膏

【出处】《三因极一病证方论》卷十八

【组成】嫩桑叶若干。

【功用】清热，凉血，散肿。

【主治】乳硬作痛。

【用法】上药研细。米饮调，摊纸上，贴于患处。

【方五】二味拔毒散

【出处】《医宗金鉴》

【组成】明雄黄、白矾等分

【功用】祛湿止痒，消肿止痛。

【主治】由湿毒引起的疮疡。如暑疖、带状疱疹、乳痈等。

【方解】方中明雄黄外用取其解毒、燥湿、杀虫及去腐之力，用于痈疽肿毒初起可使之内消，用于溃疡疮面能去腐肉死肌，用治湿烂之疮则能燥湿止痒，用治诸疮则能去腐敛疮。配伍清热解毒且具收湿敛疮的白矾，更增束毒消肿，燥湿消疮之功。

【用法】上药共为末，用青茶调化，鹅翎蘸扫患处。

【注意事项】本方适用于实证，虚证者忌用。皮肤过敏者禁用。本药有小毒，不宜长期使用。

（十六）乳腺增生病

本病并非炎症，亦不是肿瘤的小叶增生、囊性变为主要病理改变的常见乳房疾病。多发于 30~40 岁的妇女。好发于高龄未婚、未育、未哺乳、精神抑郁、月经不调、流产次数多的妇女。属于中医"乳癖"范围。

本病的特点：1. 乳房疼痛，常为胀痛或刺痛，可累及一侧或两侧乳房，以一侧偏重多见，疼痛严重者不可触碰，甚至影响日常生活及工作。疼痛以乳房肿块为主，亦可向患侧腋窝、胸肋或肩背部放射；有些则表现为乳头疼痛或痒。乳房疼痛常于月经前数天出现或加重，行经后疼痛明显减轻或消失；疼痛亦可随情绪变化而波动。这种与月经周期及情绪变化有关的疼痛是乳腺增生病临床表现的主要特点。2. 乳房肿块可发于单侧或双侧乳房内，单个或多个，好发于乳房外上象限，亦可见于其他象限。肿块形状有片块状、结节状、条索状、颗粒状等，其中以片块状为多见。肿块边界不明显，质地中等或稍硬，活动好，与周围组织无黏连，常有触痛。肿块大小不一，小者如粟粒般大，大者可逾 3~4 厘米。乳房肿块也有随月经周而变化的特点，月经前肿块增大变硬，月经来潮后肿块缩小变软。3. 乳头溢液：少数患者可出现乳头溢液，为自发溢液，草黄色或棕色浆液性溢液。4. 月经失调：本病患者可兼见月经前后不定期，量少或色淡，可伴有痛经。5. 情志改变：患者常感情志不畅或心烦易怒，每遇生气、精神紧张或劳累后加重。

【方一】乳癖宁膏

【出处】《当代中药外治十科百病千方》

【组成】王不留行 20 克，白花蛇舌 20 克，赤芍 21 克，土贝母 21 克，穿山甲 30 克，昆布 30 克，木鳖子 18 克，莪术 18 克，丝瓜络 15 克，乳香 10 克，没药 10 克，血竭 10 克，黄丹适量。

【功用】活血祛瘀，化痰散结。

【主治】肝郁血瘀痰凝型乳腺增生病。

【用法】将前 9 种药入适量麻油内煎熬至枯，去渣滤净，入黄丹适量充分搅匀，熬至滴水成珠。再加入乳香、没药、血竭细末各 10 克，搅匀成膏。倒入冷水中浸泡半月后取出，隔水烊化，摊于布上用时将膏药烘热，贴于肿块或疼痛部位。7 日换药 1 次，3 次为 1 个疗程，疗程间隔 3~5 日。

【方二】乳癖消

【出处】《福建中医学院学报》1999 年第 1 期

【组成】柴胡 30 克，赤芍 30 克，白芍 30 克，香附 30 克，川楝子 30

克，橘核 30 克，延胡索 30 克，瓜蒌 30 克，全蝎 30 克。

【功用】活血祛瘀，化痰散结。

【主治】气滞血瘀痰凝型。

【用法】将上药研末备用。于锅中炒热至冒烟时，倒入酒、醋各等份量，文火搅炒均匀成糊状，装于缝好双层 20 厘米×15 厘米纱布袋内，根据肿块大小展开，热敷于肿块上，以夜间为好，白天用时贴敷肿块上，并用胸罩固定持续 8 小时左右。取下药末再次如上法炒热外敷，1 包药可连用 3 天，连续敷至下次月经来时去除。待月经干净后 1 周，再开始下一周期敷贴。

【方三】化核膏

【出处】《乳腺增生病的中医外治法》

【组成】穿山甲、全蝎、山慈菇、五倍子、白芥子、香附、大黄、莪术、乳香、冰片各等份。

【功用】活血祛瘀，化痰散结。

【主治】乳腺增生病。

【用法】将上药研末，加入山西米醋、冰糖各适量，调成药膏，敷于患处。病程长肿块硬、病程短肿块软者分别于月经第 6、第 14 日开始敷药，每日换药 1 次。

【方四】散结止痛膏

【出处】中成药

【组成】重楼 269 克，白花蛇舌草 67 克，夏枯草 67 克，生川乌 168 克，生天南星 101 克，冰片 50 克。

【功用】破瘀散结，活血通络，消肿止痛。

【主治】乳腺增生病血瘀阻滞较重者。

【用法】以上六味，冰片研细；其余重楼等五味加水煎煮二次，第一次 4 小时，第二次 2 小时，煎煮液浓缩成浸膏，加入冰片粉，混匀，制成 1000 克，加医用丙烯酸酯胶黏剂乳液 580 克，搅拌均匀，进行涂膏、干燥、盖衬、切片即得。外用贴于患处。

第四章　儿科常见疾病

（一）急性上呼吸道感染

急性上呼吸道感染主要是指鼻、鼻咽和咽部的感染，因此常用"急性鼻咽炎""急性咽炎""急性扁桃体炎"等诊断名词，统称为上呼吸道感染，简称上感。本病发病率占儿科疾病首位，除了 4~5 个月以内小儿较少发病外，可发生于任何年龄的小儿。冬春两季多见，在季节变换、气候骤变的情况下更易发病。本病 90% 以上为病毒感染，主要有合胞病毒、流感病毒、副流感病毒、腺病毒、柯萨奇、埃可病毒及肺炎支原体等，其余为细菌感染或病毒感染后继发细菌感染。病原体的传播一般通过飞沫传染或直接接触，偶可通过肠道。可呈流行或散发。临床以发热、头痛、咳嗽、流涕、打喷嚏为特征。炎症向邻近器官蔓延可引起中耳炎、眼结膜炎、鼻窦炎、口腔炎、喉炎、颈部淋巴结炎和咽后壁脓肿等；向下蔓延可发展为支气管炎、肺炎；通过血液循环播散至全身，细菌感染并发败血症时，可导致化脓性病灶，如皮下脓肿、脓胸、心包炎、关节炎、骨髓炎、脑膜炎、脑脓肿及泌尿道感染；由于感染及变态反应对机体的影响，可发生风湿热、肾炎、心肌炎、紫癜、类风湿病及其他结缔组织性疾病。治疗以休息、对症治疗及良好的护理为主，积极预防并发症，一般预后良好。

中医称本病为"感冒"或"伤风"。分为普通感冒和时行感冒两种，普通感冒为冒受风邪所致，一般病邪轻浅，以肺系症状为主，不造成流行；时行感冒为感受时邪所致，病邪较重，具有流行特。小儿由于脾常不足、心肝常有余的生理病理特点，在感冒过程中易出现夹痰、夹滞、夹惊的兼证。临床可分为风寒感冒、风热感冒、暑邪感冒、时行感冒四个证型。
(1) 风寒感冒：症见发热，恶寒，无汗，头痛，鼻塞流清涕，喷嚏咳嗽，痰稀白，喉痒，口不渴，咽红不著，舌淡红，苔薄白，脉浮紧。治宜辛温解表。(2) 风热感冒：症见发热重，恶风，有汗热不解，头痛，鼻塞流脓涕，喷嚏咳嗽，痰稠白或黄，口干欲饮，咽红或肿，舌红、苔薄白或黄，脉浮数。治宜辛凉解表。(3) 暑邪感冒：症见高热无汗，头痛身困，胸闷泛恶，不思进食，或呕吐、腹泻，或鼻塞、流涕，咳嗽，舌红、苔薄白腻或黄腻，脉数。治宜清暑解表。(4) 时行感冒：症见全身症状较重，壮热嗜睡，汗出热不解，目赤咽红，肌肉酸痛，或有恶心呕吐，或见疹点散布，舌红苔黄，脉数。治宜疏风清热解毒。

【方一】 葱白粥

【来源】《济生秘览》

【组成】粳米 30 克，葱白 3~5 根，白糖适量。

【用法】煮粳米粥，将熟入葱白，再煮数沸，加白糖，热服后可出微汗。

【功效】解肌发汗，调和营卫。

【主治】上呼吸道感染属风寒感冒者，症见恶寒发热，无汗头痛，鼻流清涕，喷嚏喉痒，咳嗽痰白，肢体酸痛，口不渴，咽不红。

【方二】 葛根白芷辛夷汤

【来源】验方

【组成】葛根 9 克，白芷 4.5 克，辛夷 6 克。

【用法】取上药加水 150 毫升同煎，先用武火煎沸后，改用文火续煎 5~10 分钟，取药汁分 2~3 次服完。每剂煎服 3 次，每日 1 剂。

【功效】解肌发汗，调和营卫。

【主治】上呼吸道感染属风寒感冒者，症见恶寒发热，无汗头痛，鼻流清涕，喷嚏喉痒，咳嗽痰白，肢体酸痛，口不渴，咽不红。

【方三】 姜糖饮

【来源】验方

【组成】生姜 15 克，红糖 25 克，葱白适量。

【用法】将葱白切成 3 厘米长的段（共 3 段）与生姜一起，加水 50 克煮沸，加入红糖即可。趁热一次服下，盖被取微汗。

【功效】发汗解表，和中散寒。

【主治】上呼吸道感染属风寒感冒者，症见发热头痛、身痛无汗者。

【方四】 **防风藿香饮**

【来源】 验方

【组成】 防风6克，砂仁1.5克，藿香6克，生姜1片。

【用法】 取上药加水150毫升同煎，先用武火煎沸后，改用文火续煎5~10分钟，取药汁徐徐温服。每剂煎服2次，每日1剂。

【功效】 解肌发汗，调和营卫。

【主治】 上呼吸道感染属风寒感冒者，症见恶寒发热，无汗头痛，鼻流清涕，喷嚏喉痒，咳嗽痰白，肢体酸痛，口不渴，咽不红，腹部胀满、呕吐。

【方五】 **橘皮生姜汤**

【来源】 验方

【组成】 橘皮、生姜、苏叶各9克。

【用法】 取上药加水150毫升同煎，先用武火煎沸后，改用文火续煎5~10分钟，取药汁徐徐温服。每剂煎服2次，每日1剂，红糖调服。

【功效】 解肌发汗，调和营卫。

【主治】 上呼吸道感染属风寒感冒者，症见恶寒发热，无汗头痛，鼻流清涕，喷嚏喉痒，咳嗽痰白，肢体酸痛，口不渴，咽不红。

【方六】 **葱姜萝卜水**

【来源】 验方

【组成】 生姜10克，大葱（带根须）1根，花椒3克，白萝卜皮30克。

【用法】 取上药加水150毫升同煎，先用武火煎沸后，改用文火续煎5~10分钟，取药汁徐徐温服。每剂煎服2次，每日1剂。

【功效】 解肌发汗，调和营卫。

【主治】 上呼吸道感染属风寒感冒者，症见恶寒发热，无汗头痛，鼻流清涕，喷嚏喉痒，咳嗽痰白，肢体酸痛，口不渴，咽不红，腹部胀满、呕吐。

【方七】 **姜糖苏叶饮**

【来源】 《本草汇言》

【组成】 苏叶、生姜各3克，红糖15克。

【用法】 将生姜、苏叶洗净切成细丝，放入瓷杯内，再加红糖，以沸水冲泡，盖上盖，温浸10分钟即成。每日2次，趁热服用。

【功效】发汗解表，祛寒健胃。

【主治】上呼吸道感染属风寒感冒者，对同时患有恶心、呕吐、胃痛、腹胀等症的胃肠型感冒，则更为适宜。

【方八】桂枝汤

【来源】《伤寒论》

【组成】桂枝6克，白芍6克，生姜3片，大枣4枚。

【用法】取上药加水300毫升同煎，先用武火煎沸后，改用文火续煎10分钟。每剂煎服2次，每日1剂。

【功效】解肌发汗，调和营卫。

【主治】上呼吸道感染属风寒感冒者，症见发热，恶寒，无汗，头痛，流清涕，咽红等症。

【方九】麻黄汤

【来源】《伤寒论》

【组成】生麻黄6克，桂枝6克，杏仁10克，甘草6克。

【用法】取上药加水300毫升同煎，先用武火煎沸后，改用文火续煎10分钟。每剂煎服2次，每日1剂。

【功效】疏风散寒，发汗解表。

【主治】上呼吸道感染属风寒感冒者，症见发热恶寒、无汗、头痛、流清涕、咽不红等症。

（二）小儿肺炎

小儿肺炎是由不同病原体或其他因素所致肺部炎症，临床以发热、咳嗽、气促、呼吸困难以及肺部固定湿性啰音为其共同表现。一年四季均可发生，但以冬春季节为多。婴幼儿时期由于呼吸系统生理解剖及免疫系统等方面的特点，决定了婴幼儿容易发生肺炎，并且出现比较严重的并发症，因此在我国小儿疾病总体发病率、死亡率中，婴幼儿肺炎占据第一位。婴幼儿由于抵抗力弱，机体免疫力低下，病变易扩散、融合及延及两肺，多为支气管肺炎，年长儿及体质较强的幼儿，机体反应性逐渐成熟，局限感染能力增强，肺炎往往出现较大病灶，以大叶性肺炎多见；伴有营养不良、佝偻病和先天性心脏病的患儿往往病情较重，易迁延不愈。本病应采取综合疗法，积极有效地控制感染，缓解症状，改善通气功能。预防本病应加强护理和体格锻炼，避免交叉感染，防止急性呼吸道感染及呼吸道传染病，积极防治佝偻病、营养不良等。

中医称本病为"肺炎喘嗽"，邪热闭肺是肺炎喘嗽的基本病机，"热、咳、痰、喘、煽"是典型症状。临床可分为风热闭肺、风寒闭肺、痰热闭肺、毒热闭肺、阴虚肺热、肺脾气虚六个证型。（1）风热犯肺症见发热恶风，微有汗出，咳嗽气促，咳痰不爽，咯出者痰液黄稠，面赤唇红，口渴欲饮，咽部红赤，舌红、苔薄白或微黄，脉浮数。治宜疏风解热，宣肺化痰。（2）风寒袭肺症见恶寒发热，无汗不渴，鼻流清涕，呛咳气急，痰稀色白，舌淡红、苔薄白，脉浮紧。治宜疏风散寒，宣肺化痰。（3）痰热壅肺症见壮热烦躁，喉间痰鸣，痰稠色黄，气促喘憋，鼻翼煽动，或口唇青紫，面赤口渴，咽部红赤，舌红、苔黄腻，脉滑数。治宜清热宣肺，涤痰平喘。（4）毒热闭肺症见高热持续，咳嗽剧烈，气急鼻煽，甚至喘憋，涕泪俱无，鼻孔干燥如烟煤，面赤唇红，烦躁口渴，溲赤便秘，舌红而干、舌苔黄腻，脉滑数。治宜清热解毒，泻肺开闭。（5）阴虚肺热症见病程迁延，潮热盗汗，面色潮红，干咳无痰或痰黏难咯，唇燥口干，舌红少津、苔少或光剥，脉细数。治宜养阴清热，润肺止咳。（6）肺脾气虚，症见病程延长，低热起伏，气短多汗，咳嗽无力，纳差，便溏，面色淡白，神疲乏力，四肢欠温，舌偏淡、苔薄白，脉细无力。治宜益气健脾，调和营卫。

【方一】三拗汤

【来源】《太平惠民和剂局方》

【组成】麻黄 9 克，杏仁 10 克，甘草 6 克。

【用法】水煎取汁 200 毫升，分 4~5 次服完。每日 1 剂。

【功效】宣肺散寒，止咳解表。

【主治】肺炎属风寒闭肺者，症见呛咳不爽，呼吸气急，痰稀色白，恶寒发热，无汗。

【方二】防风葱白粥

【来源】验方

【组成】防风 10 克，葱白 2 茎，粳米 100 克。

【用法】取防风、葱白水煎药取汁，去渣。先用粳米煮粥，待粥将熟时加入药汁，煮成稀粥服食。

【功效】疏风散寒宣肺。

【主治】佐治肺炎属风寒闭肺者。

【方三】豆豉葱须饮

【来源】验方

【组成】淡豆豉 15 克，葱须 30 克，黄酒 20 毫升。

【用法】将豆豉加水 1 小碗，煎煮 10 分钟，再加洗净的葱须继续煎煮 5 分钟，最后加黄酒，出锅，趁热顿服。

【功效】疏风散寒宣肺。

【主治】佐治肺炎属风寒闭肺者。

【方四】麻杏甘石汤

【来源】《伤寒论》

【组成】生麻黄 6 克，杏仁 6 克，生甘草 3 克，生石膏 20 克。

【用法】煮取石膏加水 400 毫升同煎，先用武火煮沸后文火先煎 10 分钟，再纳入其余三味，文火续煎 15 分钟，药汁分 3~4 次次服完。每日 1 剂。

【功效】宣肺泄热，止咳平喘。

【主治】肺炎属风热闭肺者，症见发热恶风，微有汗出，气急鼻煽，咳嗽痰黄。

（三）小儿腹泻

小儿腹泻是由于不同病因引起的以腹泻为主症的综合征，临床上以大便次数、数量增多，粪质稀薄或如水样为特征。本病以 3 岁以下的婴幼儿最为多见，年龄愈小，发病率愈高。近 30 年来本病发病率及病死率已明显降低，但仍是婴幼儿时期的重要常见病和死亡原因。本病虽四季均可发生，但以夏秋季节较多，南方冬季亦可发生，且往往引起流行。治疗原则为预防和纠正脱水，继续进食，合理用药。预防应注意饮食卫生及食具的消毒，随气候变化添减衣服，注意腹部保暖，避免长期口服广谱抗生素。

中医称本病为"泄泻"，临床可分为伤食泻、风寒泻、湿热泻、脾虚泻、脾肾阳虚泻五个证型。（1）伤食泻：症见脘腹胀满疼痛，痛则欲泻，泻后痛减，大便酸臭或如败卵，夹食物残渣，嗳气酸馊，泛恶呕吐，纳呆恶食，矢气臭秽，夜寐不宁，舌苔垢腻或见微黄，脉滑数。治宜消食化积。

（2）风寒泻：症见大便次数多，泻下清稀多泡沫，色淡黄，腹部绞痛，肠鸣漉漉有声，喜按喜暖，常伴鼻塞流清涕，微恶风寒，或有发热，舌淡、舌苔薄白或腻，脉象浮紧。治宜疏散风寒。（3）湿热泻：症见起病急骤，泻势急迫，便下稀薄，或如水样，色黄而气味秽臭，或夹黏液，肛门灼红，发热烦闹，口渴喜饮，腹痛阵作，恶心呕吐，食欲减退，小便黄少，舌红、苔黄腻，脉象滑数。治宜清热利湿。（4）脾虚泻：症见病程迁延，时轻时重或时发时止，大便稀溏，色淡不臭，夹未消化之宿食，每于食后即泻，多食则脘痞、便多，食欲不振，面色萎黄，神疲倦怠，形休消瘦，舌淡、苔薄白，脉缓弱。治宜健脾益气。（5）脾肾阳虚泻：症见久泻不止，缠绵难愈，粪质清稀，澄澈清冷，下利清谷，或五更作泻，食欲不振，腹软喜暖，形寒肢冷，面白无华，精神萎软，甚则寐时露睛，舌淡、苔薄白，脉细弱。治宜补脾温肾。

【方一】苹果羹
【来源】《中国当代名医验方大全》
【组成】青苹果1个。
【用法】将苹果洗净，置瓷缸中（不加水），隔水煮至熟烂，或置笼中蒸熟。熟后去果皮，饮其自然汁。能食者，并食其果肉，量不拘。每次1个，每日早晚各1次。
【功效】开胃健脾，消食止泻。
【主治】小儿腹泻属伤食泻者，症见脘腹胀满，腹痛则欲泻，泻后痛减，粪便酸臭，或如败卵。

【方二】苍术防风汤
【来源】《素问病机气宜保命集》
【组成】苍术10克，麻黄6克，防风3克，生姜5片。
【用法】取上药加水360毫升同煎，先用武火煎沸后，改用文火续煎10分钟，药汁2~3次服完。每日1剂。
【功效】驱散风寒，化湿和中。
【主治】小儿腹泻属风寒泻者，症见泄泻清稀，中多泡沫，臭气不甚，发热恶寒，头痛腹痛。

【方三】干姜茶
【来源】验方

【组成】红茶、干姜丝各3克。

【用法】二者放瓷杯中，以滚水100毫升冲泡加盖10分钟，代茶随意服，饮完可再冲。

【功效】驱散风寒，化湿和中。

【主治】小儿腹泻属风寒泻者，症见泄泻清稀，中多泡沫，臭气不甚，头痛腹痛。

【方四】葛根芩连汤

【来源】《伤寒论》

【组成】葛根15克，黄芩6克，黄连3克，甘草3克。

【用法】取上药加水400毫升同煎，先用武火煎沸后，改用文火续煎30分钟，每剂煎服2次，分若干次服完，每日1剂。

【功效】清肠利湿。

【主治】小儿腹泻属湿热泻者，症见脘腹胀满，腹痛则欲泻，泻后痛减，或泻下稀薄，水分较多，粪色深黄而臭。

（四）营养性缺铁性贫血

营养性缺铁性贫血是由于体内铁缺乏致使血红蛋白合成减少而引起的一种小细胞低色素性贫血。临床以皮肤黏膜逐渐苍白、面色萎黄、易疲劳乏力，头晕、耳鸣、气促等为其主要表现。发病年龄以6个月至3岁的婴幼儿为多见。缺铁性贫血是常见的威胁小儿健康的营养缺乏症，是我国重点防治的疾病之一。治疗以补充铁剂和去除病因为原则。预防应做到合理喂养，提倡母乳喂养，及时添加含铁丰富且铁吸收率高的辅食，如肝、瘦肉、蛋黄等。

中医称本病为"血虚"，又称"黄胖""黄病"，临床可分为气血亏虚、脾胃虚弱、肝肾阴虚三个证型。（1）气血亏虚型：症见面色萎黄或苍白，神疲乏力，少气懒言，头晕心慌，食欲不振，唇舌色淡，舌淡、苔薄白，脉无力。治宜补气养血。（2）脾胃虚弱型：症见面色、唇甲苍白，食欲不振，纳谷呆滞，四肢乏力，或有腹泻便溏，舌淡、苔薄腻，脉缓弱。治宜健脾助运。（3）肝肾阴虚型：症见面色、爪甲苍白，头昏耳鸣，两目干涩，两颧嫩红，盗汗口干，腰膝酸软，指甲枯脆，肌肤不润，有时可见低热，舌淡或红、苔少，脉细数或弦细。治宜滋养肝肾。

【方一】 当归补血汤

【来源】《内外伤辨惑论》

【组成】黄芪 30 克，当归 6 克。

【用法】取上药加水 400 毫升同煎，先用武火煮沸后，改用文火续煎 30 分钟，药汁 3~4 次服完。每日 1 剂。

【功效】补气生血。

【主治】营养性缺铁性贫血属气血亏虚者，症见面色萎黄或淡白，倦怠无力，心悸气短，头晕。

【方二】 豆龙粥

【来源】验方

【组成】红豆 30 克，黑豆 15 克，大枣 125 克，龙眼肉 15 克，桑椹子 15 克。

【用法】上述诸药洗净后，放入砂锅内，加清水适量，文火煮，至豆烂时加入适量红糖。每日 1 剂，连服 1 个月。

【功效】健脾补肾，益气养血。

【主治】营养性缺铁性贫血属脾肾气血俱虚，症见面色萎黄，头晕眼花，失眠健忘，心悸气短。

【方三】 参枣汤

【来源】验方

【组成】党参 15 克，大枣 10 枚。

【用法】将上述两味药水煎两次，去渣取汁。每日两次，吃枣喝汤。

【功效】健脾益气生血。

【主治】营养性缺铁性贫血属脾虚气弱，症见面黄肌瘦，气短乏力，头晕眼花，食欲不振。

【方四】 健脾补血汤

【来源】验方

【组成】黄芪 15 克，黄精 15 克，当归 10 克，熟地 10 克，白芍 10 克。

【用法】取上药加水 400 毫升同煎，先用武火煮沸后，改用文火续煎 30 分钟，药汁 4~5 次服完。每日 1 剂。

【功效】养阴补气。

【主治】营养性缺铁性贫血属肝肾阴虚兼气虚者，症见面色淡白，两颧嫩红，目眩耳鸣，倦怠乏力，腰腿酸软，潮热盗汗。

（五）过敏性紫癜

过敏性紫癜是一种毛细血管变态反应性疾病，以广泛的小血管炎症为病理基础，以臀部及下肢对称分布的出血性皮疹为特征，有时伴腹痛、便血和（或）关节肿痛，易致肾脏损害。发病年龄以学龄期儿童居多，男性多于女性，比例为 2∶1。四季均有发病，以夏、秋季节多见。病程有时迁延反复，但预后多良好。本病无特殊治疗方法，以去除病因、抗过敏及解痉止痛等对症处理，减轻病儿痛苦，促使症状缓解为原则。

中医称本病为"紫癜"，临床可分为风热伤络、血热妄行、气不摄血、阴虚火旺、气滞血瘀五个证型。（1）风热伤络型：症见急性起病，皮肤紫癜散布，以下半身居多，色泽鲜明，大小不一，或有瘙痒，可见恶风、发热、咽红等，偶有腹痛，关节肿痛，舌红、苔薄黄，脉浮数。治宜疏风散邪，清热解毒。（2）血热妄行型：症见起病较急，皮肤紫癜成片，下肢密集，色泽鲜红，常伴鼻衄、齿衄、尿血、便血，可见发热烦闹，面赤咽干，口渴喜冷饮，小便短赤，大便干燥，舌红绛、苔黄燥，脉洪数。治宜清热解毒，凉血止血。（3）气不摄血型：症见发病缓慢，病程较长，紫癜反复发作，瘀斑瘀点颜色淡紫，时有鼻衄、便血，面色少华，神疲气短，食欲不振，头晕心悸，舌淡、苔薄，脉细无力。治宜健脾养心，益气摄血。（4）阴虚火旺型：症见病程迁延，紫癜时隐时发，色泽暗红，尿血持久不消或反复出现，心烦少眠，潮热盗汗，头晕乏力，腰膝酸软，手足心热，舌光红而干、苔少，脉细数。治宜滋阴降火，凉血止血。（5）气滞血瘀型：症见病程缠绵，出血反复不止，皮肤紫癜色暗，面色晦暗，腹痛剧烈，舌暗红或紫或边有紫斑、苔薄白，脉细涩。治宜理气化瘀，活血止血。

【方一】疏风清热凉血汤

【来源】验方

【组成】生地30克，荆芥30克，防风30克，牡丹皮20克，赤芍20克，鸡血藤20克，丹参20克。

【用法】水煎服，每日3~4剂，每日3次。

【功效】疏风清热凉血。

【主治】过敏性紫癜属风热伤络者，症见起病较急，紫癜反复发作，颜色较鲜明，伴有瘙痒。

【方二】 **疏风清热活血汤**

【来源】验方

【组成】柴胡 20 克，防风 20 克，羌活 20 克，地龙 20 克，大青叶 20 克，板蓝根 20 克，红花 15 克，甘草 15 克

【用法】水煎服，日 1 剂，每日 3 次。

【功效】疏风清热，解毒活血。

【主治】过敏性紫癜属风热兼瘀血者，症见起病较急，紫癜反复发作，颜色较鲜明，伴有瘙痒。

【方三】 **犀角地黄汤**

【来源】《备急千金要方》

【组成】水牛角 20 克，鲜地黄 10 克，赤芍 10 克，丹皮 6 克。

【用法】取牛角加水 1180 毫升同煎，先用武火煮沸后，改用文火续煎 30 分钟，再纳入其余三味煮沸后用文火续煎 30 分钟，药汁 3~4 次服完。每日 1 剂。

【功效】清热解毒，凉血止血。

【主治】过敏性紫癜属血热妄行者，症见起病较急，皮肤瘀斑，色较鲜红，面赤唇红。

【方四】 **清热解毒汤**

【来源】验方

【组成】生地黄、白茅根各 15 克，赤小豆 30 克，紫草、连翘、丹皮、丹参各 9 克，赤芍药 6 克。

【用法】水煎服，日 1 剂，每日 3 次。

【功效】清热解毒，凉血止血。

【主治】过敏性紫癜属血热妄行者，症见皮肤紫癜、消化道黏膜出血和肾炎症状，且易复发。

（六）遗尿

遗尿症指小儿已达到膀胱能控制排尿的年龄而仍有日间或夜间的不自主排尿。一般指 3 岁以后经常发生或 5 岁以上每周至少有一次遗尿者。单纯

性夜间遗尿远较日间遗尿或日夜混合型遗尿多见。本病多见于 10 岁以下儿童，偶可延长至 12~14 岁，男性多于女性，约 1.5：1。根据对学龄前儿童及学龄儿童的调查，发现遗尿病在 4 岁半为 12%，5 岁以后为 10%，7 岁半时约 7%，7 岁半至 18 岁时为 2%。对器质性疾病引起的遗尿应进行病因治疗，对功能性遗尿，多采用综合治疗，即一般治疗配合药物或针灸等疗法。

中医称本病为"遗尿"，又称"遗溺""尿床"，临床可分为肾气不足、肺脾气虚、肝经湿热三个证型。(1) 肾气不足型：症见睡中遗尿，醒后方觉，发作频繁，甚至一夜数次，小便清长，面色苍白，神疲乏力，腰腿酸软，记忆力减退，甚则畏寒肢冷，舌质淡、苔薄白，脉沉无力。治宜温补肾阳，固涩小便。(2) 肺脾气虚型证：症见睡中遗尿，尿频量少，面色少华，少气懒言，神疲自汗，食欲不振，大便溏薄，易患感冒，舌淡、苔薄白，脉细无力。治宜补益肺脾，固涩小便。(3) 肝经湿热型：症见睡中遗尿，尿黄量少，气味腥臊，性情急躁，或夜间梦语龋齿，面赤唇红，口渴欲水，甚则目赤，舌红、苔薄黄，脉弦数。治宜清肝泻热，缓急止遗。

【方一】桑螵蛸散

【来源】 验方

【组成】 桑螵蛸、补骨脂、益智仁、覆盆子、菟丝子各 10 克。

【用法】 水煎服，日 1 剂，每日 2~3 次，7 天为 1 个疗程。

【功效】 补肾温阳，缩尿止遗。

【主治】 遗尿症属肾阳虚者，症见神疲乏力，面色苍白，肢凉怕冷，腰膝酸软，小便清长，舌淡，脉沉细。

【方二】蛸芪乌智散

【来源】 验方

【组成】 桑螵蛸 15 克，黄芪 15 克，乌药 10 克，益智仁 10 克。

【用法】 取上药加水 450 毫升同煎，先用武火煮沸后，改用文火续煎 30 分钟，药汁 3~4 次服完。每日 1 剂。

【功效】 补助肾阳，缩尿止遗。

【主治】 遗尿症属肾气不足者，症见睡中遗尿，量多色清，精神不振，形寒畏冷。

【方三】遗尿灵

【来源】 验方

【组成】鹿茸 1.5 克，山药 12 克，煅龙牡各 20 克，鸡内金 10 克，菖蒲 6 克。

【用法】上药共研细末，装零号胶囊备用。10 岁以下者 3~4 粒，10 岁以上者 4~5 粒，每日 3 次，晚用盐开水冲服。15 天为 1 疗程，服药期间忌食生冷之物。

【功效】补肾健脾，开窍缩泉。

【主治】遗尿症属肾气不足兼脾气虚者，症见睡中遗尿，量多色清，熟睡不易叫醒，神倦纳少，形寒肢冷。

【方四】补白散
【来源】验方
【组成】补骨脂 30 克，白果 55 克。

【用法】白果去壳后上二味药炒熟共为细末，每日服 2 次，每次 3~9 岁服 4~5 克，10~12 岁服 6~10 克。

【功效】温肾健脾，敛肺益气。

【主治】遗尿症属肾气不适兼脾肺气虚者，症见睡中遗尿，量多次频，面色无华，神疲乏力，纳少肢冷。

【方五】遗尿敖治汤
【来源】《难证奇方妙用》
【组成】补骨脂 10 克，金樱子 10 克，黄芪 10 克，党参 10 克，防风 10 克，藁本 10 克，石菖蒲 10 克，甘草 6 克。

【用法】水煎，分 2 次温服，每日 1 剂。

【功效】补脾益气，固涩小便。

【主治】遗尿症属脾肺气虚者，症见睡后遗尿，少气懒言，神疲乏力。面色苍黄，食欲不振，大便溏薄，易自汗。舌质淡胖，苔薄白，脉软无力。

（七）新生儿黄疸

新生儿黄疸包括新生儿时期血清中胆红素增高的一系列疾病，以巩膜和皮肤、黏膜黄染为特征，分为生理性黄疸和病理性黄疸。生理性黄疸在出生后 2~3 天内出现，一般在 4~6 天达高峰，足月儿在 2 周左右消退，早产儿可延至 3~4 周，血清胆红素不超过病理性黄疸的标准，以未结合胆红素为主。任一下列情况均应考虑为病理性黄疸：黄疸出现过早（24 小时内）；重症黄疸，足月儿总血清胆红素>205μmmol/L（12mg/dL），早产儿血清总胆红素>257μmmol/L（15mg/dL），黄疸进展迅速，血清总胆红素每 24 小时超过 86μmmol/L（5mg/dL）以上；黄疸持续过久（足月儿>2 周，早产儿>4 周）；黄疸退而复现或进行性加重；血清结合胆红素>34μmmol/L（2mg/dL）。生理性黄疸与病理性黄疸的划分不是绝对的，临床上应该注意黄疸出现的时间和进展程度，结合其他症状、体征综合分析。新生儿黄疸的发生与胎龄和喂养方式均有关，早产儿多于足月儿，母乳喂养儿多于人工喂养儿。延迟喂养、呕吐、寒冷、缺氧、胎粪排出较晚等均可加重生理性黄疸；新生儿溶血症、先天性胆道闭锁、新生儿败血症、婴儿肝炎综合征等可致病理性黄疸。生理性黄疸不需治疗，病理性黄疸治疗原则为降低血清胆红素，防止胆红素脑病的发生，同时治疗原发病。

中医称本病为"胎黄"，又称"胎疸"，临床可分为湿热熏蒸、寒湿内蕴、瘀积阻滞三个证型。（1）湿热熏蒸型：症见面目、周身皮肤发黄，颜色鲜明如橘皮，小便色黄，伴有精神疲倦，不欲吮乳；热重者烦躁不安，口渴唇干，呕吐腹胀，甚则神昏，抽搐，舌红、苔黄。治宜清热利湿。（2）寒湿内蕴型：症见面目、皮肤发黄，色泽晦暗，或黄疸持续不退，伴精神萎靡，四肢欠温，纳呆恶心易吐，大便色灰白质稀，甚则腹胀气急，小便深黄，舌淡、苔白腻。治宜温中化湿。（3）瘀积阻滞型：症见面目、皮肤发黄，颜色逐渐加深而晦暗无华，右胁下痞块质硬，肚腹膨胀，青筋显露，或见瘀斑、衄血，唇色暗红，大便稀溏或灰白，小便黄短，舌紫暗、苔黄。治宜化瘀消积。

【方一】 茵陈蒿汤

【来源】《伤寒论》

【组成】茵陈蒿 10 克，山栀 10 克，生大黄 1 克。

【用法】取前二味药加水 440 毫升同煎，先用武火煮沸后，改用文火续煎 15 分钟，纳入生大黄再煎 5 分钟，1 剂煎两次共 150 毫升，分两天服，每天 7 次分服。

【功效】清热，利湿，退黄。

【主治】新生儿黄疸，属湿热熏蒸型，症见面目皮肤发黄，颜色鲜明，状如橘色，烦躁啼哭。

【方二】 化疸复肝汤

【来源】《陕西中医》

【组成】绵茵陈 12 克，金钱草 9 克，郁金 6 克，粉甘草 3 克，红糖适量。

【用法】水煎加红糖当水饮。每日 1 剂，每天 3~5 次。

【功效】利湿退黄。

【主治】新生儿黄疸，属湿热熏蒸型，面目皮肤发黄，颜色鲜明，状如橘色，烦躁啼哭。

【方三】 茵陈蒿汤加味

【来源】验方

【组成】茵陈 12 克，栀子 10 克，大黄 3 克，甘草 3 克。

【用法】水煎服，日 1 剂。

【功效】清热利湿，利胆退黄。

【主治】新生儿黄疸属湿热熏蒸者，症见面目皮肤发黄，颜色鲜明，状如橘色，烦躁啼哭，精神疲倦，不欲吮乳，大便秘结，小便短赤，舌质红，苔黄腻。

【方四】 茵陈理中汤

【来源】《张氏医通》

【组成】茵陈蒿 10 克，党参 6 克，白术 6 克，干姜 2 克，生甘草 2 克。

【用法】取上药加水 500 毫升同煎，先用武火煮沸后，改用文火续煎 30 分钟，药汁分 5 次服完。每日 1 剂。

【功效】健脾温中化湿。

【主治】新生儿黄疸属寒湿内蕴者，症见面色皮肤发黄，颜色晦暗，精神倦怠，不欲吮乳。

第五章 外科常见疾病

（一）痈

痈是多个相邻的毛囊及其所属皮脂腺或汗腺的急性化脓性感染，或由多个疖融合而成。好发于皮肤较韧厚、毛囊皮脂腺丰富的部位，如颈项部、背部等。以中老年多见，尤以糖尿病患者为多。临床上以出现大片暗红色炎性浸润区，质地坚韧，境界不清，在肿块中央部的表面有多个脓栓，破溃后呈蜂窝状，局部淋巴结可肿大或疼痛，常伴有明显的全身症状为特征。本病初起如患者正气盛、治疗得当，预后最好；如患者正气衰，治疗得当，预后其次；如患者正气衰，治疗不当，预后最差，极易造成全身化脓性感染而危及生命。临床血液常规化验可见血白细胞计数及中性粒细胞计数明显升高；糖尿病患者空腹血糖可明显升高，尿糖呈阳性反应。本病的形成常由金黄色葡萄球菌等致病菌，侵及一个毛囊底引起感染开始，由于皮肤较厚，感染只能沿阻力较弱的皮下脂肪蔓延至皮下组织，沿着深筋膜向周围扩散，侵及邻近的许多脂肪柱，再向上传入毛囊群而形成具有多个"脓头"的痈。因而预防本病要特别注意个人卫生，防止抓破皮肤或感染；项、背部生疖，切忌挤压，以防蔓延并扩大；患者饮食宜清淡，忌食鱼腥及辛辣刺激等发物；糖尿病患者除低糖饮食外，尤其要重视原发病的治疗。

中医称本病为"有头疽"，《疡科心得集》曰："对疽、发背必以候数为期，七日成形，二候成脓，三候脱腐，四候生肌"。据此临床可分为邪热壅阻、毒盛肉腐、毒炽阴虚、气血两亏四个证型。（1）邪热壅阻型：症见患处红肿，上有粟粒样脓头，红肿范围扩大，脓头亦增多，疼痛难熬。伴有寒热头痛、食欲不振、舌红、苔薄白或黄、脉滑数。治宜清热利湿，和营消肿。（2）毒盛腐肉型：症见疮面渐渐腐烂，形似蜂窝，肿块范围常超过3寸，伴高热口渴、便秘溲赤、舌红、苔黄、脉数。如脓液逐渐畅泄，腐肉脱落，则病情停止发展，全身症状也随之减轻或消失。治宜清热解毒，托里透脓。（3）毒炽阴虚型：症见局部疮色紫滞，疮形平塌，根盘散漫，不易化脓，溃出脓水稀少或带血水，并且疼痛剧烈，腐肉难脱，全身症见壮热，唇燥口干，大便秘结，小便短赤，舌质红、苔黄，脉细数。治宜滋阴生津，清热解毒。（4）气血两亏型：症见局部疮色灰暗不泽，疮形平塌散漫，化脓迟缓，腐肉难脱，脓水稀薄，色带灰绿，闷肿胀痛不显；疮口易成空壳，可伴有发热，大便溏薄，口渴不欲饮，神疲乏力，面色少华，舌质淡红、苔白腻，脉数无力。治宜补益气血，解毒祛邪。

【方一】 茄子首乌汤
【来源】《常见病验方研究参考资料》
【组成】新鲜茄子蒂200克，生何首乌100克。
【用法】取上药加水1200毫升同煎，先用武火煎沸后，改用文火续煎30分钟，药汁一次服完，或加黄酒50毫升同服。每日1剂。
【功效】清热利湿，和营消肿。
【主治】痈属邪热壅阻者，症见患处红肿，上有粟粒样脓头，红肿范围扩大，脓头亦增多，疼痛难熬。

【方二】 半枝莲饮
【来源】《百草镜》
【组成】鼠牙半支莲30克。
【用法】上药一味捣汁，陈酒和服。渣敷留头，取汗而愈。
【功效】清热解毒，散肿消痈。
【主治】痈属邪热壅阻者，症见患处红肿，上有粟粒样脓头，疼痛难熬，无体热便秘。

【方三】 葱归溻肿汤
【来源】《医宗金鉴》
【组成】当归9克，甘草9克，独活9克，白芷9克，葱头7个。
【用法】上药五味，以水600毫升，煎至汤醇，滤去滓，以绢帛蘸汤热洗，以疮内热痒为度。如温再易之。
【功效】清热解毒，散肿止痛。
【主治】痈（轻证）初肿将溃者。

【方四】 山甲皂角刺汤

【来源】《常见病验方研究参考资料》

【组成】炮山甲 10 克，皂角刺 10 克，天花粉 10 克，全蝎 10 克。

【用法】取上药共研成细末，每次服 6 克，加酒送下。每日服 2~3 次。初服出透汗，再服不必出汗。

【功效】清热解毒，托里透脓。

【主治】痈属毒盛肉腐者，症见疮面渐渐腐烂，形似蜂窝，肿块范围常超过 3 寸，伴高热口渴、便秘溲赤。

（二）疖

疖是单个毛囊及其所属皮脂腺或汗腺的急性化脓性感染，常扩展到皮下组织。生于毛囊和皮脂腺丰富的部位，如头面、颈部、背部、腋部、腹股沟部、会阴部及小腿。四季均发，多见于夏秋季节，且好发于儿童及产妇。临床上局部先出现红肿疼痛的小结节，继则逐渐肿大，疼痛加剧，结节中央出现黄白色小脓栓，再数日后脓栓脱落，脓液排出而逐渐痊愈。一般脓出即愈。但是头部疖肿可因治疗或护理不当而形成"头皮毛囊穿凿性脓肿"；如其反复发作、日久不愈则为"疖病"；生于"危险三角区"的疖危险性较大，随意挤压或挑刺可使细菌或脓栓进入血液，造成颅内感染而危及生命。临床血液常规化验可见血白细胞计数及中性粒细胞计数明显增高。本病的原因可由局部皮肤擦伤，不清洁，或经常受到摩擦和刺激，引起人体局部或全身抵抗力下降，使毛囊、皮脂腺或汗腺正常存在的金黄色葡萄球菌或表皮葡萄球菌变成致病菌引起感染所致。因而预防本病要注意个人卫生；保持局部皮肤清洁，皮肤一旦擦伤可用 75% 酒精或 0.5% 碘伏局部搽擦；小儿应避免哭闹与搔抓皮肤；并积极治疗原发病，如糖尿病等。

中医称本病为"疖"，又称"疖疮"。临床可分为暑湿蕴结、热毒蕴结、湿火风邪、阴虚内热四个证型。(1) 暑湿蕴结型（多见于疖）：症见患处疖肿，根脚浮浅，范围局限，红热灼痛，溃出脓水，或有发热，胸闷心烦，便秘溲赤，舌红、苔黄，脉浮数或洪数。治宜清暑利湿。(2) 热毒蕴结型（多见于面疖）：症见颜面部出现粟粒样脓头，或痒或麻，继则红肿热痛，范围逐渐扩大，根深坚硬，状如钉子，伴恶寒发热，舌红、苔薄白，脉数。治宜清热解毒。(3) 湿火风邪型（多见于疖病）：症见疖肿虽散发于全身各处，但多发生人体胸、腹以上部位。疖呈现有头或无头，红肿灼热，根盘收束，成脓较速，脓出稠黄，可伴有恶寒、发热等全身症状，舌红、苔薄黄，脉数。治宜祛风清热，解毒利湿。(4) 阴虚内热型（多见于疖病）：症见疖肿较大，散发全身各处，易于成痈，或此处未愈，他处又起，常伴口渴唇燥，舌红少津、苔光剥，脉细数。治宜养阴清热，解毒散结。

【方一】　野菊绿豆汤

【来源】《实用单方验方大全》

【组成】野菊花 12 克，绿豆衣 12 克，金银花 20 克，蒲公英 15 克，生甘草 6 克。

【用法】取上药加水 500 毫升同煎，先用武火煎沸后，改用文火续煎 30 分钟，每剂服 2 次。每日 1 剂。

【功效】清暑解毒。

【主治】疖属暑湿蕴结者，症见皮肤小疖，范围局限，红热灼痛。

【方二】　蒲英青叶汤

【来源】《中医外科学》

【组成】蒲公英 30 克，大青叶 30 克，车前子 15 克，生甘草 3 克。

【用法】取上药加水 500 毫升同煎，先用武火煎沸后，改用文火续煎 30 分钟，每剂服 2 次。每日 1 剂。

【功效】清热解毒。

【主治】疖属热毒蕴结者，症见局部粟粒样脓头，或痒或麻，继则红肿热痛，范围逐渐扩大，根深坚硬，状如钉丁。

【方三】　绿豆鲫鱼汤

【来源】验方

【组成】绿豆 100 克，鲫鱼 100~150 克。

【用法】取上药加水 500 毫升同煎，先用武火煎沸后，改用文火续煎 30 分钟，煮熟喝汤吃豆。每剂煎服 1 次，每日 1 剂。

【功效】养阴清暑，解毒散结。

【主治】疖病属阴虚内热者，症见疖肿较大，散发全身各处，或此处未愈、它处又起，伴口渴唇燥。

（三）丹毒

丹毒是指皮肤及其网状淋巴管的急性感染性疾病。好发于下肢和面部，多见于足癣患者。临床以起病急，畏寒、发热，片状红斑，颜色鲜红，中间较淡，边缘清楚，并轻度隆起，伴烧灼样痛及附近淋巴结肿大、疼痛为特征。初起治疗得当，一般炎症都能迅速消散，但容易复发，如下肢丹毒反复发作，可导致淋巴水肿，甚则橡皮腿。临床血液常规化验可见白细胞计数及中性粒细胞计数增高。本病的形成主要是 A 组 β 型溶血性链球菌从破损的皮肤、黏膜侵犯皮内网状淋巴管所致的炎症。因而预防本病要及时治疗破损的皮肤黏膜，以免感染邪毒。有足癣者，必须彻底治疗，以免丹毒复发。

中医称本病为"丹毒"，发于头面部的又称"抱头火丹"；发于胸腹腰胯部的又称"内发丹毒"；发于下肢的又称"流火"；新生儿丹毒则称"赤游丹"。临床可分风火邪毒、肝火郁结、湿热下注三个证型。（1）风火邪毒型：症见头面部出现小片红斑，迅速蔓延成片、肿胀疼痛、境界清楚，重者可见大小不等的水泡，同时伴高热，舌红、苔薄白或薄黄，脉洪数或滑数。治宜疏风清热，凉血解毒。（2）肝火郁结型：症见胸腹腰胯部皮肤潮红、灼热、肿胀疼痛，伴口苦咽干，胁痛，舌红、苔黄，脉弦数。治宜清肝泻火，凉血解毒。（3）湿热下注型：症见下肢皮肤肿胀、潮红、灼热、疼痛，伴发热，舌红、苔黄腻，脉濡数。治宜清热利湿，凉血解毒。

【方一】加味疏风解毒汤
【来源】验方
【组成】银花12克，赤芍9克，黄芩6克，连翘9克，荆芥3克，山栀9克，竹叶6克，枳实4.5克，薄荷2.4克（后下）。
【用法】水煎服，每日1剂，日服3次。
【功效】疏风解毒，佐以凉血通腑。
【主治】丹毒属风火邪毒者，症见头面部出现小片红斑，迅速蔓延成片、肿胀疼痛、境界清楚，重者可见大小不等的水泡，同时伴高热，舌红、苔薄白或薄黄，脉洪数或滑数。

【方二】板蓝牛蒡汤
【来源】《实用单方验方大全》

【组成】板蓝根 50 克，马齿苋 100 克，野菊花 30 克，牛蒡子 15 克。

【用法】取上药加水 800 毫升同煎，先用武火煎沸后，改用文火续煎 30 分钟，每剂煎服 2~3 次，每日 1 剂。

【功效】疏风清热，凉血解毒。

【主治】抱头火丹属风火邪毒者，症见头面部出现小片红斑，迅速蔓延成片、肿胀疼痛、境界清楚。

【方三】加味凉血利湿汤

【来源】验方

【组成】金银花 30 克，公英 24 克，地丁 30 克，赤芍 9 克，生地 15 克，大青叶 30 克，黄柏 9 克，牛膝 9 克，生石膏 30 克。

【用法】水煎服，每日 1 剂，日服 2 次。

【功效】清热利湿，凉血解毒。

【主治】丹毒属注湿热下注者，症见下肢皮肤肿胀、潮红、灼热、疼痛，伴发热，舌红、苔黄腻，脉濡数。

【方四】升麻饮子

【来源】《保童秘要》

【组成】升麻 0.3 克，黄芩 0.3 克，栀仁 0.3 克，通草 0.3 克，犀角 0.15 克，大黄 0.15 克，朴消 0.9 克（汤成下）。

【用法】水煎，分 3 次服，每日 1 剂。

【功效】清热凉血解毒。

【主治】小儿丹毒，症见赤如胭脂，或稍带白色，肿而壮热。

（四）急性蜂窝组织炎

急性蜂窝组织炎是皮下、筋膜下、肌间隙或深部蜂窝组织的一种急性弥漫性化脓性感染。好发丁口底、颌下、颈部，会阴部、腹壁以及四肢等处。临床以局部红肿，剧痛，并向四周迅速扩大，病变组织与正常组织无明显分界为特征。病变部位较深者，局部红肿不太明显，常常只有局部水肿和压痛，可伴有高热等全身症状。初起如治疗得当，一般炎症都能迅速消散，如处理不当，口底部、颌下及颈部的急性蜂窝组织炎可因喉头水肿压迫气管引起呼吸困难，甚至窒息；脐部的急性蜂窝组织炎可致皮肤的广泛坏死甚则腹部穿孔。临床血液常规化验显示白细胞计数及中性粒细胞计数增高。本病主要是溶血性链球菌、金黄色葡萄球菌或厌氧性细菌由皮肤损伤处侵入，直接蔓延感染所引起，或经淋巴、血循直接扩散而发生。因而预防本病要积极治疗原发病灶，忌食辛辣、刺激性食物。

中医称本病为"发"，临床可分为风热挟痰、湿热下注、热盛肉腐、余毒伤阴四个证型。(1) 风热挟痰型（初期，发于上部者，如锁喉发）：症见结喉处红肿绕喉，根脚散漫，坚硬灼热疼痛，来势猛烈，重者肿势甚至上延腮颊，下至胸前，可因肿连咽喉、舌下，并发喉风、重舌，以致汤水难下、呼吸困难。伴发热、口渴，舌尖红、苔薄白，脉浮数。宜疏风清热，化痰消肿。(2) 湿热下注型（初期，发于下部者，如脐发、臀发、足背发等）：症见局部红肿，灼热疼痛，红肿以中间为明显，四周较淡，伴有发热、恶寒、头痛，舌边尖红、苔黄腻，脉濡数。治宜清热解毒，和营化湿。(3) 热盛肉腐型：症见局部漫肿、灼热跳痛，范围较大，红肿中心可发生坏死、溃脓，伴壮热口渴，舌质红绛、苔黄腻，脉象弦滑或洪数。治宜清热解毒，托疮排脓。(4) 余毒伤阴型：症见溃破出脓，局部肿痛渐减、腐肉渐脱、疮面渐收，但低热不退，纳谷不振，舌红、苔少，脉细数。治宜清解余毒，益胃养阴。

【方一】赵炳南方

【来源】验方

【组成】金银花 15 克，蒲公英 15 克，青陈皮 12 克，连翘 12 克，赤芍 9 克，白芷 9 克，炒山甲 9 克，炒皂刺 9 克。

【用法】水煎服，每日 1 剂，日服 2 次。

【功效】清热解毒，活血内托。

【主治】急性蜂窝组织炎属风热挟痰者，症见结喉处红肿绕喉，根脚散漫，坚硬灼热疼痛，来势猛烈，重者肿势甚至上延腮颊，下至胸前，可因肿连咽喉、舌下，并发喉风、重舌，以致汤水难下、呼吸困难。

【方二】地蜈蚣草方

【来源】验方。

【组成】单味鲜地蜈蚣草。

【用法】内服用本药 30~60 克捣烂冲服。

【功效】清热解毒，消痈祛肿。

【主治】蜂窝组织炎属风热挟痰者，症见结喉处红肿绕喉，根脚散漫，坚硬灼热疼痛。

【方三】**五味消毒饮**
【来源】《医宗金鉴》
【组成】金银花 15 克、野菊花 12 克、蒲公英 12 克、紫花地丁 15 克、紫花天葵 6 克。
【用法】水煎加烧酒一二匙和服。药渣可捣烂敷患部。
【功效】清热解毒、消散疔疮。
【主治】蜂窝组织炎属风热挟痰者，症见局部红肿、或发热、占红、脉数者。

【方四】**五神汤**
【来源】《外科真诠》
【组成】金银花 20 克，紫花地丁 20 克，川牛膝 10 克，茯苓 10 克，车前子 10 克。
【用法】取上药加水 600 毫升同煎，先用武火煎沸后，改用文火续煎 30 分钟，每剂煎服 2 次，每日 1 剂。
【功效】清热解毒，和营化湿。
【主治】急性蜂窝组织炎属湿热下注者，症见局部红肿、灼热疼痛，红肿以中间为明显，四周较淡。

（五）急性阑尾炎

　　急性阑尾炎是临床上最常见的外科急腹症。多见于青壮年，临床以转移性右下腹痛，伴恶心呕吐、发热，右下腹局限性压痛，反跳痛或肌紧张为特征。初起治疗得当，一般病情多能得到迅速缓解，但易于复发；如处理不当，易致阑尾坏死、穿孔以及弥漫性腹膜炎，甚则中毒性休克而危及生命。临床血液常规化验显示白细胞总数多在 $10\sim20\times10^9$/L 之间，中性粒细胞计数也有不同程度的增高。本病的形成与阑尾管腔阻塞，胃肠道疾病影响以及细菌入侵所引起阑尾管腔充血、渗液、化脓、坏死、穿孔以及腹膜炎有关。因而预防本病要经常参加体育锻炼，增强体质；应避免食后剧烈运动；避免饮食不节及防止便秘；清除机体的感染灶，预防肠道感染性疾病等。

中医称本病为"肠痈"，临床可分为气血瘀滞、湿热蕴结、热毒型、正虚邪恋四个证型。（1）气血瘀滞型（相当于急性单纯性阑尾炎，阑尾脓肿炎症消散的后期）症见转移性右下腹痛，腹痛呈持续性或阵发性加剧，右下腹有压痛或反跳痛，腹肌紧张不明显，有时可扪及局限性的肿块，伴恶心欲吐、纳谷不香等，体温多在38℃以下，血白细胞数及中性粒细胞计数正常或稍增高，舌质淡红、苔薄白，脉弦紧或细涩。治宜行气祛瘀，通腑泄热。（2）湿热蕴结型（相当于急性化脓性阑尾炎，或阑尾脓肿早期）症见腹痛较甚、拒按，发热，口干欲饮，大便秘结，小便短赤，右下腹有明显压痛、反跳痛或局限性肿块。体温在38℃以上，血白细胞数及中性粒细胞明显升高，舌质红、苔薄黄或黄腻，脉弦数或滑数。治宜通腑泄热，解毒透脓。（3）热毒型（相当坏疽性阑尾炎或合并腹膜炎等）症见腹痛剧烈，有弥漫性压痛，反跳痛和腹肌紧张，并呈板状腹，热毒伤阴可见高热或恶寒发热，持续不退，时时汗出，烦渴欲饮面红目赤，唇干口臭，大便多秘结或似痢不爽，小便短赤或频数似淋，脉弦滑或洪大而数，舌质红绛而干、苔黄厚干燥或黄厚腻，体温多在39℃左右。治宜通里攻下，清热解毒。（4）正虚邪恋型（相当于慢性阑尾炎，阑尾脓肿等）症见右下腹疼痛间作，疲劳及饮食不慎时加重，伴精神不振、纳谷不香、时或便溏、小便清长等，舌淡红、苔薄白，脉濡或细。治宜扶正托毒，消肿散结。

【方一】大黄牡丹汤

【来源】《金匮要略》

【组成】大黄15克，桃仁15克，丹皮20克，冬瓜仁10克，芒硝（冲服）15克。

【用法】取上药加水600毫升同煎，先用武火煎沸后，改用文火续煎30分钟，每剂煎服2次。每日1剂。

【功效】行气祛瘀，通腑泄热。

【主治】急性单纯性阑尾炎、阑尾脓肿（炎症消散的后期）属气血瘀滞者，症见转移性右下腹痛，腹痛呈持续性或阵发性加剧，右下腹有压痛或反跳痛，腹肌紧张不明显，有时可扪及局限性的肿块。体温多在38℃以下，且白细胞数及中性粒细胞计数正常或稍增高。

【方二】野菊花酒

【来源】《常见病验方研究参考资料》

【组成】鲜野菊花 60 克。

【用法】打汁，备用。将上汁用黄酒冲服。

【功效】清热解毒，利湿消炎。

【主治】急性单纯性阑尾炎、阑尾脓肿属气血瘀滞者，症见转移性右下腹痛，腹痛呈持续性或阵发性加剧，右下腹有压痛或反跳痛，腹肌紧张不明显，有时可扪及局限性的肿块。

【方三】 大承气汤

【来源】《伤寒论》

【组成】制大黄 10 克，厚朴 20 克，枳实 10 克，芒硝（冲服）9 克。

【用法】取上药加水 600 毫升同煎，先用武火煎沸后，改用文火续煎 30 分钟，药汁一次服完。每日 1 剂。

【功效】通腑泄热，解毒透脓。

【主治】急性化脓性阑尾炎，或阑尾脓肿（早期）属湿热蕴结者，症见腹痛较甚、拒按，发热，大便秘结，小便短赤，右下腹有明显压痛、反跳痛或局限性肿块。体温在 38℃ 以上，血白细胞计数及中性粒细胞明显升高。

【方四】 加味清热化瘀汤

【来源】验方

【组成】大黄 10 克，枳实 10 克，厚朴 10 克，银花 20 克，白花舌蛇草 15 克，冬瓜仁 20 克，赤芍 10 克，桃仁 10 克，丹皮 10 克。

【用法】水煎服，日 1 剂，每日 2~3 次。

【功效】清热解毒，泄下消肿，活血散结。

【主治】急性化脓性阑尾炎，或阑尾脓肿（早期）属湿热蕴结者，症见腹痛较甚、拒按，发热，大便秘结，小便短赤，右下腹有明显压痛、反跳痛或局限性肿块。

【方五】 薏苡附子败酱散

【来源】《金匮要略》

【组成】生薏仁 100 克，炮附子 20 克，败酱草 30 克。

【用法】取上药加水 500 毫升同煎，先用武火煎沸后，改用文火续煎 30 分钟，每日 1~2 剂。

【功效】扶正托毒，消肿散结。

【主治】慢性阑尾炎，阑尾脓肿等，属正虚邪恋型，右下腹疼痛间作，疲劳及饮食不慎时加重，伴精神不振、纳谷不香、时或便溏、小便清长等症。

（六）急性胰腺炎

急性胰腺炎是由于胰液作用于胰腺本身及周围组织而引起的胰腺急性炎症。多见于 20~50 岁青壮年，女性略多于男性。病死率达 0.9%~20%。约半数左右的病人既往有胆道系统疾病病史。临床上以腹痛突然发作，似刀割样疼痛或绞痛，并向腰部、背部放射，腹胀或全腹胀满，伴发热、恶心、呕吐、黄疸、皮肤瘀斑等为特征。初起如治疗得当，一般病情多能得到迅速缓解，但易于复发；如处理不当，易致胰腺出血、坏死以及弥漫性腹膜炎，甚则中毒性休克而危及患者生命。临床检查可见血、尿淀粉酶明显升高，黄疸指数、血糖也可升高，血钙则降低。血白细胞计数及中性粒细胞比例升高。B 超、CT 检查可协助临床诊断。心电图可出现 Q-T 间期延长，S-T 段下降，T 波双相或倒置等改变。本病的形成，目前认为无论有无十二指肠液或胆汁返流，当胰液外分泌受到刺激时，胰管梗阻加上血液循环障碍是引起急性胰腺炎的主要原因，在其作用下可引起胰腺的感染甚至自我消化过程。因而预防本病要积极预防和治疗蛔虫病、胆石病及胆道感染等。且避免暴饮暴食，忌食生冷油腻等。

中医称本病"厥心痛"，又称"脾心痛""胃脘痛""膈痛"等。临床可分为肝脾气滞、脾胃实热、肝脾湿热三个证型。（1）肝脾气滞型（相当于轻度水肿性胰腺炎）：症见上腹部阵痛或窜痛，恶心、呕吐，上腹轻压痛，可有轻度肌紧张，舌质淡红、苔薄白或黄白，脉弦紧。治宜疏肝健脾，理气止痛。（2）脾胃实热型（相当于急性出血性胰腺炎或严重水肿性胰腺炎）：症见全上腹部突发剧烈胀痛、拒按，或痛如刀割，呈持续性或阵发性加剧，中上腹有明显压痛、肌紧张，肠鸣音减弱，伴有发热或寒战高热，烦躁不安，呕吐频繁，呕吐后腹痛并不缓解，口干渴，大便秘结，小便短赤，舌质红或红绛、苔黄厚腻或黄糙焦干，脉洪数或弦数。治宜清热逐水，通腑攻下。（3）肝脾湿热型（相当于胆道疾病并发的重症水肿性胰腺炎）：症见上腹中部偏右侧突然胀痛、拒按，持续性钝痛，阵发性加剧或绞痛，可向右腰或右肩放射，有横位性触痛，轻度肌紧张，伴有发热（体温多在 38℃以上），口苦咽干，渴不欲饮，头晕，胸闷，心烦，恶心，呕吐，皮肤巩膜轻度黄染，大便秘结，小便短而黄赤，舌质红、苔黄腻，脉弦数或弦滑。治宜疏肝利胆，清热化湿。

【方一】立效止痛汤

【来源】验方

【组成】生白芍 30 克，蒲公英 30 克，玄胡索 15 克，柴胡 10 克，枳壳 10 克，生大黄 10 克。

【用法】上药用冷水浸半小时，煎二汁，各煎 30 分钟，生大黄则另用温开水浸半小时以上，药汁可顿服或分二次服。服药前 20 分钟，用阿托品 0.5mg，一支黄花注射液 4mL 分别对两侧足三里穴封。

【功效】疏肝理气，清热利湿，通腑泻下。

【主治】急性胰腺炎属肝脾气滞者，症见因饱餐、饮酒或进食肥甘而引起的剧烈而持续的上腹部阵痛或窜痛，恶心、呕吐，上腹轻压痛，可有轻度肌紧张。

【方二】消胰 1 号

【来源】《中医外科学》

【组成】生大黄（后下）15 克，龙胆草 9 克，白芍 15 克，木香 9 克，延胡索 9 克。

【用法】取上药加水 500 毫升同煎，先用武火煎沸后，改用文火续煎 30 分钟，煎成 200 毫升，分 2 次服，每日 1 剂。

【功效】疏肝健脾，理气止痛。

【主治】急性胰腺炎属肝脾气滞者，症见上腹部阵痛或窜痛，恶心、呕吐，上腹轻压痛，可有轻度肌紧张。

【方三】清胰 2 号

【来源】《中医外科学》

【组成】生大黄（后下）15 克，厚朴 9 克，木香 9 克，芒硝（冲）9 克。

【用法】取上药加水 500 毫升同煎，先用武火煎沸后，改用文火续煎 30 分钟，煎成 200 毫升，每日 2~3 剂，分 4~6 次服。

【功效】清热逐水，通腑攻下。

【主治】急性胰腺炎属脾胃实热者，症见全上腹突发剧烈胀痛、拒按，或痛如刀割，呈持续性或阵发性加剧，中上腹有明显压痛、肌紧张，肠鸣音减弱，呕吐频繁，呕吐后腹痛并不缓解，口干渴，大便秘结，小便短赤。

（七）急性肠梗阻

急性肠梗阻是指不同原因所引起的肠道内容物通过障碍，是一种常见的急腹症，临床上主要以痛、胀、呕、闭为特征。初起如治疗得当，一般病情多能得到迅速缓解，如处理不当，易致肠麻痹、坏死、穿孔以及弥漫性腹膜炎，甚则因中毒性休克而危及生命。临床血液常规化验可显示血红蛋白和红细胞压积升高，主要是因脱水而引起血液浓缩所致。如血白细胞计数在 $15×10^9/L$ 以下，一般多为单纯性肠梗阻；绞窄性肠梗阻白细胞计数一般多在 $15×10^9/L$ 以上，并有中性粒细胞计数升高。血钾、钠、氯离子及二氧化碳结合力测定，可反映血电解质、酸碱平衡紊乱等情况。X线检查：在梗阻 4~6 小时后即可出现变化，腹部平片可见梗阻以上部位肠腔内有大小不等的阶梯状气液平面。本病的形成可因机械因素而使肠腔狭窄，甚至完全闭塞引起肠内容物通过障碍；也可因神经抑制或毒素刺激，致肠管的收缩与舒张功能紊乱而引起肠内容物通过障碍；另外肠系膜血管血栓形成或栓子栓塞，引起肠管血液循环障碍，导致肠麻痹，使内容物通过障碍，也是肠梗阻的原因之一。因而预防本病应饮食有节，避免饭后剧烈运动；腹外疝应及时治疗；纠正便秘，预防和及时治疗肠道蛔虫病；腹腔手术前以水洗尽手套外的滑石粉，不使异物带入腹腔；手术时止血应彻底，避免脏器暴露过久；手术后应早期下床活动，并积极治疗腹腔内炎症，以预防粘连引起的肠梗阻。

中医称本病为"关格"，又称"肠结""腹胀"等。临床可分为气滞、瘀结、疽结三个证型。（1）气滞型（相当于单纯性机械性肠梗阻）：症见腹痛阵作，痛时自觉气体窜行，伴肠鸣音亢进，或腹部可见肠型和蠕动波。或持续胀痛，腹部稍膨胀，伴有恶心呕吐，无排便及排气，腹软，无腹膜刺激征，舌淡、苔薄白或薄腻，脉弦。治宜理气通腑。（2）瘀结型（相当于早期绞窄性肠梗阻）：症见腹痛剧烈，腹部中度膨胀，可见明显肠型，并有固定压痛，反跳痛和轻度肌紧张，腹部常可扪到痛性包块（肠襻），肠鸣音亢进，有气过水声或金属音，伴胸闷、呕吐、发热，无排气排便，舌质红甚至绛紫、苔黄腻，脉弦数或洪数。治宜清热通腑，泻下瘀血。（3）疽结型（相当于晚期绞窄性肠梗阻，以及中毒性肠麻痹等）：症见腹部胀痛持续不止，腹胀如鼓，全腹压痛，反跳痛和腹肌紧张，肠鸣音减弱或消失，呕吐剧烈，呕出或自肛门排出血性液体，伴有发热、烦躁、自汗、口干，甚至四肢厥冷、冷汗淋漓、舌红、苔黄腻，脉沉细而数。根据"急则治标"原则，若无手术禁忌症应立即行急诊手术。

【方一】厚朴三物气滞汤

【来源】验方

【组成】厚朴 35 克，枳实 30 克，生大黄 20 克，莱菔子 30 克。

【用法】取上药加水 500 毫升同煎，先用武火煎沸后，改用文火续煎 30 分钟，煎成 200 毫升，分 2 次服；为防呕吐，一次量在 1 小时内分次口服，成人日服 2~3 剂。高位肠梗阻，呕吐频繁者，可置胃管抽空内容物，然后将药液由胃管注入。

【功效】理气通腑。

【主治】机械性肠梗阻属气滞者，症见腹痛阵作，痛时自觉气体窜行，伴肠鸣音亢进，腹部可见肠型和蠕动波，或持续胀痛，腹部稍膨胀。并有恶心呕吐，无排便及排气，腹软，无腹膜刺激征。

【方二】芒硝莱菔子汤

【来源】验方

【组成】芒硝 30 克，莱菔子 100 克。

【用法】将莱菔子砸碎，加水 300mL，文火煎至 100mL，滤除药渣后加入芒硝拌匀备用。插入胃管抽尽胃液，注入药液，胃管夹闭 30 分钟再松开，持续胃液减压，观察 6 小时后，无肛门排气或排便者可重复用药 1 次，但每天用药不得超过 2 剂，治疗期间需禁食及静脉补液。

【功效】行气、消胀、通便。

【主治】粘连性肠梗阻属气滞者，症见腹部手术后，腹痛阵作，痛时自觉气体窜行，伴肠鸣音亢进。或腹部可见肠型和蠕动波，或持续胀痛，腹部稍膨胀。并有恶心呕吐，无排便及排气，腹软，无腹膜刺激征。

【方三】乌黄姜蜜饮

【来源】验方

【组成】乌梅、大黄各 30 克，干姜 20 克，蜂蜜 100 克。

【用法】先将干姜、乌梅用清水 300mL 煎 10 分钟，再将大黄、蜂蜜入煎 3 分钟即可。将药汁少量频频口服。如 6 小时后，未见好转，可将药液由肛门灌肠。

【功效】润燥滑肠，解毒排虫。

【主治】蛔虫性肠梗阻属气滞者，症见腹痛阵作，腹部稍膨胀，扪诊可摸到能移动的条状肿物，并可随肠管收缩而变硬，有时可以看见此肿物。并有恶心，呕吐，无排便及排气，腹软，无腹膜刺激征。

【方四】 土知母

【来源】验方

【组成】土知母10克，甜酒100克。

【用法】将知母用刀切成细屑，加甜酒备用。

【功效】清热利湿。

【主治】麻痹性肠梗阻属瘀结者，症见腹痛不堪，甚至完全不痛，但有腹部高度膨胀，肠鸣音消失，呕吐，无排便，不排气。

（八）闭塞性动脉硬化症

闭塞性动脉硬化症是动脉非炎症性、退行性和增生性病变，是一种常见的中老年四肢血管性疾病，是全身性动脉硬化的局部表现。本病好发于50岁以上患者，其中男性多于女性。临床以患肢发凉、麻木、疼痛、间歇性跛行，动脉搏动减弱或消失为特征。本病早期如治疗得当，可保持长期稳定，如治疗不当或治不及时，患肢组织营养障碍可致肢体远端溃烂甚则坏死。临床上行肢体动脉血流图检查时可见下肢动脉血流量明显降低；X线摄片患肢动脉有斑块状钙化；患肢动脉造影可见血管有广泛的不同程度的狭窄和闭塞。本病的形成与高血压、高脂血症、糖尿病、过度肥胖和大量吸烟有关，因而预防本病要求饮食清淡，避免进食过多动物脂肪和高胆固醇食物；积极参加体育锻炼，及时治疗糖尿病和高血压，积极戒烟；注意下肢保暖和避免外伤等。

中医称本病为"脱疽"，其发病特点、临床特征和预后与青壮年多发的"脱疽"（血栓闭塞性脉管炎）有所不同。本病临床可分为气滞血瘀、痰瘀阻络、湿热毒蕴、气阴两虚四个证型。（1）气滞血瘀型：症见患肢变冷、麻木、皮肤苍白，肢端有瘀点或瘀斑，舌暗、苔薄白，脉弦涩。治宜活血行气，化瘀通络。（2）痰瘀阻络型：症见患肢疼痛，怕冷，肢端瘀斑，肿胀或破溃形成溃疡，疮面光亮少肤，舌淡胖、苔厚腻，脉弦滑。治宜活血止痛，化痰通络。（3）湿热毒蕴型：症见肢端坏疽，局部紫黑坏死，肿胀、灼热、疼痛，伴发热、尿赤、大便干结、舌红、苔黄腻，脉弦数。治宜清热解毒，利湿化痰。（4）气阴两虚型：症见肢冷麻木，疼痛不甚，疮面肉芽不鲜，伴面色少华，神疲乏力，舌红绛、苔光剥，脉细数。治宜益气养阴，活血通脉。

【方一】 回阳通脉饮

【来源】《周围血管病中医研究最新全书》

【组成】党参 15 克，白术 15 克，肉桂 5～15 克，炙黄芪 15 克，熟地 15 克。

【用法】将上药加水 700 毫升同煎，先用武火煎沸后，改用文火续煎 30 分，每剂煎服 2 次，每日 1 剂。

【功效】温经散寒，活血化瘀。

【主治】闭塞性动脉硬化症属气滞血瘀者，症见患肢发凉，麻木，肢端青紫瘀斑。

【方二】 活血通脉片

【来源】验方

【组成】丹参 180 克，赤芍、土茯苓各 90 克，当归 60 克，金银花、川芎各 30 克。

【用法】共研为细末，压制成 0.3 克的片剂。每次服 10～20 片，每日服 3 次。

【功效】行气活血化瘀。

【主治】闭塞性动脉硬化症属气滞血瘀者，症见患肢怕凉，麻木，肢体酸胀，静息痛，皮肤温度降低。

【方三】 四虫片

【来源】验方

【组成】蜈蚣、全虫、土鳖虫、地龙各等份。

【用法】将上药共研为细末，水泛为丸，如绿豆大，晾干，备用（四虫丸）。或压制成 0.3 克的片剂。每次服 1.5～3 克，或每次服 5～10 片，每日服 2～3 次。

【功效】解毒镇痉、活血化瘀、通络止痛。

【主治】闭塞性动脉硬化症属血瘀者，症见患肢怕凉，麻木，肢体酸胀，静息痛，皮肤温度降低，舌暗红，有瘀点、瘀斑，脉涩。

【方四】**五味消毒饮**

【来源】《医宗金鉴》

【组成】金银花 10 克，野菊花 15 克，紫花地丁 15 克，蒲公英 20 克，天葵子 10 克。

【用法】将上药加水 800 毫升同煎，先用武火煎沸后，改用文火续煎 30 分钟，每剂煎服 2 次，每日 1 剂。

【功效】清热利湿，解毒消肿。

【主治】闭塞性动脉硬化症属湿热毒蕴者，症见肢端发黑坏死，肿胀明显伴灼热疼痛。

（九）破伤风

破伤风是由破伤风杆菌侵入人体伤口，并在伤口内繁殖、产生毒素，所引起的一种急性特异性感染。以全身或局部肌肉持续性强直和阵发性痉挛为特征。细菌侵入伤口后潜伏期为 1~54 天，通常为 5~15 天，平均为 7~8 天，潜伏期越短，症状越严重，死亡率越高。初起病人有乏力、头晕头痛，烦躁不安，打呵欠，伤口处肌肉紧张抽搐，受伤感染肢体反射加强，咀嚼肌和颈项部肌紧张或疼痛。自觉张口不利，咀嚼无力，苦笑面容，颈项强直，头略向后仰，角弓反张。肢体可出现屈膝、弯肘、半握拳等姿势，膀胱括约肌痉挛可引起尿潴留。持续性呼吸肌痉挛和膈肌痉挛可造成呼吸停止而窒息。严重的病人可出现阵发性、不协调的全身肌肉痉挛和抽搐，发作时可延续数秒钟至数分钟。发作时多由于外界刺激，如冷风、噪音、光线、饮水等引起。本病的形成与机体受损伤、破伤风杆菌侵入伤口、机体抵抗力下降、细菌产生外毒素等密切相关。因而预防本病必须彻底清洗伤口，同时注射破伤风抗毒素。

中医称本病亦为"破伤风"，外伤所致者，称为"金创痉"；产后发生者，称"产后痉"；新生儿断脐所致者，称"脐风撮口"。临床上可分为风毒在表，风毒入里二证。（1）风毒在表型症见轻度吞咽困难和牙关紧闭，周身拘急，抽搐较轻，痉挛期短，间歇期较长，苔薄白，脉数。治宜祛风镇痉。（2）风毒入里型症见角弓反张，频繁而间歇期短的全身肌肉痉挛，高热，面色青紫，呼吸急促，痰涎壅盛，胸腹满闷，腹壁板硬，时时汗出，大便秘结，小便不通，舌红、苔黄糙，脉弦数。治宜祛风止痉，清热解毒。

【方一】 玉真散加减

【来源】 验方

【组成】 防风、白芷各 5 克，地龙 4 克，南星、天麻、羌活、白附子各 3 克。

【用法】 水煎服，日 1 剂。

【功效】 祛风散邪，疏经活络。

【主治】 破伤风属风毒在表者，症见喷嚏多啼，烦躁不安，张口不利，吮乳口松，轻度吞咽困难，牙关紧闭，周身拘急，抽搐较轻。无寒热，舌质淡红，苔薄白，指纹红。相当于本病的先兆期。

【方二】 南星钩藤汤

【来源】 验方

【组成】 生天南星、钩藤各 10 克，防风、蝉蜕、僵蚕、天麻各 6 克，全蝎 3 克。

【用法】 水煎 3 次，取药液 100 毫升，加黄酒 2 毫升，不拘时喂服。

【功效】 胘祛风止痉。

【主治】 破伤风属风毒在表者，症见轻度吞咽困难，牙关紧闭，周身拘急，痉挛期短，间歇期长。

【方三】 榆丁散

【来源】 《医宗金鉴》

【组成】 防风、地榆、紫花地丁、马齿苋各 15 克。

【用法】 共研细末，每服 9 克，温米汤调下。

【功效】 祛风止痉。

【主治】 破伤风邪在半表半里，症见轻度吞咽困难，牙关紧闭，周身拘急，痉挛期短，间歇期长，头汗出而身无汗者。

【方四】 撮风散加减

【来源】 验方

【组成】 钩藤、僵蚕各 5 克，蝎尾、蜈蚣各 3 克，朱砂、麝香各 1 克。

【用法】 水煎服，日 1 剂。

【功效】 祛风通络，化痰止痉。

【主治】破伤风属风毒入里者，症见抽搐阵作，牙关紧闭，口撮不乳，时吐涎沫，啼声不出，颈项强直，角弓反张，脐突肚紧，苦笑面容，面目青紫，指纹紫滞。相当于本病的痉挛期。

【方五】 五虎追风散

【来源】验方

【组成】制南星6克，蝉蜕30克，天麻6克、全蝎7个、炒僵蚕7条。

【用法】加水200毫升，煎服2次，每日1剂。服药前用酒送服朱砂1.5克。

【功效】祛风定痉。

【主治】破伤风属风毒入里者，症见角弓反张，高热，面色青紫，呼吸困难，胸腹板硬，大便秘结、小便不通。

（十）急性蜂窝组织炎

本病是溶血性链球菌或葡萄球菌侵入皮下、筋膜下、肌肉层之间及深部疏松结缔组织所形成的一种急性弥漫性化脓性炎症。属于中医学"发"的范畴。

特点是：在皮肤疏松部位，突然蔓延成片，范围广泛，灼热疼痛，红肿以中心最为明显，四周较淡，边界不清，若病情迅速发展，3～5日后皮肤湿烂，随即变成色黑腐溃，但也有中软而不溃者，多伴有发热等严重的全身症状者。

【方一】 日用应酬围药

【出处】《疡科心得集》

【组成】生南星250克，生半夏120克，当归120克，大黄120克，陈小粉（炒黑）5000克。

【功用】散瘀消肿。

【主治】肿疡初起未破者。

【方解】本方为一切痈肿，无名肿毒，发背初起未破者常用的外用围敷药。方中生南星祛风除痰，散血消肿为君，《本草纲目》谓其："味辛而麻，故能治风散血，性温而燥，故能胜湿除涎；性紧而毒，故能攻积拔肿"，是外科常用的消肿散结药物。辅以生半夏外用取其开结泄毒之力，能消肿，散结，止痛。当归有养血活血之力，血养则壅滞散，利于止痛消肿。大黄苦寒外用取其逐痰清热解毒消肿，为佐药。陈小粉甘凉，利五脏而调经络，能使药物在局部发挥效用，为使药。古方乌龙膏，即取其一味炒黑，醋调糊敷治一切痈肿其效亦佳。全方合而用之，外消肿疡初起，自有消散束毒之功，散瘀消肿之力。

【用法】 研细末和匀后，火盛者用芙蓉汁，寒盛者用葱头汁调敷。

【方二】 阳和解凝膏

【出处】 《外科正宗》

【组成】 鲜牛蒡子根叶梗 1500 克，鲜白凤仙梗 120 克，川芎 120 克，川附 60 克，桂枝 60 克，大黄 60 克，当归 60 克，川乌 60 克，官桂 60 克，肉桂 60 克，草乌 60 克，地龙 60 克，僵蚕 60 克，赤芍 60 克，白芷 60 克，白蔹 60 克，白及 60 克，乳香 60 克，没药 60 克，续断 30 克，防风 30 克，荆芥 30 克，五灵脂 30 克，木香 30 克，香橼 30 克，陈皮 30 克，苏合油 120 克，麝香 30 克，菜油 5000 克。

【功用】 温经和阳，驱风散寒，调气活血，化痰通络。

【主治】 治一切疮疡阴证。

【方解】 本方为治疗阴证溃疡的常用外治膏剂。方中川乌、草乌、川附均为温通经络，逐阴回阳之品，川乌宣泄风寒为优，草乌攻坚止痛为胜，川附回阳温经为强；三药合用，温散结肿、回阳止痛为君药。桂枝、肉桂均为散寒通经之药，桂枝外用更善通络止痛，肉桂尤能通脉回阳，二者合用，更增驱除痼寒"消坚化结之功"。鲜牛蒡子梗叶根散结消肿，鲜白凤仙花梗散血软坚，白芨消肿敛疮，僵蚕祛风散结，白蔹消肿解毒。且白芨、白蔹与川乌、草乌、川附合用，此乃有意运用反药，以收相反相成之功，增强消结散结之功。以上辛温和阳，消肿散结的药物为方中的主要组成部分。配用苦寒的大黄清热燥湿，咸寒的地龙祛风活络，有反佐功效，可防辛热燥湿之性过甚，又有以寒攻寒之力，加上当归、续断扶正养血补益肝肾，可防攻伐化坚之力过猛。再配伍祛风胜湿，消肿止痛的白芷、防风、荆芥，理气化滞、散结止痛的木香、陈皮、香橼，以及活血散瘀、止痛消肿的乳香、没药、川芎、赤芍、五灵脂、麝香，就更收活血行气之功，有利于结聚寒凝的消散。故全方组合，用治阴疽寒凝之证，有似"益火之源，以壮阳光"之功。共收温通和阳，行气活血，散寒消肿，止痛散结之效。

【用法】 白凤仙熬枯去渣，次日除乳香、没药、麝香、苏合油外，余药俱人锅煎枯，去渣滤净，称准斤两，每油 500 克，加黄丹（烘透）210 克，熬至滴水成珠，不粘指为度，撇下锅来，将肉桂、乳、没、麝、苏合油入膏搅和，半月后可用。摊贴用处。

【注意事项】 本方适用于实证，虚证者忌用。皮肤过敏者禁用。

【方三】 四温丹

【出处】 《疡科纲要》

【组成】 上摇桂（去粗皮）60 克，北细辛 30 克，干姜 24 克，公丁香 15 克。

【功用】 温通气血、祛风散寒。

【主治】 痈疽漫肿、深附骨节之间的痈疽初期。

【方解】 漫肿痛，附骨而生的痈疽多因阴寒凝聚而成，在其初起之时即予以温散寒滞、疏通气血之剂，希冀消散而收功，是最为理想的治疗方法。方中肉桂重用，取其辛热能除痼寒而温通血脉，用于阴疽以解阴寒凝结之证，利于消散，是为主药，以细辛祛风止痛，辛温散寒；干姜辛温，发散寒气，燥湿化痰；公丁香助阳消肿，解毒化结；共为辅佐药。全方合用共奏温散寒凝、祛风消肿、通经止痛之效。

【用法】 各药研细为末后调匀，外撒患处，用温性药膏盖贴患处。

【注意事项】 阳证疮疡禁用。

【方四】 提毒丹

【出处】 《潘春林医案》

【组成】 斑蝥 18 克，蜈蚣 4.5 克，雄黄 9 克，乳香 3 克。

【功用】 拔毒去腐，消肿止痛。

【主治】 有头疽已化腐成脓，腐肉将脱者。

【方解】 方中斑蝥重用，以拔毒、攻毒、腐蚀恶肉，是为君药。配以蜈蚣性毒，而专能攻毒拔毒，且具化腐止烂之力；乳香散瘀、消肿止痛，雄黄去腐肉死肌，解毒燥湿。合而用之，对改善溃后脓腐，消除局部淤滞局部淤滞有利。

【用法】 蜈蚣先剪成寸长，文火炒致外层焦黑为度。斑蝥炒至全部焦黑。乳香去油研末。雄黄去杂质研细末。各药细末混合均匀后，薄掺疮口上。

【注意事项】 皮肤过敏者禁用。本药有小毒，不宜长期使用。

（十一）褥疮

褥疮是指长期卧床，在躯体的受压与摩擦的部位形成的难愈性的溃疡。亦称为席疮。其特点是：多见于半身不遂、下肢瘫痪、久病卧床不起、长时间昏迷的患者；好发于易受压和摩擦的部位，如骶尾部、足跟部、脊背部等；初起受压部红斑，继而溃烂，渗流滋水，经久不愈，甚则累及肌肉、骨骼；认真细致地做好翻身护理工作，可避免发生褥疮。

【方一】金黄散加胆汁方
【出处】《当代中药外治十科百病千方》
【组成】如意金黄散 10 克，猪胆汁 100 毫升。
【功用】清热拔毒，祛瘀消肿。
【主治】褥疮。
【用法】将上药调成糊状备用，先用 2% 碘酒、75% 酒精消毒患处周围皮肤。去除坏死组织，用生理盐水清创，用棉签蘸取本品敷于疮面，厚度 0.4 毫米，消毒纱布覆盖。日 1~2 次。

【方二】芎参花酒
【出处】《当代中药外治十科百病千方》
【组成】川芎 10 克，丹参 10 克，红花 10 克。
【功用】活血拔毒，祛瘀生肌。
【主治】褥疮。
【用法】上药放入 50% 酒精 500 毫升中密封浸泡 1 月以上，滤出药液备用。用于预防褥疮，每 2~4 小时翻身，在骨骼隆起受压处涂擦药液 1 次，3~5 分钟后外敷滑石粉。用于治疗褥疮，对褥疮早期者，每日涂药液 4~6 次；对褥疮期者，每日在创面周围涂药液 6~8 次，保持疮面清洁，防止局部再次受压。

【方三】海螺蛸粉
【出处】《当代中药外治十科百病千方》
【组成】干净洁白海螺蛸数块。
【功用】拔毒祛瘀敛疮。
【主治】褥疮。

【用法】用小刀刮去表层污物，然后刮成粉末（硬壳层不要），过筛，除去粗粒，装入洁净瓶内高压消毒备用。一般间隔 7～10 天需重复高压消毒。创面常规消毒后用棉签取药粉撒在创面上，以全部撒满为度，覆盖消毒纱布，胶布固定。以后视分泌物情况每隔 2～3 天换药 1 次。

【方四】 祛腐生肌膏

【出处】《国际医药卫生导报》2005 第 16 期

【组成】生大黄 2 份，生甘草 2 份，氧化锌 2 份，龙血竭胶囊 2.5 份，生蒲黄 1 份，冰片 0.5 份。

【功用】活血拔毒，祛瘀生肌。

【主治】褥疮。

【方解】生肌膏用血竭、大黄为主药。生大黄具有泻热毒、破积滞、行瘀血之功效，据现代药理研究，大黄蒽醌衍生物有较强的抗菌作用，并能降低毛细血管的通透性，减少创面液体外渗；血竭有活血收敛防腐作用，能有效促进肉芽生成和疮口愈合，生甘草有泻火、解毒、抗炎、抗过敏的作用，对创面起滋润保护效果。冰片辛、苦、寒，其性走窜，利于药物渗透，有清热凉血止痛、防腐生肌之功。组方中，用茶籽油作为基质，对皮肤有滋润、改善循环之功效。古代文献《纲目拾遗》等记载茶籽油有清肝降火，杀菌解毒，加速伤口愈合之功效；方中的氧化锌粉主要是合有 Zn^{2+}，它是人体所必需的微量元素，它通过形成 RNA、DNA 聚合酶、碱性磷酸酶等各种酶，从而促进核酸及蛋白质的合成，促进组织的修复和创伤伤口的愈合；Zn^{2+} 还能与蛋白质的巯基结合，干扰巯基酶的活性而抑菌，高浓度时，可致蛋白质凝固而杀菌且有收敛作用。经临床实践和研究证明，该组方具有清热解毒、活血祛腐、生肌长肉之功，从而促进组织修复及疮口愈合的作用，且价格低廉、制作简单、疗效好，值得推广应用。

【用法】甘草、大黄去其外皮，切片晒干加入冰片、蒲黄研成极细末；龙血竭去其胶囊壳（使用国药准字 Z53020999 号，云南云河药业有限公司生产）各药和匀，然后加入适量茶籽油（煮沸消毒），不断搅拌至药粉与茶籽油均匀沾在纱布条上为度。

（十二）皮脂腺囊肿

皮脂腺囊肿俗名粉瘤，是由于皮脂腺导管阻塞后皮脂淤积所形成的潴留性囊肿。此种囊肿为体表最多见的肿块之一，好发于好发于青春期，以面部、背部和臀部等处多见，有时为多发。本病属于祖国医学"脂瘤"的范围。

本病的特点是：1. 为皮下无痛性囊性肿物，界限清楚，略隆起于皮肤，与表皮粘连，与深部组织无粘连。2. 囊肿表面皮肤上可见点状凹陷的皮脂腺管开口，有时被黑色粉刺样小栓填塞，挤压囊肿可流出白色蜡状物。3. 可继发感染，出现局部红肿及疼痛，破溃后溢出油腻的粉渣样物。感染消退后肿物逐渐复发。

【方一】 金黄油膏

【出处】《外科正宗》

【组成】 天花粉 300 克，黄柏 150 克，大黄 150 克，姜黄 150 克，白芷 150 克，陈皮 60 克，厚朴 60 克，甘草 60 克，苍术 60 克，天南星 60 克。

【功用】 清热除湿，散瘀化痰，止痛消肿。

【主治】 一切疖、痈、疽、疔有阳证表现者。

【方解】 本方主治阳热实证疮病。方中天花粉清热消肿是为君药。疡科外用天花粉，取其清热与黏腻之性，用于治疗痈疽肿毒，有消肿止痛之力，又能收束疮根使炎症局限；用于皮肤赤肿湿烂痒痛诸症，有清热收湿之效。辅以黄柏、大黄清热燥湿，逐瘀敛疮；主辅结合，热清则毒解，瘀散则血活，湿去则肿消，更增消肿解毒、清热止痛之效。佐以姜黄散血分之瘀，白芷散气分之结，以收行气活血、消肿止痛之效；苍术、厚朴燥湿化滞，陈皮、南星燥湿化痰，以收化痰祛湿、消肿止痛之效。甘草甘缓泄火解毒，且调和诸药，是为使药。全方组合严谨，君臣有系，辅佐有力，合而用之，是为解热毒、消肿痛、除壅滞的外用良剂。

【用法】 药共轧为细粉，按粉末 2/10、凡士林 8/10 的比例，调匀成膏，外敷患处。

【注意事项】 本方适用于实证，虚证者忌用。皮肤过敏者禁用。本药有小毒，不宜长期使用。

【方二】 玉露油膏

【出处】《药蔹启秘》

【组成】 芙蓉叶（去梗茎）细末 60 克，凡士林 240 克。

【功用】 凉血、清热、退肿。

【主治】阳证疮疡，如皮脂腺囊肿感染。

【方解】《本草纲目》云："芙蓉花并叶，气平而不寒不热，味微辛而性滑涩黏，其治痈疽之功，殊有神效，近时疡医秘其名为清凉膏、清露膏、铁箍散、皆此物也。其方治一切痈疽发背，乳痈恶疮，不拘已成未成，已穿未穿，并用芙蓉叶或根皮、或花、或生研、或干研末以蜜调涂于肿处四周，中间留头，干则频换。初起者，即觉清凉，痛正肿消，已成者，即聚脓毒出，已穿者，则即脓出易敛，妙不可言。或加赤小豆末，尤妙。"本品的加味效方亦不少，如《证治准绳》中的紫金膏即由芙蓉花叶 60 克，紫荆皮 30 克组成，用于阳证赤肿掀热疮痛；《串雅内编》的铁井阑即由芙蓉叶末，苍耳末等分组成，治痈疽肿毒。现以凡士林作赋形剂作用，更适宜阳症疡疮的肿、溃各期的敷护治疗。近年各地用本品治痈、疖、蜂窝组织炎、深部脓肿、急性淋巴腺炎等，均收到显著疗效。

【用法】先将凡士林烊化冷却，再将芙蓉叶细末徐徐调入即成。并可加入医用石炭酸 10 滴，或用麻油、菊花蕾、银花露等调敷患处。

【方三】 阳毒内消散

【出处】《药蔹启秘》

【组成】麝香 6 克，冰片 6 克，白芨 12 克，南星 12 克，姜黄 12 克，炒甲片 12 克，樟冰 12 克，轻粉 9 克，胆矾 9 克，铜绿 12 克，青黛 6 克。

【功用】活血止痛，解毒消肿。

【主治】肿疡属阳证者。

【方解】本方用于一切阳证肿疡。方中麝香、冰片均属辛香走窜，通经走路，开窍透肉之品，李东垣曾谓："麝香入脾活肉，冰片入肾治骨"；二药合用有宣散郁热火毒、消肿止痛之效，是为方中主药。青黛、白芍消散火热之痛肿，辅助主药，以增解毒消肿功效。佐以南星祛风除痰、消肿止痛，姜黄辛散温通、破血行气，樟冰祛风除湿、活血散瘀；轻粉杀虫止痒，收湿敛疮，铜绿清热解毒、杀虫止痛，胆矾清热收湿，散风杀虫，更从行气、活血、收湿的角度佐助主药。炒甲片通络、既引药气入内，又消肿拔毒，是为使药。全方合用，活血消肿，解毒止痛，可使初起之阳证肿疡局限乃至消散；不能消散也可束毒，利于外泄，不致流散引起深溃旁窜，是常用于膏药内的外掺药末。

【用法】研极细末，掺膏药内敷贴。

【注意事项】本方主要用于热毒、湿火等引起的阳症疮疡。肿势漫平、皮色微红的阴症疮疡禁用。

【方四】洪宝膏

【出处】《证治准绳》

【组成】天花粉 90 克，姜黄 30 克，香白芷 30 克，赤芍 30 克。

【功用】解毒消肿。

【主治】疖肿疮疡。

【方解】外用天花粉，取其清热与黏腻之性，用于治疗痈疽肿毒，有消肿止痛之力，又能收束疮根使炎症局限；用于皮肤赤肿湿烂痒痛诸症，有清热收湿之效。辅以赤芍凉血活血，逐瘀敛疮；主辅结合，热清则毒解，瘀散则血活，湿去则肿消。佐以姜黄散血分之瘀，白芷散气分之结，以收行气活血、消肿住痛之效。

【用法】上药共为细末，用凡士林配 30% 软膏。

【注意事项】若疮势热盛，可用热茶调敷，如果证势稍温，外用酒调，若用以提脓，可用 3 分姜汁、7 分茶水调，并可视情或以鸡子清，或以蜜水或以醋等调敷患处。

【方五】千捶膏

【出处】《外科正宗》

【组成】蓖麻子肉 150 克，嫩松香粉（在冬今制后研末）300 克，轻粉（水飞）30 克，东丹 60 克，银朱 60 克，茶油 48 克（冬天需改为 75 克）。

【功用】消肿止痛，提脓祛腐。

【主治】治一切阳证，如痈、有头疽、疖、疔等。

【方解】本方为外科阳证、实证常用方剂，方中蓖麻子气平味甘，自古皆谓其拔毒之力甚佳，可消散肿毒于初起，是为君药。疡科外用松香，取其芳香燥烈之气、涩敛之性，以及杀虫之功，辅助主药，用于治疗痈疽肿毒初起可助其内消，已成脓者可促其早溃，溃疡用之可生肌润肤。佐以轻粉、银朱、东丹有清热燥湿、消肿拔毒、敛疮杀虫之效。赋形剂茶油润肤凉血。合而用之，则成外科常用于阳证的外治膏剂，具消肿拔毒、提脓止痛功效。

【用法】须在大伏天配制。先将蓖麻子肉入石臼中捣烂，再缓入松香末，俟打匀后，再缓入轻粉、东丹、银朱，最后加入茶油，捣数千捶成膏。隔水炖烊，摊于纸上，盖贴患处。

附：千捶膏的简易制法

处方：上方去茶油，嫩松香（不得研末）增为360克，蓖麻子肉改为蓖麻子油90克（夏天用，减为60克）。

制法：先将蓖麻子油和嫩松香一并入砂锅内，炖烊后，离火，以木棒不断搅匀，约5分钟，稍冷，再缓入银朱、东丹，搅匀，最后缓入轻粉，搅匀成膏。

制用法：用文火保温，摊于纸上，当时一次摊好备用。

注：此法配制，可不受气候限制，并可省时省力。上药银朱、东丹、轻粉，遇高热可发生化学变化，故配制时必需离火稍冷。

【注意事项】本方适用于实证，虚证者忌用。皮肤过敏者禁用。本药有小毒，不宜长期使用。

（十三）甲状腺瘤

甲状腺腺瘤是颈部常见的良性肿瘤，占甲状腺肿瘤的80%左右，属于祖国医学中"肉瘿"的范畴。本病多见于30~40岁女性。在结喉正中一侧或双侧有单个肿块，呈圆形或椭圆形，表面光滑，质韧有弹性，可随吞咽而上下移动，生长缓慢，一般无任何不适，多在无意中发现。若肿块增大，可感到憋气或有压迫感。部分患者可发生肿物突然增大，并出现局部疼痛，是因乳头状囊性腺瘤囊内出血所致。巨大的肉瘿可压迫气管，使之移位，但少有发生呼吸困难和声音嘶哑者，有的可伴有性情急躁、胸闷易汗、心悸、手颤等症。极少数病例可发生癌变。

本病的特点是：颈前结喉正中附近出现半球形柔软肿块，能随吞咽上下移动，好发于青年及中年人，女性多见。

【方一】消瘿膏
【出处】《中医药信息》1999年第2期
【组成】夏枯草30克，三棱30克，莪术30克，牡蛎20克，半夏20克，海藻40克，昆布40克，白芷15克，黄芩15克，穿山甲10克。
【功用】理气祛瘀，化痰软坚。
【主治】甲状腺腺瘤。
【方解】方中夏枯草、牡蛎、海藻、昆布软坚散结，白芷、黄芩清热燥湿，三棱、莪术、穿山甲活血行瘀通络，半夏化痰降气，开结散郁。诸药配伍，共收理气化瘀，燥湿化痰散结之效。

【用法】把以上药物加入植物油中煎至药物为炭后过滤，去掉药渣，重新加热药油，然后再加入樟丹匀成膏。外敷患处，每4天敷1次，30天为1个疗程，一般1~2个疗程即可有效。

【疗效】治疗26例，经治疗后，痊愈者9例，显效者12例，无效者6例，总有效率80.8%。

【方二】散瘿饼

【出处】《中医脐疗大全》

【组成】昆布30克，海藻30克，黄药子30克，夏枯草30克，丹参30克，生牡蛎30克，三棱30克，莪术30克，麝香末3克，面粉适量。

【功用】化痰软坚，破血散结。

【主治】甲状腺腺瘤。

【方解】方用黄药子、海藻、昆布化痰软坚消瘿为主，配合三棱、莪术、丹参、麝香活血破结；夏枯草疏肝气，散郁结；牡蛎清热软坚。综合应用具有化痰软坚、破血散结作用，本方功专力宏，故善治痰气互结、脉络瘀阻所致的瘿瘤。若同时配合本方内服，疗效更佳。

【用法】诸药除麝香末外混合研为粗末，加水置于砂锅中煎2次，去渣，取2次药液混合熬成厚膏备用。临用时，取15克，加面粉适量组成圆饼（约宜径1.5厘米），蒸熟，再把麝香末0.5克纳入脐中，上置药饼，胶布固定。2日换药1次，3个月为1疗程。

【方三】芙蓉菊膏

【出处】《实用中医外敷验方精选》

【组成】芙蓉菊鲜全草30克。

【功用】消肿散结。

【主治】甲状腺瘤。

【用法】将全草捣烂加蜂蜜调合。将药敷在肌肤局部，皮肤有灼热感即取下灼热感消失后再敷上，每日1~4次。

【方四】验方

【出处】《简明中医外科处方手册》

【组成】半夏10克，黄药10克，川芎10克。

【功用】活血散结。

【主治】甲状腺腺瘤。

【用法】把以上药物共研细末，以凡士林调制成膏。外敷患处，隔日换药 1 次。

（十四）甲状腺炎

甲状腺炎为甲状腺组织发生变性、坏死、渗出、增生等炎症病理改变而引起的一系列临床病症。按病程可分为急性（化脓性）、亚急性（非化脓性）和慢性（主要是淋巴细胞性）三种类型。属于祖国医学的"夹喉痈"或"瘿肿"等范围。最常见的是以下 2 种：

慢性淋巴细胞性甲状腺炎又称自身免疫性甲状腺炎或桥本氏甲状腺炎，为良性疾病。病因及发病机制不详。多见于中年女性。甲状腺呈无痛性弥漫性肿大，质硬。甲状腺功能正常或偏低，大多数患者血中可查出滴度较高的抗甲状腺抗体。病程较长，进展缓慢，晚期可有甲低表现。诊断依据包括临床症状、实验室检查（尤其是血中抗甲状腺抗体的滴度），必要时需做甲状腺针吸或手术活检。甲状腺肿大明显，质地较硬，进展较快者，应与恶性肿瘤相鉴别，必要时手术治疗。

亚急性甲状腺炎又称肉芽肿性甲状腺炎，发病可能与病毒感染有关，是一种可以自行缓解的甲状腺感染性疾病。多发生于 30~50 岁的女性，预后良好，多数患者甲状腺功能可恢复正常，但数月之内还可复发。患者发病前可有上呼吸道感染或咽痛史，甲状腺呈中度肿大，疼痛及触痛明显，疼痛可向耳根或颌部放射。患者常有全身不适、乏力、发热等症状，症状在病后 3~4 天达到高峰，1 周内消退，但也有病程缓慢者。发病 1 周后可出现甲亢症状，血沉加快，血 T4、T3 及抗甲状腺抗体可一过性地增高，但甲状腺吸[131]碘功能可下降，二者出现分离现象。

【方一】阳毒内消散
【出处】《药蔹启秘》
【组成】麝香 6 克，冰片 6 克，白芨 12 克，南星 12 克，姜黄 12 克，炒甲片 12 克，樟冰 12 克，轻粉 9 克，胆矾 9 克，铜绿 12 克，青黛 6 克。
【功用】活血止痛，解毒消肿。
【主治】肿疡属阳证者。
【方解】本方用于一切阳证肿疡。方中麝香、冰片均属辛香走窜，通经走路，开窍透肉之品，李东垣曾谓："麝香入脾活肉，冰片入肾治骨"；二药合用有宣散郁热火毒、消肿止痛之效，是为方中主药。青黛、白芍消散火热之痛肿，辅助主药，以增解毒消肿功效。佐以南星祛风除痰、消肿止痛，姜黄辛散温通、破血行气，樟冰祛风除湿、活血散瘀，轻粉杀虫止痒，收湿敛疮，铜绿清热解毒、杀虫止痛，胆矾清热收湿，散风杀虫，更从行气、活血、收湿的角度佐助主药。炒甲片通络，既引药气入内，又消肿拔毒，是为使药。全方合用，活血消肿，解毒止痛，可使初起之阳证肿疡局限乃至消散；不能消散也可束毒，利于外泄，不致流散引起深溃旁窜，是常用于膏药内的外掺药末。

【用法】研极细末，掺膏药内敷贴。

【注意事项】本方主要用于热毒、湿火等引起的阳症疮疡。肿势漫平、皮色微红的阴症疮疡禁用。

【方二】 阳消散

【出处】《中医外科诊疗学》

【组成】乳香 1.5 克，没药 1.5 克，白蔹 1.5 克，僵蚕 1.5 克，木鳖子 3 克，青黛 1.5 克，冰片 0.6 克，银朱 0.6 克，大黄 5 克。

【功用】清热、消肿、止痛。

【主治】一切红肿热痛的痈疽疮疡。

【用法】上药研极细末，掺膏药内敷贴敷患处。

【方三】 阴铁箍散

【出处】《疡科心得集》

【组成】降香末 250 克，大黄 1500 克，乳香 120 克，赤小豆 1500 克，没药 120 克，黄芩 240 克，土木鳖 500 克，生南星 120 克，山慈菇 120 克，陈小粉（炒黑研）75000 克。

【功用】清热解毒，消肿止痛。

【主治】阳证疮疡。

【方解】本方具解毒、消肿、止痛效力。方中大黄苦寒，外用取其逐瘀清热之力，热清则毒解，瘀散则血活，是为君药。辅以赤小豆散血行水，黄芩清热燥湿，恶毒散则热清毒解，水湿行则肿消痛减。乳香、没药活血散瘀，降香行瘀定痛，生南星则祛风消肿，山慈菇散结解毒，陈小粉和血消肿，均为佐药，土木鳖引诸药入内，且具散血热，消结肿之力，是为使药。用醋调敷，取其散瘀软坚与解毒之力。合而用之，活血散痰，清热解毒，消肿散结。

【用法】上药研细末，混合均匀后，用陈醋调敷疮疡四周。

【方四】铁箍散

【出处】《证治准绳·幼科》卷三

【组成】生川乌30克，生草乌30克，生半夏30克，赤小豆30克，芙蓉叶30克，五倍子30克，白芨30克。

【功用】解毒消肿，软坚止痛。

【主治】无名肿毒初起，根脚散漫，或初起无头，红肿坚硬，久不消溃者。如慢性甲状腺炎。

【方解】本方主治肿疡初起，难消难溃之症。方中组合有三大特点：一是川乌、草乌、辛热之药，配伍赤小豆，芙蓉叶等清热解毒之品，更能促肿疡内消，其义系取二乌之温通之力行经散血，结合清热解毒，消肿散结之品，寒热药相辅相成；二是川乌、草乌配生半夏，其止痛消肿功能甚佳。既是使用毒剧药物"以毒攻毒"，又是有意使用反药，可加强攻消肿疡的能力，三是赤小豆、白芨等，均为药性黏腻之品，不仅具有散结凉血，清热解毒功效，且有缓解二乌及生半夏毒力的作用。故全方用于外敷肿疡，有如铁箍样限毒散结，消肿止痛之效。

【用法】以上7味，粉碎成细粉，过筛，混匀，即得。醋或蜂蜜调敷患处，中间留一孔透气。

【注意事项】本品有毒，切勿入口。已破者勿用。

（十五）烧伤

烧伤是日常生活、生产劳动和战争中常见的损伤，是由于火焰、蒸汤、热水、热油、电流、放射线、激光或强酸、强碱等化学物质作用于人体所引起的。烧伤不仅是皮肤损伤，还可深达肌肉、骨骼，严重者可引起一系列的全身变化，如休克、感染等。依据外伤史及局部皮肤变化，临床上分为三度：

Ⅰ°烧伤：皮肤轻度红、肿、热、疼痛，感觉过敏，表皮干燥，无水泡。

浅Ⅱ°烧伤：受伤皮肤剧痛，感觉过敏，有水泡。泡皮肃剥后可见创面均匀发红、潮湿、水肿明显。

深Ⅱ°烧伤：痛觉迟钝，可有或无水泡，基底苍白，间有红色斑点，创面潮湿。拔毛时痛。数日后，若无感染发生，可出现网状栓塞血管。

Ⅲ°烧伤：皮肤痛觉消失，无弹性，干燥，无水泡，如皮革状，蜡白、焦黄或炭化。拔毛不痛。数日后，出现树枝状栓塞血管。

【方一】　银花甘草汤

【出处】《外科十法》

【组成】金银花 60 克，甘草 6 克。

【功用】清火解毒。

【主治】疮疡热毒，烧伤等。

【用法】煎汤，外用洗涤创面。

【方二】　虎杖灼涂液

【出处】《中医外科外治法》

【组成】虎杖。

【功用】清热解毒收敛。

【主治】烧伤。

【用法】将虎杖粉研成粗末，用 6 倍量的乙醇浸泡 3 天，渗出液经减压浓缩得虎杖浸膏。再加 4 倍量的热水充分搅拌，乘热过滤，滤液浓缩到原来浸膏重量的 1.5 倍，放置 24 小时以上，过滤，滤液用碳酸氢钠调节 pH 值到 5~6，加 0.2‰的呋喃西林装瓶，高压消毒。使用时将涂液涂于烧伤创面，每日 1 次，最好采用暴露疗法，用于Ⅱ°烧伤较为理想。

【方三】　烧伤液

【出处】《中医外科外治法》

【组成】虎杖 1000 克，地榆 1000 克，夏枯草 1000 克，白芨 1000 克，黄连 500 克，冰片 50 克。

【功用】清热收湿，生肌敛疮。

【主治】烧烫伤。

【用法】将洗净的虎杖、地榆、夏枯草、黄连加蒸馏水（浸过药面量）浸泡 12 小时。浸后加水煎煮 3 次，每次 30 分钟，合并 3 次药液，浓缩到共 2000 毫升，趁热加入苯甲酸钠 18 克，冷后加入冰片 50 克，混匀，分装，蒸气流通消毒 1 小时。用时将烧伤创面消毒，即涂以烧伤液；若陈旧性创面，除去死皮，消毒后再涂药。一般以暴露疗法为主，每日涂药 2~3 次。亦可包扎：先将无菌纱布浸透药液，平铺于创面上，外加无菌纱布包扎，3~5 天后换药。

【方四】 神效当归膏

【出处】《和剂局方》

【组成】当归30克，黄蜡30克，麻油120克。

【功用】解毒止痛，敛口生肌。

【主治】烫火伤焮赤，腐化成脓。

【用法】当归入油内煎，令黑去渣。次入黄蜡急搅。溶化后离火即成。用时以故帛子摊贴。一方用白蜡。

【按】此膏治一般溃疡及Ⅱ°、Ⅲ°烧伤，能促进创面愈合，确有生肌敛疮之良效。现黄蜡用量主张不宜过大。过大则药膏较硬，不易抹涂，也不易直接涂敷于创面，认为黄蜡与香油之比，按1∶8即可，最多不超过1∶4。该膏当归、黄蜡、香油分量，多按1∶1∶4比例配制。

【方五】 慈航膏

【出处】《中医验方汇选》

【组成】侧柏叶240克，大黄60克，当归60克，地榆60克，露蜂房1个，血余90克，樟脑9克，黄蜡150克，麻油1000克。

【功用】清热解毒止痛。

【主治】烫、烧伤。

【用法】血余用男女各半，以碱水洗尽晒干。将香油熬开，先炸侧柏叶，候枯去渣；再炸血余，蜂房，最后下当归，候枯去渣，将油滤净，用微火下大黄末、地榆末搅匀；至药末变色时，再下黄蜡，熔化时离火，待温，再入樟脑搅匀，至凝即成。夏季可减当归，冬天可去侧柏。敷用时，预先刺破水泡，拭干毒水，然后将此膏摊绵纸上约0.5厘米厚。敷于患处，外贴1张蜡纸，再敷纱布并固定。每日1换，至愈为止。

【按】此方为保定市黄子云大夫介绍的秘方，功效显著，疗效确佳，对Ⅰ°、Ⅱ°烫伤完全可以治愈。方中地榆、侧柏叶等，均为祖国医学中治疗烧烫伤的常用有效药物。治疗烧烫伤的验方很多，如《赵炳南临床经验集》中的烫伤膏为：生地榆面16克，乳香粉12克，凡士林120克；《中医外科概要》中的烫伤膏为：侧柏叶250克，麻油500克，黄蜡30克，白蜡30克；均有润肤收敛，解毒止痛的功效。

【方六】 烫伤膏

【出处】《中医外科外治法》

【组成】生地75克，当归75克，头发120克，紫草120克，寒水石面90克，黄柏面30克，大黄面60克，地榆面30克，白蜡15克。

【功用】清火解毒，凉血生肌。

【主治】水火烫伤。

【用法】用香油煎前4味药，至头发熔解，去渣，入白蜡熔化，再入寒水石等4味药，调匀成膏。若加鲸鱼油更效。用时外敷患处，1日1换药。

【方七】白虎草油

【出处】《中国中医急症》2000年第1期

【组成】白芨100克，虎杖100克，紫草100克，小磨麻油500克。

【功用】清热解毒，收敛止痛。

【主治】水火烫伤（Ⅰ°~Ⅱ°）。

【用法】将白芨、虎杖、紫草除去杂质烘焙研碎，过120目筛，各取足量加入盛小磨麻油瓶内，摇匀后放置30天后备用。先用生理盐水净洗创面，用止血钳夹一块浸有白虎草油的敷料，轻轻地来回涂抹在创面处。为了减少局部疼痛，起初，每隔1~2小时涂抹1次。日后可根据创面的情况，适当延长间隔涂抹白虎草油的时间，以保持创面湿润为原则。对局部产生水泡的部位，可用消毒注射器抽净水泡内的渗出液，然后再在创面上涂抹白虎草油，一般5~12天治愈。

【方八】柏虎白芨散

【出处】《中医药研究》2002年第2期

【组成】黄柏150克，虎杖150克，白芨150克，三七参30克，冰片30克。

【功用】清热解毒，消肿止痛，收敛生肌。

【主治】烧烫伤。

【方解】选用黄柏、虎杖泻火解毒、清热、燥湿，其对金黄色葡萄球菌、绿脓杆菌、溶血性链球菌、大肠杆菌等有较强的抑菌作用，可以说是广谱抗菌药物，而烧伤的易感菌也不外乎上述菌群的感染。虎杖、冰片、白芨又有活血定痛、止血、防腐生肌之功效，现代药理证明，尤其白芨与虎杖合用有制成药膜之功效，白芨浆可使细胞凝集，形成血柱，从而修补血管之缺损，还能促进创面肉芽生长与愈合；黄柏又能促进皮下渗血的吸收，减轻组织水肿，减少渗出。实践证明，柏虎白芨散治疗烧伤确实有抗菌消炎、消肿止痛、收敛生肌之功,尤其是对浅Ⅱ度、深Ⅱ度烧伤可获一期痂下愈合,不留疤痕,而且对于大面积重度烧伤,具有保护创面、有利于抗休克及手术治疗。

【用法】将上述药物研末过筛,然后装入消毒瓶内备用。用生理盐水清洗创面后,再用1%的新洁尔液清洗消毒。起泡者可用无菌针头穿破抽液,但要尽量保护皮肤完整,不要撕脱。其后,对于渗出液多的创面,用消毒软毛笔蘸取散剂直接扑撒于创面,使其均匀分布,每日2~3次,至形成药痂为度,如还有渗液,再行扑撒。对于渗出不多的或只有红肿热痛的创面,以及进行扑撒后再无渗出的创面,均可将药物用麻油调成均匀的糊状,用消毒的软毛笔蘸取药糊,均匀涂抹创面,每日1~4次,但不能过厚,约2毫米~3毫米。如药痂崩溃或有感染时应重新施治,全程采取暴露疗法。

【方九】柏芨油

【出处】《广东医学》1995年第7期

【组成】侧柏叶200克,白芨50克,冰片15克,茶油200克。

【功用】消肿止痛,收敛生肌。

【主治】Ⅰ°、Ⅱ°烧伤。

【方解】侧柏叶含挥发油,主含小茴香酮等鞣质,白芨含淀粉,挥发油和黏液质,具有防止早期体液渗出、消肿生肌并促进创面愈合的功能;冰片止痛,茶油具有保护创面作用。

【用法】将前两药干燥轧细粉过筛,高压消毒后,将冰片末加入调匀备用,茶油煮沸另装灭菌瓶内备用。Ⅱ°创面常规清创,0.1%新洁而灭冲洗创面,创周75%酒精消毒。水泡刺破流干内液,已游离或感染表皮剪干净。Ⅰ°烧伤单用新洁而灭消毒创面。创面经以上处理,然后将茶油涂满创面,再在油上将柏芨粉均匀撒上,约3毫米厚度(或表面可见油迹为度),外用凡士林纱布保护。如门诊病人或创面在活动位置可外加棉垫包扎。若住院或面积大创面可不包扎。每隔4天换药1次,感染创面隔日将渗出部分清除,局部敷药,凡Ⅱ°烧伤肌注TAT1500u,感染及深Ⅱ°烧伤加服抗生素,其余病例均单用柏芨油治疗。

【方十】外洗汤液方

【出处】《湖北中医杂志》2000年第6期

【组成】生大黄10克,黄柏10克,地榆10克,红花15克,当归20

克，金银花 20 克。

【功用】清热解毒，收敛生肌。

【主治】Ⅱ°烧伤。

【方解】方中大黄、黄柏清热燥湿、泻火解毒。药理试验证明，大黄、黄柏对金黄色葡萄球菌、绿脓杆菌等有较强抑制作用；地榆、红花、当归化瘀止血，收敛生肌；金银花、败酱草凉血清热。诸药合用，可增强组织通透性，使早期渗出液明显减少，创面血流瘀滞状态改善，从而抑制胶原纤维生长及多种病原菌繁殖，促进代谢及上皮细胞增生，加速创面痂皮脱落愈合。

【用法】冷水浸泡半小时后，文火煮半小时，取药液 500 毫升存于干净输液瓶内备用。清创后将伤员暴露于空气清洁的隔离室内，保持室温在 25℃~28℃。创面下衬以无菌棉垫保护。创面如有水泡，用注射器抽吸液体，用药棉浸泡外洗液，轻轻拭去脓液和坏死组织。创面暴露在空气中，任其干燥，不另加包扎。一般用药 1~2 小时后，创面渗出减少，并与药水颗粒结成淡黄色干痂。其后每天早、中、晚三次仅用药水拭蘸创面即可。

第六章　骨科常见病

（一）颈椎病

颈椎病是指颈椎间盘变性、颈椎骨质增生等病理改变，导致颈部软组织、神经根、脊髓、椎动脉和交感神经等受到刺激或压迫，从而产生一系列临床症状和体征。因而又称颈椎综合征。颈椎病多发生于中、老年人，其发病以内因为主。颈椎活动频繁，易过劳而磨损；肝肾不足，筋骨懈惰，颈椎间盘发生退变，椎体上下缘软骨面的骨质增生，压迫或刺激了邻近的颈神经根、脊髓和血管等，逐渐出现颈椎病的各种症状。颈部受冷刺激，可以引起颈部肌肉和血管的痉挛，导致椎管内压增高，可以诱发和加重颈椎病的症状。多数患者无外伤史。本病发病缓慢，初期仅感颈部酸痛不适，疲劳后症状加重，随着时间的推移，逐渐出现一侧上肢疼痛、麻木、肌力减退、持物无力等。有些患者会出现头昏、头痛、眩晕、耳鸣、心慌、心悸、自汗、恶心、呕吐，当颈部活动时，上述症状明显加重，个别患者会猝倒。检查时牵拉试验及压头试验阳性。X线片检查可出现颈椎生理弧度平直或呈反弓，第3～7颈椎骨质增生，椎间隙变窄，项韧带钙化等。CT片可出现颈椎间盘突出，侧隐窝狭窄，或神经根、硬膜囊受压等。核磁共振片可出现颈椎某节段脊髓有压迹现象。个别患者可出现血压波动，心电图、脑血流图的改变。

颈椎病属于祖国医学的"痹证"范畴，称为"颈肩痛"。人到中年，气血渐亏，阳气渐衰，督脉空虚，阳气不用，卫外不固，风寒湿邪，乘虚而入，阻滞经脉；或因跌打损伤，经络受损，瘀血内停；或因积劳成疾，肝肾亏损，督阳不运，痰凝血瘀，而成颈椎病。颈椎病临床分为风寒湿阻、气滞血瘀、痰湿阻络、肝肾不足四型。（1）风寒湿阻型：症见颈、肩、上肢串痛麻木，以痛为主，头有沉重感、颈部僵硬，活动不利，恶寒畏风，舌淡红、苔薄白，脉弦紧。治宜祛风除湿、温经通络。（2）气滞血瘀型：症见颈肩部、上肢刺痛、痛处固定，伴有肢体麻木，舌质暗，脉弦。治宜行气活血、化瘀通络。（3）痰湿阻络型：症见头晕目眩、头重如裹、四肢麻木不仁、纳呆，舌暗红、苔厚腻，脉弦滑。治宜除湿化痰，蠲痹通络。（4）肝肾不足型：症见眩晕头痛、耳鸣耳聋、失眠多梦、肢体麻木、面红目赤、舌红少津，脉弦。治宜补益肝肾、活血通络。颈椎病的预防保健，必须重视保持颈部良好的姿势，防止颈部外伤，避免颈部过度疲劳，并防止颈部受凉。

【方一】芍葛汤

【来源】验方

【组成】白芍 30 克，葛根 20 克，灵仙 20 克，白芷 12 克，秦艽 12 克，当归 12 克，川芎 9 克，细辛 3 克。

【用法】水煎服，每日 1 剂，日服 2 次。

【功效】祛风散寒，活血通络。

【主治】颈椎病属风寒湿阻，兼有血滞者，症见颈、肩、上肢串痛麻木，以痛为主，头有沉重感、颈部僵硬，活动不利，恶寒畏风，舌暗红、有瘀斑、瘀点，苔薄白，脉弦紧。

【方二】芍葛汤加味

【来源】验方

【组成】白芍 30 克，葛根 20 克，灵仙 20 克，丹参 15 克，米仁 15 克，秦艽 12 克，白芷 12 克，当归尾 12 克，桂枝 9 克，细辛 3 克。

【用法】水煎服，每日 1 剂。

【功效】散寒祛湿，活血通络。

【主治】颈椎病属寒湿兼血滞者，症见颈、肩、上肢串痛麻木，以痛为主，头有沉重感、颈部僵硬，活动不利，恶寒畏风，舌暗红、有瘀斑、瘀点，苔薄白，脉弦紧。

【方三】定眩汤

【来源】验方

【组成】天麻 9 克，半夏 9 克，全蝎 9 克，僵蚕 9 克，白芍 24 克，夜交藤 24 克，钩藤 24 克（另包后下），茯苓 15 克，丹参 30 克。

【用法】水煎服，每日 1 剂，日服 2~3 次。15 天为 1 疗程。

【功效】平肝定眩，舒颈醒脑。

【主治】颈椎病属经络阻滞，血脉不通，髓海失充，肝风内动，风火上扰者，症见头晕目眩、头重如裹、四肢麻木不仁、急躁易怒，面红目赤，舌暗红、苔厚腻，脉弦滑。

【方四】 全蝎蜈蚣汤

【来源】《江西中医药》

【组成】全蝎 10 克，蜈蚣 2 条，鹿衔草、川芎、当归、自然铜、乌梢蛇各 15 克。

【用法】将药加水煎煮 2 次，取药汁混合，每日饮服 2 次。

【主治】适用于颈椎病。

（二）肩关节周围炎

肩关节周围炎，是肩关节周围软组织的退行性病变，由于渗出或细胞浸润，继而纤维化和粘连，而致肩关节功能障碍，简称肩周炎，又有漏肩风、五十肩、露肩风、肩凝症、冻结肩等名称。本病多见于 50 岁以上的中老年人，女性多见。本病以肩关节周围疼痛、活动受限，久则肌肉萎缩为主要症状，发病缓慢，早期仅感肩部酸痛，随着时间的推延，疼痛加重，每因阴天、劳累症状加重，甚则影响睡眠，肩关节外展、外旋功能受限。因外伤诱发者，疼痛较重，肩关节功能迟迟不能恢复。检查肩部不肿，肩外、前、后侧广泛压痛，肩关节外展、外旋、内旋等运动障碍，久病患者，患肩三角肌、冈上肌萎缩。X 线摄片一般无异常，少数患者可出现软组织钙化阴影或骨质疏松等。本病经正规治疗效果较好，且有自愈倾向。

中医认为本病多因年老体弱，肝肾不足，筋骨失于濡养，或因劳损、感受风寒，筋脉失宣，气血凝滞，血不荣筋，日久经筋粘连，关节疼痛，功能障碍。少数见于肩部外伤后的患者，局部瘀血内阻，经行不畅，经脉痹阻而致本病。临床可分为风寒湿阻、瘀血阻滞、气血亏虚三个证型。(1) 风寒湿阻型：症见肩部窜痛，遇风寒痛剧，得温痛减，畏风恶寒，或肩部有沉重感，舌质淡、苔薄白或腻，脉弦滑或弦紧。治宜祛风散寒，除湿通络。(2) 瘀血阻滞型：症见肩部肿胀，疼痛拒按，以夜间为甚，舌质暗或有瘀斑、苔白或薄黄，脉弦或细涩。治宜化瘀通络，蠲痹止痛。(3) 气血亏虚型：症见肩部酸痛，劳累后疼痛加重，伴头晕目眩，气短懒言，心悸失眠，四肢乏力，舌质淡、苔少或白，脉细弱或沉。治宜调补气血，舒筋活络。

【方一】 *阳和活络汤加减*

【来源】 验方

【组成】 麻黄 5 克，白芥子 10 克，熟地 15 克，桂枝 10 克，甘草 3 克，炮附子 10 克，姜黄 6 克，淫羊藿 15 克，当归 10 克，川芎 6 克，制乳没各 6 克。

【用法】 水煎服，每日 1 剂。

【功效】 温经散寒，化痰祛瘀。

【主治】 肩关节周围炎属风寒湿阻者，症见肩部窜痛，遇风寒痛剧，得温痛减，畏风恶寒，或肩部有沉重感，舌质淡、苔薄白或腻，脉弦滑或弦紧。

【方二】 *肩凝汤加味*

【来源】 验方

【组成】 黄芪 30 克，川草乌各 9 克，当归 30 克，丹参 30 克，桂枝 15 克，透骨草 30 克，羌活 18 克，生地 30 克，香附 15 克，甘草 6 克。

【用法】 水煎服，每日 1 剂，日服 2 次。

【功效】 温经散寒，益气活血。

【主治】 肩关节周围炎属寒凝血滞，兼有气虚者，症见肩部窜痛，遇风寒痛剧，得温痛减，或肩部有沉重感，劳累后加重，舌质淡、或暗红，有瘀点、瘀斑，苔薄白或腻，脉弦滑或弦紧。

【方三】 *蠲痹解凝汤*

【来源】 验方

【组成】 黄芪 20 克，葛根 20 克，山萸肉 10 克，伸筋草 10 克，桂枝 10 克，姜黄 10 克，田三七 5 克，当归 12 克，防风 12 克，秦艽 15 克，甘草 6 克。

【用法】 水煎加黄酒少许温服。每日 1 剂，日服 3 次。

【功效】 补肾养肝，益气活血，祛风胜湿。

【主治】 肩关节周围炎属肝肾亏虚，外邪内侵，气虚血瘀者，症见肩部酸痛，劳累后疼痛加重，伴眩晕头痛、耳鸣耳聋、失眠多梦、肢体麻木、面红目赤、舌暗红，有瘀点、瘀斑，少津，脉弦。

【方四】 肩凝汤

【来源】 验方

【组成】 麻黄 15 克，桂枝 15 克，威灵仙 15 克，白芍 25 克，穿山龙 30 克，红花 10 克，甘草 10 克，生姜 3 片，大枣 5 枚。

【用法】 水煎服，每日 1 剂，日服 2 次。

【功效】 调和营卫，活血止痛。

【主治】 肩关节周围炎属正气不足，营卫失和，感受外在的风寒湿邪，袭于经脉，留而不去而致者。

（三）腰椎间盘突出症

腰椎间盘突出症是指由于某些原因造成纤维环破裂，髓核突出，压迫或刺激到神经根或硬膜囊产生的以腰痛及下肢放射痛为主要症状的病症。本病是临床上常见的腰腿痛疾患，好发于 20~50 岁青壮年，男性多于女性。大多数腰椎间盘突出发生在腰 4 到腰 5 或腰 5 到骶 1 之间，在腰 3 到腰 4 之间者较少。随着年龄的增长，椎间盘中髓核失去弹性，或急慢性损伤导致纤维环破裂而造成髓核突出。有些患者于受凉后发病，无明显外伤史，多由腰背肌肉痉挛所致。腰背痛可出现在腿痛之前、之后，或同时出现，多有坐骨神经痛。多为逐渐发生，开始疼痛为钝痛，逐渐加重，疼痛多呈放射痛，由臀部、大腿后外侧、小腿外侧至足跟部或足背。严重者可见跛行、下肢肌肉萎缩、肌力减弱。部分患者有会阴部痛觉消失，大小便功能障碍。检查见脊柱生理前凸变浅或变平甚至后凸。还可出现侧弯。腰椎间隙棘突旁有深压痛，并引起或加剧下肢放射痛。腰 4 到腰 5 椎间盘突出可致伸肌力及胫前肌腓骨长短肌肌力减退；小腿前外侧及足背皮肤痛觉减退；髌腱反射减退。腰 5 到骶 1 椎间盘突出，踝关节跖屈和立位单腿跷提足跟力量减弱；小腿后侧及足底小趾部痛觉减退；跟腱反射减退或消失，直腿抬高试验阳性。加强试验阳性。X 线片示腰椎椎间隙变窄，前窄后宽与左右不等宽。腰椎管造影可较清楚地显示受压部位。腰椎 CT 可以看到腰椎与硬膜囊及神经根的横断面图像，因此对诊断有直接意义。本病治疗期间应注意保暖，避免重体力劳动，一般预后较好，但椎间盘突出较大，神经根压迫症状较重，病史较长者，可考虑手术治疗。

中医认为腰椎间盘突出症病位在腰，但病机要点在于经脉瘀，治疗则以蠲痹通络为根本。临床前分为瘀血内阻、寒湿痹阻、湿热内蕴、肝肾亏虚四型。（1）瘀血内阻型：症见腰腿痛如刺，痛有定处，日轻夜重，腿部板硬，俯仰旋转受限，痛处拒按，舌质暗紫，或有瘀斑，脉弦紧或涩。治宜活血化瘀，通络止痛。（2）寒湿痹阻型：症见腰腿冷痛重着，转侧不利，静卧痛不减，受寒及阴雨加重，肢体发凉，舌质淡，苔白或腻，脉沉紧或濡缓。治宜散寒祛湿，温经通络。（3）湿热内蕴型：症见腰部疼痛，腿软无力，痛处伴有热感，遇热或雨天痛增，活动后痛减，恶热口渴，小便短赤，苔黄腻，脉濡数或弦数。治宜清热利湿、通络止痛。（4）肝肾亏虚型：症见腰酸痛，腿膝乏力，劳累更甚，卧则减轻。偏阳虚者面色㿠，手足不温，少气懒言，腰腿发凉，或有阳痿、早泄，妇女带下清稀，舌质淡，脉沉细；偏阴虚者，咽干口渴，面色潮红、倦怠乏力、心烦失眠、多梦或有遗精、妇女带下色黄味臭，舌红、苔少，脉弦细数。治宜补益肝肾，蠲痹通络。

【方一】 蝎蛇散

【来源】 验方

【组成】 蕲蛇或乌梢蛇 10 克，蜈蚣 10 克，全蝎 10 克。

【用法】 烙干后研成粉，等分成 8 包。首日上下午各服 1 包，以后每日上午服 1 包，7 日为 1 疗程。两疗程隔 3~5 天。

【功效】 活血化瘀，通络止痛。

【主治】 坐骨神经痛属瘀血内阻者，症见腰腿痛如刺，痛有定处，日轻夜重，腰部板硬，俯仰旋转受限，痛处拒按，舌质暗紫或有瘀斑，脉弦紧或涩。

【方二】 独活寄生汤加减

【来源】 《备急千金要方》

【组成】 独活 9 克，寄生 12 克，杜仲 12 克，牛膝 12 克，威灵仙 9 克，细辛 3 克，防风 6 克，川芎 12 克，当归 9 克，甘草 6 克。

【用法】 水煎服，日 1 剂。

【功效】 温经散寒止痛。

【主治】 坐骨神经痛属风寒痹阻者，症见腰腿冷痛，转侧不利，疼痛走移不定，恶风怕冷，阴雨加重，肢体不温，舌质淡、苔薄白，脉弦。

【方三】 麻茋参甘汤

【来源】 验方

【组成】麻黄 10~15 克，苡仁 20~50 克，党参 15 克，木通 10~15 克，甘草 15 克。

【用法】取上药加水 800 毫升同煎，先用武火煎沸后，改用文火续煎 30 分钟。每剂煎服 2 次，每日 1 剂。

【功效】祛风散寒，渗湿止痛。

【主治】坐骨神经痛属风寒痹阻型，症见腰腿冷痛，转侧不利，疼痛走移不定，恶风怕冷，阴雨加重，肢体不温，舌质淡、苔薄白，脉弦。

【方四】阳和汤

【来源】《外科证治全生集》

【组成】熟地 30 克，白芥子 10 克，鹿角胶 15 克，麻黄 5 克，肉桂、炮姜炭、生甘草各 5 克。

【用法】水煎服。配合牵引疗法。

【功效】温经散寒，蠲痹通络。

【主治】坐骨神经痛属寒湿痹阻者，症见腰腿冷痛重着，转侧不利，静卧痛不减，受寒及阴雨加重，肢体发凉，舌质淡、苔白或腻，脉沉紧或濡缓。

（四）腰部劳损

腰部劳损通常是腰肌劳损、棘上和棘间韧带劳损、腰骶关节炎、骶髂关节炎、腰背肌筋膜炎等疾病的统称，是伤科常见病。本病多见于青壮年，病因较多，腰部外伤，伤后久延未愈，或长期劳累以及腰部先天畸形，如腰椎骨骶化、骶椎腰化、隐裂、游离棘突等，均可导致。临床症见腰部隐痛或酸痛，反复发作，遇劳易作，休息后减轻；或腰痛晨起俯仰欠利，稍行活动减轻；或喜暖畏寒，腰痛如折，有时疼痛可放射至臀部或大腿后外侧。脊柱一般无畸形，活动正常。腰肌劳损或腰背肌筋膜炎者，压痛点多在骶棘肌、倍髂嵴后部或骶骨后面腰背肌止点处；棘上或棘间韧带劳损时，压痛多在棘上或棘间。患者除抗"O"或血沉有时升高外，X 线片可见腰椎及椎间盘退变，或骶髂关节退变、隐裂，或骶椎腰化及腰椎骶化等。本病多迁延难愈，严重者影响患者生活和工作。

中医认为本病多由劳逸不当，或急性外伤之后失于调治，引起腰背筋膜肌肉劳损；若汗出当风卧露寒凉，可致寒湿与劳损并病；若年老体弱，肝肾不足，筋骨失养，骨骼发育异常，则遇劳易损。临床可见寒湿痹阻、湿热内蕴、肝肾亏虚、瘀血蓄积四型。(1) 寒湿痹阻型症见腰部冷痛重着，转侧不利，静卧不减，阴雨天加重，舌苔白腻，脉沉。治宜散寒祛湿，通络止痛。(2) 湿热内蕴型症见痛而有热感，炎热或阴雨天气疼痛加重，活动后减轻，尿赤，舌苔黄腻，脉濡数。治宜清热利湿，通络止痛。(3) 肝肾亏虚型症见腰部酸痛乏力，喜按喜揉，足膝无力，遇劳更甚，卧则减轻，常反复发作。偏阳虚者面色㿠白，手足不温，少气懒言，腰腿发凉，舌质淡，沉细；偏阴虚者心烦失眠，咽干口渴，面色潮红，倦怠乏力，舌红、苔少，脉弦细数。治宜补肾壮筋，活血止痛。(4) 瘀血蓄积型症见腰痛如刺，痛有定处，轻则俯仰不便，重则因痛剧不能转侧，拒按，舌质紫暗，脉弦。治宜活血散瘀，通络止痛。

【方一】 红花乌梢蛇酒

【来源】民间验方

【组成】红花 15 克，乌梢蛇 1 条，白酒 1000 克。

【用法】乌梢蛇活杀，去内脏，置瓶中，加红花、白酒，密封 2 月，分次食用，每日 2 次，每次 15~20 克。

【功效】祛风寒，活血止痛。

【主治】腰痛属风寒湿痹阻者，症见腰部冷痛重着，转侧不利，静卧不减，阴雨天加重，舌苔白腻，脉沉。

【方二】 首乌苡仁酒

【来源】验方

【组成】生苡仁 120 克，制首乌 180 克。

【组成】上药共浸泡于白酒中，蜡封瓶中，置阴凉处 15 天，去渣备用，早晚各 1 次，1 次 2 酒盅。

【功效】散寒除湿，蠲痹通络。

【主治】腰痛属寒湿痹阻者，症见腰部冷痛重着，转侧不利，静卧不减，阴雨天加重，舌苔白腻，脉沉。

【方三】 大黄白芷汤

【来源】验方

【组成】熟大黄 10 克，白芷 10 克，肉桂 10 克。

【用法】用白酒 500 毫升泡 1 天，1 次服 10 毫升，1 日 2 次。

【功效】清热利湿，活血化瘀。

【主治】损伤后腰痛属湿热内蕴者，症见腰痛而有热感、炎热或阴雨天气疼痛加重，活动后减轻，尿赤，舌苔黄腻，脉濡数。

【方四】茯苓酒

【来源】食疗方

【组成】茯苓 50 克，白酒 500 克。

【用法】茯苓洗净，置瓶中，加白酒，密封 3 周，分次饮服，每日 2 次，每次 10~20 克。

【功效】清热利湿。

【主治】腰痛属湿热内蕴者，症见腰部疼痛，伴发热，舌苔黄腻者。

【方五】杜仲狗脊汤

【来源】食疗药膳

【组成】杜仲 20 克，狗脊 15 克，黄精 15 克，鸡血藤 30 克，猪骶骨 1 具。

【用法】久煎，调味饮汤吃肉。每日 1 次，连服 10 天为 1 疗程。

【功效】补益肝肾，壮腰通络。

【主治】腰痛属肝肾两虚者，症见腰痛、阴雨天受凉或劳累后加重，喜暖畏寒、重着乏力、不能直立、活动欠佳，苔白滑、脉弦细。

（五）骨折

骨的完整性破坏或连续性中断，称为骨折。

骨折临床表现分为两类，全身情况：轻微骨折可无全身症状。一般骨折，由于瘀血停聚，积瘀化热，常有发热（体温约 38.5℃），5~7 天后体温逐渐降至正常，无恶寒或寒战，可兼有口渴、口苦、心烦、尿赤便秘、夜寐不安等症状，脉浮数或弦紧，舌质红、苔黄厚腻。如合并外伤性休克和内脏损伤，还有相应的表现。局部表现分为两类，一是特有体征：1. 畸形；2. 异常活动；3. 骨擦音或骨擦感。二是其他表现：1. 局部疼痛与压痛；2. 局部肿胀与瘀斑；3. 功能障碍。畸形、骨擦音和异常活动这三种特征只要有其中一种出现，即可在临床上初步诊断为骨折。X 线检查对于了解骨折的具体情况有重要参考价值。

治疗骨折外用药：初期：以活血化瘀、消肿止痛类的药膏为主；中期：以接骨续筋类药膏为主；后期：因骨已接续，可用舒筋活络类膏药外贴，如断端在关节附近，为防止关节强直、筋脉拘挛，可外用熏洗、熨药及伤药水揉擦，配合功能锻炼，达到活血散瘀、舒筋活络，迅速恢复功能的目的。

【方一】 加味如意金黄散

【出处】《中医外治杂志》2005 年第 4 期

【组成】天花粉 10 克，黄柏 5 克，姜黄 5 克，生大黄 5 克，白芷 5 克，紫厚朴 2 克，陈皮 2 克，苍术 2 克，南星 2 克，冰片 1 克。

【功用】活血化瘀，消肿止痛。

【主治】骨折早期。

【方解】方用白芷、陈皮、厚朴、苍术、南星、黄柏利湿化痰，理气通滞；天花粉、生大黄、冰片、姜黄解毒凉血，化瘀止痛；用蜂蜜取其黏性及止痛解毒功效起到保护皮肤的作用。

【用法】按上方组成及比例，共研细末过筛，装密闭瓶备用。取上药末适量，加蜂蜜调成糊状，摊于纱布上，厚约 2 毫米，包敷在损伤四周；骨折经手法复位后敷药，同时小夹板固定；侧副韧带损伤敷药后以相应的石膏外固定；髋关节滑膜炎敷药后以皮牵引制动，每隔 24 小时换药 1 次，检查局部情况。

【方二】 复方熊胆软膏

【出处】《中药材》1994 年第 2 期

【组成】熊胆粉 1 克，冰片 0.5 克，尼泊金乙脂 0.1 克，液体石蜡适量，凡士林适量。

【功用】消肿。

【主治】骨折早期。

【用法】制成软膏 100 克。用适量药膏，均匀涂于肿胀部位的皮肤表面，每日 3~4 次。骨折后 24 小时开始使用，至肿胀消失停止。

【方三】 马前乳香散

【出处】《山东省中医验方·第一辑》

【组成】生马前子 9 克，乳香 9 克，没药 9 克，生甘草 9 克。

【主治】适用于骨折早期。

【用法】共为细末，将折骨整好，药面用凉烧酒调敷伤处用布包好。

【注意事项】此药含有毒质，只宜外敷，不能内服。

【方四】 接骨四黄膏

【出处】《浙江中医》1987 年第 6 期

【组成】接骨草 6 份，大黄 1 份，黄柏 1 份，黄连 1 份，黄芩 1 份。

【主治】新鲜骨折或陈久性骨折。

【用法】共研为细末，加等量的香油和凡士林，灼火煎至膏状，凉后敷于骨折部位，2~4 日换药一次。骨折按常规整复固定。

【疗效】治疗闭合性骨折，其中新鲜骨折 211 例，陈旧性骨折 20 例，平均消肿时间为 5.5 天。临床愈合时间 26 日，骨折愈合时间 36.5 天。

【方五】 乌蔹莓方

【出处】《中医外治法奇方妙药》

【组成】乌蔹莓根 100 克。

【主治】各类骨折，尤适用于骨折早期。

【用法】将上药研成细末，倒入适量沸水，搅拌成糊状，再加入少量酒精调匀，备用。将上药摊于纱布上，并包扎在已经复位好的骨折患处，用绷带夹板固定好。每星期换药 1 次。

【疗效】一般 1~2 星期肿胀消退，4~5 星期能恢复功能。

【方六】 消肿散

【出处】《林如高正骨经验》

【组成】黄柏 60 克，侧柏 150 克，透骨草 90 克，穿山龙 90 克，骨碎补 90 克，芙蓉叶 90 克，天花粉 90 克，煅石膏 200 克，楠香 180 克，川连 60 克，紫荆皮 90 克，菊花叶 60 克。

【功用】活血化瘀，消肿止痛。

【主治】骨折、脱位、伤筋初期，局部灼热肿痛。

【用法】共研成细末，用蜜水各半，调拌成糊状。每日敷贴一次，每次 8 小时。

【方七】 消毒散

【出处】《林如高骨伤验方歌诀方解》

【组成】木香 60 克，乳香 45 克，楠香 210 克，蒲黄 60 克，大黄 90 克，黄芩 90 克，黄柏 120 克，银花 120 克，白芷 120 克，没药 45 克，炮山甲 45 克，天花粉 120 克。

【功用】清热消肿，化瘀定痛。

【主治】治疗骨折和脱位中后期。

【方解】骨折和脱位中、后期，骨和关节虽续连而未牢固，瘀肿虽退而未净，而且由于积瘀化热，故应予以清热、消肿、化瘀、定痛。消毒散符合上述治疗要求，方中大黄、黄芩、黄柏、银花清热燥湿，泻火解毒；乳香、没药、炮山甲、蒲黄活血祛瘀；木香、楠香、白芷散肌肤间郁热，活泼气机；天花粉性微苦寒，清热生津。故本散外用有清热、消毒之功。

【用法】上药研成粉末，用茶水调拌成糊状，外敷患处，每日敷 1 次，每次 8 小时。

【方八】接骨散

【出处】《林如高骨伤验方歌诀方解》

【组成】当归 30 克，没药 60 克，续断 90 克，穿山龙 60 克，骨碎补 90 克，透骨草 60 克，煅狗骨（焙灰）120 克，接骨仙桃草 30 克，沉香 30 克，乳香 60 克，楠香 240 克，煅自然铜 90 克，地鳖虫 30 克，螃蟹（焙灰）90 克。

【功用】温经行血、接骨续筋。

【主治】骨折中、后期或骨折迟延愈合者。

【方解】骨折中、后期由于气血不足而发生骨折延迟愈合，甚至骨不连接者，应予以温经行血、接骨续筋。本方用当归、乳香、没药、煅自然铜、地鳖虫、螃蟹灰、接骨仙桃草活血散瘀止痛，沉香、楠香理气舒筋消肿，骨碎补、续断、煅狗骨强筋壮骨，穿山龙、透骨草祛风除湿。本散外用后，既活血又续骨，故能促进骨痂形成，使骨折早日愈合。

【用法】共研成细末，酒水各半，调拌成糊状，备用。每日敷一次，每次 6 小时。

【方九】骨科外洗 1 方

【出处】《外伤科学》

【组成】宽筋藤 30 克，钩藤 30 克，金银花藤 30 克，王不留行 30 克，刘寄奴 15 克，防风 15 克，大黄 15 克，荆芥 10 克。

【功用】活血通络，舒筋止痛。

【**主治**】治疗骨折及软组织损伤中、后期，筋肉拘挛，关节功能欠佳，酸痛麻木，或骨科手术后已能解除外固定作功能锻炼者，以及外感风湿作痛。

【**用法**】上药煎水熏洗，肢体可直接浸泡，躯干可用毛巾湿热敷擦。

第七章 男科常见疾病

（一）不射精症

不射精是指在正常性交过程中不能射精，患者无性欲高潮，但可有梦遗。此症临床主要见于男性性活动旺盛期者，特别是农村患者较多。以性交时患者无性高潮和射精为特点。对于功能性不射精的患者，通过心理、物理及药物治疗，可取得良好的效果，而对于器质性不射精特别是中枢神经系统疾患所致不射精症，目前尚无有效的治疗方法。临床诊断本病须仔细询问病史，特别是了解与性生活有关的详细情况；并且要区别是功能性还是器质性不射精。主要通过体检、神经系统检查、内分泌检查、尿液检查、造影等加以区别。同时注意本病与逆行射精、输精管梗阻、精液生成障碍的鉴别诊断，主要鉴别点是有无性高潮及射精感觉。本病主要与性知识缺乏、心理因素、神经病变、内分泌异常、药物、毒物、阴茎本身病变有关。因此，本病的治疗以心理治疗和药物治疗为主，辅以病因治疗。

现代中医将此症列入"精瘀症"范畴。临床分肝气郁结、瘀血停聚及肾阳不足三型。（1）肝气郁结型：症见阴茎勃起坚硬，交而不泄，阴茎及少腹胀痛，伴胸闷胁胀，情志抑郁，善太息，或有情志波动，烦躁易怒，舌质红、苔薄白，脉弦。治宜疏肝解郁，通精开窍。（2）瘀血停聚型：症见阴茎勃起色紫暗，或兼有疼痛，交不射精，阴部胀痛，舌质紫暗、苔薄白，脉涩。治宜活血化瘀，行气通精。（3）肾阳不足型：症见性欲减退，交而不射精，伴腰膝酸软，头晕神疲，畏寒肢冷，舌淡、苔薄白，脉沉迟。治宜温补肾阳，开窍通精。

【方一】知柏地黄汤加减
【来源】验方
【组成】黄柏 10 克，知母 10 克，丹皮 12 克，山药 15 克，熟地 15 克，山萸肉 12 克，茯苓 12 克，泽泻 10 克，枸杞子 15 克，菟丝子 12 克，枣仁 10 克。

【用法】 取上药加水 700 毫升同煎，先用武火煎沸后，改用文火续煎 10~15 分钟，取药汁分 2~3 次服完。每剂煎服 2 次，每日 1 剂。

【功效】 滋阴降火。

【主治】 不射精属相火偏亢者，症见性欲亢进、心烦急躁、梦遗口干、舌红苔薄、脉弦细数。

【方二】 八味地黄丸加减

【来源】 《医宗金鉴》

【组成】 肉桂 10 克，制附片 10 克，熟地 12 克，山萸肉 12 克，丹皮 10 克，茯苓 10 克，泽泻 10 克，山药 10 克，肉苁蓉 12 克，巴戟天 12 克。

【用法】 取上药加水 700 毫升同煎，先用武火煎沸后，改用文火续煎 10~15 分钟，取药汁分 2~3 次服完。每剂煎服 2 次，每日 1 剂。

【功效】 益肾固精。

【主治】 不射精属肾阳不足者，症见性欲减退、腰膝酸软、面色晦暗、头昏乏力、舌质淡苔白、脉沉细或沉弱。

（二）遗精

遗精是指在无性交活动的状态下发生的射精。多见于未婚男子。据统计未婚青壮年 80% 有此现象，其特点是非人为情况下精液遗泄。当睾丸精囊、前列腺及尿道球腺产生的精液积聚到一定的数量处于饱和状态时，就会通过遗精方式排出体外。通常正常未婚男子每月遗精 2 次左右，属正常生理现象，但如频繁发生，每月超过 5 次，或已婚男子有规律的性生活仍发生遗精者，则为病理性遗精。一般病程较长，反复发作。给予积极治疗可痊愈。临床对病理性遗精的诊断，主要依据是病史以及相应的原发病的症状和实验室检查异常。本病与大脑皮质持续兴奋、泌尿生殖系疾病及体质过于虚弱有关。因此本病的预治策略是加强性知识教育，建立有规律的生活秩序，治疗原发病。

中医称此为"失精""精溢""遗精"等。同时又称有梦而遗为梦遗，无梦而遗甚则见色流精为滑精。两者无本质区别。临床分君相火旺、湿热下注、肾气不固三型。（1）君相火旺型：症见梦多遗精，心烦心悸，头晕耳鸣，口干苦，溲黄便干，舌红、苔薄黄，脉细数。治宜养阴清火。

（2）湿热下注型：症见遗精频作，茎中痒痛，阴囊潮湿，伴口苦纳呆，小便短赤，大便黏滞不爽，或有忍精及饮酒史，舌质红、苔黄腻，脉濡数。治宜清热利湿。（3）肾气不固型：症见病史较长，反复发作，遗精频发，腰膝酸软，遗后尤著，头昏乏力，精神萎靡，情志抑郁，小便频数，舌淡红、苔白，脉细弦。治宜补肾涩精。

【方一】 斯遗汤

【来源】《医学集成》卷三

【组成】人参30克，山药15克，芡实15克，麦冬15克，五味子3克。

【用法】取上药加水700毫升同煎，先用武火煎沸后，改用文火续煎10~15分钟，取药汁分2~3次服完。每剂煎服2次，每日1剂。

【功效】益气养心，健脾固涩。

【主治】遗精属心脾气虚者。

【方二】 培土养阴汤

【来源】《不居集·上集》卷十

【组成】制首乌9克，丹参3克，白扁豆3克，谷芽3克，白芍2.4克，车前子2.4克，莲子肉4.5克，猪腰1具，芡实3克，莲须3克。

【用法】取上药加水700毫升同煎，先用武火煎沸后，改用文火续煎10~15分钟，取药汁分2~3次服完。每剂煎服2次，每日1剂。

【功效】益肾健脾。

【主治】遗精属脾肾两虚，阴分不足者。

【方三】 消炎汤

【来源】《医学集成》卷三

【组成】山药30克，芡实30克，麦冬30克，玄参15克，生地15克，丹参9克，莲心6克，天冬3克，五味子1.5克。

【用法】取上药加水700毫升同煎，先用武火煎沸后，改用文火续煎10~15分钟，取药汁分2~3次服完。每剂煎服2次，每日1剂。

【功效】益气养阴，清心止遗。

【主治】遗精属心火上炎，心包火动者。

【方四】 心肾两交汤

【来源】《医学碎金录》

【组成】熟地30克，麦冬30克，山药15克，芡实15克，黄连1.5克，肉桂0.9克。

【用法】取上药加水700毫升同煎，先用武火煎沸后，改用文火续煎10~15分钟，取药汁分2~3次服完。每剂煎服2次，每日1剂。

【功效】养阴泄火，交通心肾。

【主治】遗精属心肾不交，心阴不足，虚火上炎者。

【方五】润木汤

【来源】《医学集成》卷三

【组成】当归30克，白芍30克，焦白术30克，茯苓15克，金樱子15克，菊花9克，炒栀子6克，五味子3克，甘草1.5克。

【用法】取上药加水700毫升同煎，先用武火煎沸后，改用文火续煎10~15分钟，取药汁分2~3次服完。每剂煎服2次，每日1剂。

【功效】疏肝润木，清热止遗。

【主治】遗精属肝气郁结者。

（三）少精子症

少精子症是指生育期男性在禁欲3~5天后，三次以上精液化验精子密度均低于$2×10^7$/mL。本病一般无明显临床症状，只是因不孕育就医时，检查精液常规提示精子数量低于正常而被诊断。本病的预后要根据其成因及精子活力等进行综合判断。少精子症病因复杂，要做到病因诊断较难，首先要作全身及生殖系统的仔细检查，以明确是否存在先天发育异常、隐睾、精索静脉曲张、泌尿道感染等；其次要测定阴囊温度、激素水平、血清及精浆抗体水平等；最后考虑CT、MRI、睾丸活检、精道造影及阴囊探查等。本病的治疗主要是内分泌治疗和病因治疗，适当配合应用增强精子活力的药物。平时宜加强营养，戒烟，戒酒，劳逸结合，性生活有节制。

中医有"精少无子"的记载，"精少"大致与少精子症相类似。临床分肾精亏损、脾肾阳虚、气血两虚三型。（1）肾精亏损型：症见精液量少或量多稀薄，神疲乏力，腰酸膝软，头晕目眩，健忘恍惚，记忆减退，舌淡、苔白、脉细弱。治宜大补真元，益肾填精。（2）脾肾阳虚型：症见阳痿早泄，性欲减退，精冷不育，肢体畏寒，面色苍白，自汗便溏，小便清长，舌淡、苔薄白、脉沉细。治宜补脾益肾，温壮阳气。（3）气血两虚型：常见患者面色萎黄，形体衰弱，神疲乏力，头晕目眩，气短心悸，性欲减退，舌淡、苔薄白，脉细软。治宜补中益气，养血生精。

【方一】**中科强精汤 1 方**（加减）

【来源】验方

【组成】枸杞子 15 克，补骨脂 15 克，仙茅 15 克，山萸肉 15 克，露蜂房 10 克，蛇床子 10 克。

【用法】水煎服，每日 1 剂，早晚分服。

【功效】补肾填精。

【主治】少精子症属肾虚精亏者。

【方二】**中科强精汤 2 方**（加减）

【来源】验方

【组成】桑椹子 15 克，五味子 10 克，枸杞子 10 克，金樱子 10 克，破故纸 10 克，白术 10 克，茯苓 10 克，何首乌 10 克。

【用法】水煎服，每日 1 剂，分早、晚服。

【功效】补益心脾。

【主治】少精子症属脾胃两虚者。

【方三】**中科活精汤 1 方**（加减）

【来源】验方

【组成】淫羊藿 10 克，肉苁蓉 15 克，山药 20 克，枸杞 12 克，龟板 20 克，巴戟天 12 克，菟丝子 15 克。

【用法】水煎服，每日 1 剂，分早、晚服。

【功效】健脾益肾，生精填髓。

【主治】少精子症属脾肾不足，精竭不育者。

【方四】**中科活精汤 2 方**（加减）

【来源】验方

【组成】生首乌 20 克，黄精 20 克，菟丝子 15 克，当归 15 克，桃仁 6 克，红花 6 克，金银花 20 克，连翘 15 克。

【用法】水煎服，每日 1 剂，分早、晚服。

【功效】滋阴益肾，活血化瘀，育精生子。

【主治】少精子症属热灼阴精，经脉瘀阻者。

【方五】 中科生精汤 1 方（加减）

【来源】 验方

【组成】 蒲公英 15 克，地丁草 12 克，野菊花 8 克，盐知母 10 克，盐黄柏 10 克，山苍术 10 克。

【用法】 水煎服，每日 1 剂，分早、晚服。

【功效】 清热利湿，抑阳养阴，益肾复精。

【主治】 少精子症属精室湿热，热灼阴竭者。

（四）阴茎勃起障碍

阴茎勃起障碍通常是指男性在性欲冲动和性交要求下阴茎不能勃起，或阴茎虽能勃起但不能维持足够的硬度，以致性交时阴茎不能置入阴道，或置入阴道即萎软。勃起障碍是男性性功能障碍中最常见的病症，其发病率约为 10%。多见于 50 岁以上的男性。勃起功能障碍表现不一，有的既不能在性兴奋时勃起，也没有在睡梦中的自发性勃起；有的在性兴奋时不能勃起，但在睡眠中或在膀胱充盈膨胀时有自发性勃起；有的在性兴奋时虽能勃起，但不持久，当试图性交时勃起又消失。临床分为心理性勃起障碍和器质性勃起障碍。本病的诊断根据 IIEF-5 积分标准评价勃起障碍的程度。因分类不同，其发生发展过程各异，治疗和预后也不一样。总之，一旦诊断成立，除了治疗本病，同时还要积极治疗原发病。

本病中医相当于"阳痿""阴萎""阳事不举"等范畴。临床分为阴虚火旺、肾阳不足、肝气郁结和血脉瘀滞四个证型。（1）阴虚火旺型：症见于青壮年，阴茎能举，但临阵即软，伴有早泄、心悸，出汗多，口渴怕热，腰膝酸软，溲黄便干，舌红、少苔，脉细数。治宜滋阴降火。（2）肾阳不足型：症见于老年人，阳事不举逐渐加重，病程长，伴腰膝冷痛，头晕耳鸣，射精量少，性事后疲劳，难以恢复，舌质淡、苔薄白，脉沉细。治宜温补肾阳。（3）肝气郁结型：症见阳痿不起，或举而不坚，时轻时重，晨间有勃起，精神抑郁，胸闷善太息，胁肋胀满，或有性欲下降，舌质暗红、苔薄白，脉细弦。治宜疏肝解郁。（4）血脉瘀滞型：或因跌打损伤，负重过度，强力行房，金刃所伤，损伤血络，或虽无明显外伤史，但病程日久，久病入血入络，症见阳痿伴睾丸刺痛，胸胁胀闷窜痛，性情急躁，胁下痞块，或腹、腰、阴部刺痛，舌黯或有瘀点，脉涩。治宜活血化瘀。

【方一】 杞叶羊肾汤

【来源】 验方

【组成】 枸杞鲜叶 250 克，羊肾 1 对，葱白 15 茎，生姜 3 片，食醋适量。

【用法】 肾剖开去筋膜洗净切片，再与其他 4 味一起煮汤服用。每日 1 剂，佐膳食用，可以常吃。

【功效】 补肾气、益精髓。

【主治】 阴茎勃起障碍属肾阳不足者，多见于老年人，阳事不举逐渐加重，病程长，伴腰膝冷痛，头晕耳鸣，射精量少，性事后疲劳，难以恢复，舌质淡、苔薄白，脉沉细。

【方二】 蜈蚣丝瓜子散

【来源】 验方

【组成】 蜈蚣 1 条，丝瓜子 30 个，甘草 15 克，醋适量。

【用法】 将蜈蚣焙干丝瓜子炒香，合甘草共研为细末。分 2 次服完，淡醋汤送服，早晚各 1 次，7 日为 1 疗程。

【功效】 补虚助阳。

【主治】 佐治阴茎勃起障碍属肾阳不足者，多见于老年人，阳事不举逐渐加重，病程长，伴腰膝冷痛，头晕耳鸣，射精量少，性事后疲劳，难以恢复，舌质淡、苔薄白，脉沉细。

【方三】 蜈蚣蛤蚧散

【来源】 验方

【组成】 蜈蚣、生蛤蚧、淫羊藿各 40 份，当归、白芍、甘草各 120 份。

【用法】 共研细末，过 90~120 目筛。每次 6 克，日 2 次空腹用醋或黄酒送服。30 日为 1 疗程。

【功效】 温阳活血。

【主治】 阴茎勃起障碍属肾阳不足者，多见于老年人，阳事不举逐渐加重，病程长，伴腰膝冷痛，头晕耳鸣，射精量少，性事后疲劳，难以恢复，舌质淡、苔薄白，脉沉细。

【方四】 乌鸡白凤丸

【来源】 验方

【组成】 乌鸡白凤丸 4 丸，盐 1 克。

【用法】每次2丸，每日2次，淡盐开水适量调服。

【功效】补气养血。

【主治】阴茎勃起障碍属气血亏虚者，症见老年人，或久病后，勃起时间不长，早泄，性欲淡漠，腰膝酸软，精神萎靡，头发脱落，夜尿增多，面色淡白，舌淡苔白，脉细弱。

【方五】天一汤

【来源】《男女科5000金方》

【组成】地骨皮15克，玄参15克，芡实15克，山药9克，牛膝9克，丹皮9克，熟地30克，肉桂3克。

【用法】水煎服，每日1剂，日服2次。

【功效】滋阴润燥，清热填精。

【主治】阴茎勃起障碍属肾阴虚损，阴虚火旺者，症见青壮年，阴茎能举，但临阵即软，伴有早泄，心悸，出汗多，口渴怕热，腰膝酸软，溲黄便干，舌红、少苔，脉细数。

【方六】龙胆泻肝汤

【来源】《医方集解》

【组成】龙胆草（酒炒）4.5克，炒黄芩8克，栀子（酒炒）9克，当归（酒洗）9克，生地黄（酒洗）9克，泽泻6克，木通6克，车前子6克，柴胡3克，生甘草3克。

【用法】上为粗末，水煎空腹服。

【功效】清利肝胆湿热。

【主治】阴茎勃起障碍属肝经湿热者，症见阳痿，泄精过早，头晕目眩，口苦咽干，或见阴痒淋浊，小腹作胀，小便黄，舌红苔黄，脉弦数。

（五）早泄

早泄是射精障碍的一种类型，是男性性功能障碍的常见病症之一。一般指射精发生在阴茎插入阴道之前或正插入阴道时或插入阴道不久，在男子意愿射精之前。即在性活动中不能随意控制射精反射而射精。早泄可出现于各个年龄层次的已婚男性。临床以性活动旺盛的青壮年者多见。除少数严重者外，患者通常自述性交时间不够长，并无明显其他异常。多数早泄病人经过治疗，能很快痊愈。少数严重的，则比较棘手。本病的诊断主要依据病史。大部分患者作 SAS 量表检测可发现焦虑症状。一部分病人可出现神经系统症状或生殖器官炎症表现。本病病因主要是精神行为性的，包括与伴侣、环境、精神、行为等有关的焦虑、紧张、恐惧、自卑、胆怯等，而器质性病变少见。因此，本病是可以预防的，主要的是要有一个宽松、温馨的性生活环境。如有原发疾病的应予积极治疗。

中医称之为"鸡精"。临床可分为阴虚火旺、肾气不足、肝经湿热三型。（1）阴虚火旺型：症见欲念时起，阳事易举，临房早泄，心烦口渴，头晕耳鸣，夜寐盗汗，舌红、少苔，脉细数。治宜滋阴降火。（2）肾气不足型：常见于年龄偏大或病程较久者，阳物难举，甫门即泄，或乍交即泄，腰膝酸软，面色苍白，头晕乏力，舌淡苔薄白，脉沉细弱。治宜补肾固精。（3）肝经湿热型：症见阴茎易举，乍交即泄，心烦易怒，口苦咽干，溲黄便干，阴部潮湿，舌红、苔黄腻，脉滑数，治宜清肝利湿。

【方一】 清肾汤
【来源】《杂病源流犀烛》
【组成】焦黄柏 10 克，生地 10 克，天门冬 10 克，茯苓 10 克，煅牡蛎 20 克，炒山药 15 克。
【用法】取上药加水 700 毫升同煎，先用武火煎沸后，改用文火续煎 10~15 分钟，取药汁分 2~3 次服完。每剂煎服 2 次，每日 1 剂。
【功效】清热泻火，滋肾养阴。
【主治】早泄属虚火迫精者，症见阳事易举，临房即泄，潮热盗汗，舌红少苔。

【方二】 知柏地黄汤
【来源】《医宗金鉴》
【组成】知母 6 克，熟地 12 克，黄柏、山萸肉、山药、泽泻、茯苓、丹皮各 10 克
【用法】取上药加水 700 毫升同煎，先用武火煎沸后，改用文火续煎 10~15 分钟，取药汁分 2~3 次服完。每剂煎服 2 次，每日 1 剂。
【功效】滋阴降火。
【主治】早泄属阴虚火旺者，症见早泄，性欲亢进，面色潮红，头晕目眩，盗汗，五心烦热，口干，舌红少苔，脉细数。

【方三】 加减金锁固精汤

【来源】《医学探骊集》

【组成】豆蔻6克，五倍子6克，金樱子9克，海金沙9克，龙骨9克，牡蛎9克，焦白术12克，罂粟壳12克，竹叶3克。

【用法】取上药加水700毫升同煎，先用武火煎沸后，改用文火续煎10~15分钟，取药汁分2~3次服完。每剂煎服2次，每日1剂。

【功效】固肾涩精，健脾助胃。

【主治】早泄属肾气不固者，症见年龄偏大或病程较久者，阳物难举，甫门即泄，或乍交即泄，腰膝酸软，面色苍白，头晕乏力。

【方四】 八味肾气丸

【来源】《金匮要略》

【组成】桂枝6克，熟地12克，熟附子、山萸肉、山药、泽泻、茯苓、丹皮各10克。

【用法】取上药加水700毫升同煎，先用武火煎沸后，改用文火续煎10~15分钟，取药汁分2~3次服完。每剂煎服2次，每日1剂。

【功效】益肾固精。

【主治】早泄属肾气不固者，症见性欲减退，性交早泄，腰膝酸软，疲乏神差，小便清长，舌淡苔白，脉细弱。

【方五】 右归丸

【来源】《景岳全书》

【组成】熟地24克，山药15克，山茱萸12克，枸杞子12克，菟丝子15克，鹿角胶15克，杜仲15克，肉桂6克，当归12克，制附子6克。

【用法】每次6~9克，日服2次。

【功效】固精益肾。

【主治】早泄属肾气不固者，症见早泄，性欲淡漠，腰膝酸软，精神萎靡，头发脱落，夜尿增多，面色淡白，舌淡苔白，脉细弱。

（六）免疫性不育

免疫性不育一般是指在性生活正常、射精功能正常并排除其他不育因素（免疫因素有时与其他病因同时存在）的情况下，由血清或/和精浆中的抗精子抗体引起的不育。大约有 10% 左右的不育夫妇与免疫因素有关。临床上本病并无明显症状，但其危害却很大。不仅影响精液的质量，而且对受精及受精前后各阶段产生损害。临床诊断把握如下原则：（1）精子有凝集现象，非生精功能障碍的无精子症；（2）精子穿过正常宫颈黏液能力降低或精子穿透无透明带金黄地鼠卵试验异常；（3）原因不明的不育症和习惯性流产；（4）ELISA 检查发现血清或/和精浆中有抗精子抗体存在。本病与感染、损伤、遗传、生殖道畸形等有关。其治疗原则是，对症治疗与病因治疗相结合。

　　中医无相应病名，大致归属于"无子""求嗣"等范畴。临床分为阴虚湿热，脾肺气虚二个证型。（1）阴虚湿热型：症见多有房劳过度史，或有男性生殖道损伤、感染史，症见腰膝酸软，五心烦热，口渴喜饮，夜寐盗汗，阴囊潮湿，小便黄，大便干，舌红、苔薄腻，脉濡数。治宜滋阴降火，清热利湿。（2）脾肺气虚型：多有上呼吸道感染及肠道感染史，平时容易感冒鼻塞，咽痛咳嗽，或有纳少便溏，腹胀腹痛，恶心欲吐，头昏自汗，面色少华，舌淡、苔薄白，脉细弱。治宜健脾和胃，补益肺气。

【方一】金匮肾气丸
【来源】《金匮要略》
【组成】知母、黄柏各 9 克，生熟地各 15 克，山药、山萸肉各 12 克，丹皮、泽泻、云苓各 9 克，生甘草 6 克。
【用法】水煎服，每日 1 剂。
【功效】滋阴降火。
【主治】适用于热灼肾阴，相火偏旺，阳强难倒，不能射精者。

【方二】滋阴清热方
【来源】《辨证录》
【组成】熟地 30 克，玄参 15 克，麦冬、生地、丹皮、山药、石斛、海参各 9 克。
【用法】水煎服，每日 1 剂，日服 2 次。
【功效】滋阴清热。
【主治】专治因精室蕴热所致的男子不育症。

【方三】补肾壮阳汤
【来源】验方

【组成】炮天雄 16~19 克，熟地、菟丝子、怀牛膝、枸杞子各 20 克，炙甘草 6 克，仙灵脾 10 克。

【用法】水煎服，日 1 剂，1 日 2 次。

【功效】补肾壮阳。

【主治】专治因肾虚精绝异常之不育。

【方四】**补肾利湿方**

【来源】验方

【组成】生薏仁 30 克，生地 10 克，麦冬 15 克，女贞子 10 克，滑石 20~30 克，茯苓 10 克，虎杖 12 克。

【用法】每日 1 剂，水煎服。15 日为 1 疗程，服 1~2 疗程可效。

【功效】补肾填精，清热利湿。

【主治】专治因精子不液化所致的男子不育症。

【方五】**山药苁蓉仙子汤**

【来源】验方

【组成】仙灵脾、枸杞子、山药、肉苁蓉各 100 克。

【用法】水煎服，每 2 日 1 剂，日服 2 次，每日检查一次精液常规，2~3 月为 1 个疗程。

【功效】健脾补肾，温阳生精。

【主治】肾阳不足所致男子不育症。

（七）淋病

淋病是指由淋病双球菌感染所引起的泌尿生殖系统化脓性炎症，也包括眼、咽、直肠、盆腔和播散性淋球菌感染，好发于性活跃的中青年，但近年来有低龄化趋势。目前淋病在世界范围内流行甚广，在我国性传播疾病中也占首位。本病潜伏期较短、传染性强，可在短期内迅速蔓延，且可导致男性不育、女性不孕以及尿道狭窄等并发症。目前在临床较多见的是淋菌性尿道炎，主要以尿道口红肿发痒，流稀薄或黏稠黄色分泌物，尿频、尿急、尿痛为主要临床表现。本病一般根据典型病史及症状、体征即可明确诊断，如拟进一步确诊，可行尿道分泌物淋球菌涂片检查或淋球菌培养。本病主要通过不洁性接触传播，另外部分患者也可通过非性接触传播。因此预防本病应提倡洁身自好，忌不洁性交，一旦患病后要注意隔离，及时到正规医院进行中西医结合治疗。

中医称本病为"淋证""毒淋"临床可分为湿热蕴毒、湿热淤阻、肾气虚弱三个证型。（1）湿热蕴毒型：症见尿道肿胀、疼痛，有较多黄色脓液从尿道口溢出，可伴有发热，局部淋巴结肿大，舌红、苔黄腻，脉细数。治宜清热利湿，解毒通淋。（2）湿热淤阻型：症见尿以晨起最为明显，排尿疼痛、困难，心烦口渴，失眠多梦，经久不愈，舌暗红有瘀斑、苔薄腻，脉涩。治宜清热利湿，活血化痰。（3）肾气虚弱型：症见病程较长，迁延不愈，尿道口脓性分泌物较少，排尿疼痛、不畅，会阴部坠胀不适，头晕耳鸣，舌淡红、苔薄白，脉细弱。治宜温补肾阳，化瘀利湿。

【方一】　三草一花汤

【来源】　验方

【组成】　鱼腥草 30 克、马鞭草 30 克、紫花地丁 30 克、野菊花 20 克。

【用法】　上药加水 2000 毫升，煮沸 20 分钟后，取汁待温洗患处，每日 2 次，每次 30 分钟，每剂用 1 日。

【功效】　清热解毒。

【主治】　淋病属湿热蕴毒者，症见尿频尿急尿痛，尿道口有黄色脓液流出。

【方二】　八正散

【来源】　《太平惠民和剂局方》

【组成】　滑石、车前子、栀子各 15 克，瞿麦、萹蓄各 10 克，大黄 8 克，木通 6 克，甘草 4 克。

【用法】　水煎服，每日 2 次，每日 1 剂。

【功效】　清热除湿，解毒通淋。

【主治】　淋病属湿热蕴毒者，症见尿道肿胀、疼痛，有较多黄色脓液从尿道口溢出，可伴有发热，局部淋巴结肿大，舌红、苔黄腻。

【方三】　石萹方

【来源】　《中国中医秘方大全》

【组成】　石苇 30 克，萹蓄 30 克，萆薢 30 克，刘寄奴 30 克，鸡血藤 30 克，云苓 12 克，生地 12 克，红花 12 克。

【用法】　水煎服，每日 1 剂，日服 2 次。

【功效】清热活血，化瘀通淋。

【主治】淋病属湿热瘀阻者，症见脓尿以晨起最为明显，排尿疼痛、困难，心烦口渴，失眠多梦，经久不愈，舌暗红有瘀斑、苔薄腻，脉涩。

【方四】补肾消淋汤

【来源】验方

【组成】熟地 15 克，石菖蒲 15 克，茯苓 10 克，马鞭草 20 克。

【用法】取上药加水 600 毫升同煎，先用武火煎沸后，改用文火续煎 30 分钟，每剂煎服 2 次，每日 1 剂。

【功效】补肾益气，化瘀通淋。

【主治】淋病属肾气虚弱者，症见病程较长，迁延不愈，尿道口脓性分泌物较少，排尿疼痛、不畅，会阴部坠胀不适，头晕耳鸣，舌淡红、苔薄白，脉细弱。

（八）慢性非细菌性前列腺炎

慢性非细菌性前列腺炎是前列腺炎征群的一个分类。又称为特发性前列腺炎，没有急性前列腺感染过程。在男科临床中颇为常见，大约有一半男性在其一生中曾发生过本病。它具有慢性细菌性前列腺炎的临床表现，如反复感染、尿频、尿急、尿痛、排尿困难等刺激症状，会阴部及睾丸不适或疼痛、下背部痛、尿道口滴白等。部分病人可无明显症状。由于前列腺的特殊解剖结构，在炎症时其腺管容易梗阻，妨碍了前列腺分泌物的引流，并促使前列腺管内微结石形成。由于后尿道部炎症、腹肌紧张、精神因素造成尿道外括约肌舒张障碍时，往往再现前列腺内尿液返流，使炎症难于治愈。临床诊断除了依据病史、症状、体征外，前列腺按摩液镜检 WBC>10/HP，而且随排精后数天白细胞数也增高，EPS 培养无细菌生长。采用 B 超定位前列腺穿刺活检，可发现组织中有 IgM 和补体等。本病至今原因不明。常因前列腺充血、水肿而症状加重。因此平时应忌饮酒及刺激性食物，亦不可性生活过频以及久座、骑车等。

本病类似于中医"精浊"范畴。临床分为湿热下注、气滞血瘀、脾肾亏虚三型。（1）湿热下注型：患者年龄较轻，病程较短，或有包皮炎、尿道炎、龟头炎、睾丸炎等病史，小便黄少、混浊或有沉淀，尿频、尿急、尿痛，尿道灼热刺痛，会阴及少腹胀痛，大便干结，努挣时尿道口滴白量多，口中苦而黏，舌红苔黄腻，脉滑数。治宜清热利湿。（2）气滞血瘀型：病程较长，或会阴部损伤，尿末滴白量少，小便滴沥涩痛，或见肉眼血精，会阴部刺痛明显，痛引睾丸、阴茎、少腹或腰部，眼眶发黑，舌紫或有瘀斑、苔薄白，脉细涩。治宜活血化瘀。（3）脾肾亏虚型：病程较长，有手淫及房劳过度史，或素体脾虚，尿末滴白或尿道口时有黏丝，尿意不尽，尿后滴沥，劳累后加重，会阴部隐痛，有下坠感，小便清长或频数，神疲乏力，面色少华，纳谷不馨，形寒畏冷，心悸自汗，舌淡胖、苔薄白，脉细弱。治宜补脾益肾。

【方一】化阴煎

【来源】《景岳全书》卷五十一

【组成】生地黄 6 克，熟地黄 6 克，牛膝 6 克，猪苓 6 克，泽泻 6 克，黄柏 6 克，知母 6 克，绿豆 9 克，龙胆草 4.5 克，车前子 3 克。

【用法】水煎服，每日 1 剂，日服 2 次。

【功效】滋阴清热，利水通淋。

【主治】慢性非细菌性前列腺炎属阴虚火旺，真阴不足，虚火有余，湿热之邪蕴结下焦，膀胱气化不利者。

【方二】劳淋汤

【来源】《医学衷中参西录》

【组成】生山药 30 克，生芡实 90 克，知母 9 克，真阿胶 9 克，生白芍 9 克。

【用法】水煎服。

【功效】补肾利水，泻浊分清。

【主治】慢性非细菌性前列腺炎属阴虚火旺者。

（九）良性前列腺增生症

良性前列腺增生症是一种特殊的组织病理性疾病，其特征表现为基质及上皮细胞的增生。多见于 50 岁以上的中老年男性。临床上以下尿路症状如尿频、排尿不尽感、尿线变细、排尿费力、尿潴留、夜尿次数增多等为特征。本病有一个渐进的发展过程，到后期可导致膀胱及上尿路一系列病理改变，如膀胱逼尿肌失代偿，尿潴留，肾积水，尿毒症等；尿路感染和膀胱结石也不少见。临床诊断首先详细询问病史；常规体检可发现患者伴随症状及并发症；直肠指检可发现前列腺的质地、大小等；B超可测量前列腺大小、形态及残余尿量；PSA水平有重要的鉴别意义；尿流动力学检查可判断逼尿肌功能及尿流率是否正常等；泌尿系X线检查可发现结石及上尿路情况，可配合肾功能检查进行评价；膀胱镜及CT、MRI可根据需要选择应用，不作为常规方法。本病的形成主要与年龄老化、雄激素及雌激素的作用有关。本病的治疗主要从这些方面着手，如果出现严重症状或继发性损害则需采取相应措施。

中医称本病为"精癃"或"癃闭"。临床分为膀胱积热、痰瘀阻窍、脾肾气虚、阴虚火旺四型。（1）膀胱积热型：症见小便短赤，滴沥不尽，小腹胀满，或隐痛，甚则点滴难出，尿涩痛，口干苦，舌红、苔黄、脉数。治宜清热利湿。（2）痰瘀阻窍型：症见小便点滴而下或阻塞不通，尿细如线或时断时续，小腹部及会阴部刺痛，睾丸及腰部坠胀，舌紫暗、苔薄白腻，脉细涩。治宜化瘀散结。（3）脾肾气虚型：症见小便频数，排尿起始延长，时欲小便而量不多，排尿无力，滴沥不尽，食少便溏，疲乏无力，甚则小便不通，舌淡、苔薄白，脉沉细。治宜益气行水。（4）阴虚火旺型：症见小便频数，淋漓不畅，时发时止，尿灼热感，伴小腹胀满，口干，头晕耳鸣，大便干结，易出汗，舌红、少苔，脉细数。治宜滋阴降火。

【方一】八正散

【来源】《太平惠民和剂方》

【组成】木通9克，车前子9克，萹蓄10克，瞿麦10克，栀子9克，滑石30克，甘草6克，大黄9克。

【用法】水煎服，每日1剂。

【功效】清热利湿。

【主治】良性前列腺增生属湿热下注者，症见前列腺体积增大，小便点滴不通或频数，小便短涩，赤热浑浊，小腹胀满，大便秘结，口苦口黏。舌质红，苔黄腻，脉滑数或弦数。

【方二】知柏坤草汤

【来源】验方

【组成】黄柏20克，知母20克，牛膝20克，丹参50克，大黄10克，益母草50克。

【用法】水煎服，每日1剂。

【功效】滋阴清热，活血利水。

【主治】良性前列腺增生属阴虚火旺，下焦瘀阻者。

【方三】代抵当丸

【来源】《证治准绳》

【组成】大黄9克，芒硝6克（冲服），桃仁9克，当归尾9克，穿山甲9克，桂枝9克，生地黄24克。

【用法】水煎服，每日1剂，日服2次。

【功效】化瘀散结，通利小便。

【主治】良性前列腺增生属下焦瘀阻者，症见前列腺增大，小便点滴而下或阻塞不通，尿细如线，或时断时续，小腹胀满，精出涩痛，或精液稠厚如团块状。舌质紫暗，有瘀点或瘀斑，脉细涩。

【方四】知柏地黄丸

【来源】《医宗金鉴》

【组成】知母9克，黄柏9克，熟地黄24克，山药12克，茯苓9克，泽泻9克，山茱萸12克，牡丹皮9克。

【用法】水煎服，每日1剂，日服2次。

【功效】滋阴清热，软坚散结。

【主治】良性前列腺增生属肾阴亏损者，症见前列腺增大，腰膝酸软，耳鸣，小便频数或淋漓不断，遇劳即发，时发时止，五心烦热。舌质红，苔少，脉细数无力。

（十）阳痿

阳痿是指性交时阴茎不能有效地勃起致性交不满足，其表现形式多样，可以在任何情况下阴茎都不能勃起；性兴奋不能勃起，但在睡眠、晨间、黄色刺激时又自发勃起；性兴奋时开始能勃起，但插入阴道不能完成正常性交，或虽能插入但在射精前就已松软下来。发生阳痿的原因是多种多样的，比较复杂。临床上大致分为器质性阳痿和心理性阳痿两大类。

【方一】觉春汤

【出处】《河北中医》1995年第2期

【组成】蛇床子 3 克，藿香 30 克，露蜂房 15 克，丁香 10 克，肉桂 15 克。

【功用】益肾助阳，散寒通络。

【主治】肾阳不足，命门火衰之阳痿。

【方解】方中蛇床子、肉桂、露蜂房、丁香均有助命火，兴阳起废之功效，是内服治疗阳痿的常用药。今加大用量，通过熏洗直接作用于病所，可谓药专力雄。在熏洗中借助于温热之功，疏通局部气血，加强了药物的渗透作用，使助阳与通络之力并行。该病患者多起自于肾阴不足，日久阴损及阳而发病。欲治其本而过缓，欲治其标而过刚。本方虽以辛燥为众，然而外用熏洗绝无伤阴之弊。方中使用了藿香、丁香借其香窜之力使其效速。

【用法】上述药物制成粗末，装入纱布袋内。用瓷盆加水 3500 毫升浸泡 1 小时，先用急火煮沸，然后改用文火煎至 2500 毫升备用。患者趁热骑在盆上，用药熏蒸阴囊及小腹，待药温下降至可以将手浸入时，用手撩药液淋洗阴囊及前阴。待药温适宜时行坐浴，并用药液淋熨小腹。每日 1 次，睡前用。1 剂药冬季可用 5 天，夏季使用 2~3 天。第 1 次使用，用上述方法煎煮，续用时药液加至微沸即可，不宜久煎。夏季使用后，经再加温至微沸后保存。本疗法 15 天为 1 疗程，间隔为 3 天。轻者 1 疗程见效，重者可持续 2~3 个疗程见效。病情好转后仍需熏洗一段时间以巩固疗效。可隔日熏洗 1 次。

【方二】兴阳酊

【出处】《中国性科学》2006 年第 9 期

【组成】蛇床子、露蜂房、细辛、地龙、肉桂等 9 味中药，按 1：2 比例用 95% 乙醇浸泡 3 个月后以浸泡液备用。

【功用】温肾壮阳，活血通络，宁神定志。

【主治】勃起功能障碍。

【用法】治疗方法为于每晚以药液 10 毫升反复外搽阴茎并揉搓 10~20 分钟，并鼓励患者同时进行有效的性幻想，如有性生活则于性生活前半小时进行。

【方三】敷脐方

【出处】《中医外治杂志》1995 年第 1 期

【组成】吴茱萸、细辛、桂枝，其量比是 5：1：2。

【主治】阳痿。

【方解】肝肾乙癸同源，精血互化，病则相互及之，证无论因于肝还是因于肾，机无论是阳虚，还是寒盛，还是瘀阻，均可导致胞宫、宗筋主事失常。吴茱萸、细辛、桂枝三味，功效温中有散，散中有通，通中行瘀，瘀去则气血乃和，然后诸症悉平。

【用法】共研细末，调匀，装入瓶中密封备用，用时加食盐适量，并与药拌匀。先将医用纱布一块约 1.5 厘米²，单层放在脐孔处，取药末约 2 克左右，置细纱布上，然后用纱布覆盖，最后用胶布固定，并于每晚入睡前用手指按摩 5~10 分钟，2~3 天换 1 次，男子阳痿用 15 天即有效。一般 15 天为 1 疗程，休息 3~5 天，2~3 个疗程即可收显效，4~5 个疗程即可达到治疗目的。

【注意事项】男子阳痿无论是寒还是热，均可用此法，若属热者，当酌加黄柏以佐之。

【方四】兴阳膏

【出处】《中医外治杂志》1998 年第 5 期

【组成】石菖蒲 40 克，川芎 40 克，肉桂 40 克，巴戟天 40 克，麻黄 30 克，白芷 30 克，细辛 20 克。

【功用】活血化瘀，理气解郁补肾。

【主治】阳痿。

【用法】上药共研末，过 80 目细筛。另取冰片 25 克，研末过 80 目细筛后，与上药混匀共入 500 克白凡士林膏中，充分搅拌均匀，装瓶封闭备用。患者先取仰卧位，用 75% 酒精棉球将神阙、中极两穴位擦拭消毒后，取兴阳膏如杏核大小，分别贴敷在两穴位上，再取一块塑料薄膜，剪成直径约 6 厘米大小的圆片盖在药膏上，并按压使药膏紧贴皮肤。再在塑料薄膜上加盖一块纱布敷料，以胶布固定即可。再换取俯卧位，在双侧肾俞穴上如上法操作敷药。早晚各换药一次。

【方五】雄起壮阳栓

【出处】《中医药学刊》2001 年第 1 期

【组成】淫羊藿 12 克，丹参 12 克，黑蚂蚁 9 克，九香虫 6 克，制蜈蚣 6 克，罂粟壳 9 克。

【功用】温肾壮阳，理气活血。

【主治】糖尿病阳痿。

【方解】方中淫羊藿温肾壮阳，并且有降低血糖，降低血液黏稠度，改善微循环，保护神经组织及促性激素样作用，是治疗阳痿的首选药物，在方中为君药。丹参活血通络，能保护红细胞、增强机体耐缺氧能力，并能改善微循环和神经组织的缺氧状况，在方中与淫羊藿相辅相成，共为君药。蚂蚁滋阴壮阳，九香虫疏肝理气壮阳，蜈蚣搜风通络壮阳，三者为中医治疗阳痿的传统要药，在方中协助君药振痿起废，用为臣药。且蚂蚁具有促性激素样作用，能显著增加雄性大鼠的交配活动。罂粟壳收敛固肾，以制诸药温燥走窜之性。此药含有罂粟碱等，能直接引起阴茎的血管及阴茎海绵体平滑肌松弛，导致阴茎充血勃起，对阳痿有直接的治疗作用。

【用法】待血糖稳定在正常范围内，每晚 1 粒，睡前纳入直肠内，连用 3 个月为 1 疗程。

【注意事项】治疗期间，禁止酗酒及过度吸烟，疗程前半月内禁止同房，并避免性刺激。

【方六】外洗方

【出处】《江西中医药》2004 年第 9 期

【组成】细辛 5 克，丁香 5 克，蜈蚣 1 条。

【主治】阳痿。

【方解】细辛、丁香散风寒，温肾阳、通诸窍；蜈蚣疏肝、强筋、兴阳。

【用法】共研粗末，装入玻璃瓶内，加入 75%酒精浸泡 10 日后滤液备用。临睡时，用上酊适量洗擦阴茎及龟头部位，每次 5 分钟，隔日洗擦 1 次。

第八章　眼科常见疾病

（一）麦粒肿

麦粒肿又称睑腺炎，是由葡萄球菌感染引起的眼睑腺体急性化脓性炎症。患者以青少年多见，素体虚弱或有近视、远视及不良卫生习惯者常见罹患。由于发病部位不同可分为两种类型：（1）外麦粒肿：睫毛毛囊或其附属腺体的炎症；（2）内麦粒肿：睑板腺的炎症。本病初起，眼睑近睑缘处具有红肿热痛的典型急性炎症表现，扪之有硬结及压痛，以外麦粒肿为显著。如感染靠近外眦部还会引起反应性球结膜水肿。内麦粒肿结膜面局限性充血、肿胀。3~5 日后，形成脓点，可自行溃破排出脓液，一旦溃破疼痛立即缓解，红肿亦逐渐消退。本病的治疗，原则上对未成脓者应退赤消肿，促其消散；已成脓者，当促其溃脓或切开排脓，以利早愈，本病酿脓之后，切忌挤压，以免炎症扩散。预防本病平时应注意用眼卫生，增强体质。

中医学称本病为"针眼""偷针""土疳""土疡"等。临床可分为风热外袭、热毒上攻、脾胃伏热三个证型。（1）风热外袭型：病初起局部微有红肿痒痛，并伴有头痛、发热、全身不适等症，舌苔薄白，脉浮数。治宜疏风清热。（2）热毒上攻型：症见眼睑局部红肿，硬结较大，灼热疼痛，伴有口渴喜饮，便秘浸赤，舌红、苔黄，脉数等。治宜清热，泻火，解毒。（3）脾胃伏热型：症见为麦粒肿反复发作，但诸症不重。治宜清解脾胃伏热。

【方一】防风散结汤加减

【来源】《中医眼科学》

【组成】防风 8 克，白芷 10 克，前胡 10 克，黄芩 10 克，元参 12 克，花粉 10 克，陈皮 8 克，赤芍 10 克，浙贝母 10 克，桔梗 6 克。

【用法】水煎服，每日1剂，日服2次。

【功效】祛风清热。

【主治】麦粒肿属风热外袭者，症见病初起局部微有红肿痒痛，并伴有头痛、发热、全身不适等症，舌苔薄白，脉浮数。

【方二】清茶油膏

【来源】验方

【组成】生清油、茶叶末各适量。

【用法】用等量生清油与茶叶末调为糊膏，装入瓷罐备用，挑清油膏涂于纱布上贴于眼睑病灶处固定，热敷每日3次，每次20分钟。

【功效】清热解毒，消肿止痛，生肌。

【主治】麦粒肿属风热外袭，毒邪凝聚者，症见病初起局部微有红肿痒痛，并伴有头痛、发热、全身不适等症，舌苔薄白，脉浮数。

【方三】三黄汤

【来源】《湖北中医杂志》

【组成】黄连15克，黄芩15克，生大黄10~15克。

【用法】将上述药物水煎，日1剂，一半内服，一半乘热熏蒸敷洗患处。

【功效】清解脾胃伏热。

【主治】麦粒肿属脾胃伏热者，症见上睑内眦角处长出一粒小白点，感羞明疼痛。眼内侧结膜充血，呈红肿、热痛。

【方四】鱼腥草根方

【来源】验方

【组成】鲜鱼腥草根1~2根。

【用法】制剂用法取鲜鱼腥草根1~2根，每根长约5cm。将鸡蛋圆顶部戳一小孔，把草根1~2根塞进蛋内，用胶布封闭小孔，将蛋煮或蒸熟，即可服用。根据食量大小，每日2次，每次1~2只，以2天为1疗程，反复发作者，可以增加服用次数与疗程。

【功效】清热泻火。

【主治】早期麦粒肿属热毒上攻者，症见眼上睑生一硬肿块，触痛，未见脓头，外侧睑结膜呈暗红色充血，球结膜不充血。

（二）急性传染性结膜炎

急性传染性结膜炎是由细菌或病毒感染所致的传染性眼病，具有流行性。其主要特征为显著的结膜充血和有分泌物。临床常见有 3 种类型。(1) 急性卡他性结膜炎，是细菌感染所致的一种传染性眼病，显著结膜充血及有黏液性或脓性分泌物为其特征，多见于春秋二季。(2) 流行性出血性结膜炎，是肠病毒 70 型感染所致的一种急性滤泡性结膜炎，传染性很强，极易传播，症状比急性卡他性结膜炎严重，水样分泌物、球结膜点片状出血和睑结膜有滤泡增生为其特征，多发生于夏秋季节。(3) 流行性角结膜炎，是由腺病毒感染所致的一种传染性强的眼病，其特点为分泌物少，且为水样，下睑结膜滤泡很多，结膜炎消退后开始发生浅层点状角膜炎。本病传染性强，在幼儿园或其他集体生活环境中容易暴发流行，流行季节预防工作甚为重要。在家庭和集体生活中应注意消毒、隔离工作，防止流行，病人的洗脸用具、手帕等物须隔离，并煮沸消毒，为病人治疗操作后，应注意防止交叉感染。

本病属中医学"天行赤眼""天行赤眼暴翳""暴风客热"等范畴。临床可分为疠气外侵、肺胃积热、疫热伤络、肝胆火旺四个证型。(1) 疠气外侵型：症见结膜充血，黏液性或水性分泌物，涩痒交作，全身症状不明显。治宜疏风，散邪，解毒。(2) 肺胃积热型：症见患眼灼热疼痛，眼睑红肿，结膜显著充血，大量黏液性或脓性分泌物，兼有头痛烦躁，或便秘尿赤，苔黄脉数。治宜清热，解毒，散邪。(3) 疫热伤络型：眼部症状基本同前，尚见结膜点片状出血，且分泌物多为水样。治宜清热，凉血，散邪。(4) 肝胆火旺型：眼部症状同前且渐轻，无出血，但见角膜线点状浸润，兼见口苦咽干，便秘，苔黄，脉弦数。治宜清肝泻火，退翳散邪。

【方一】 银菊夏青汤

【来源】 验方

【组成】 金银花 30 克，连翘 15 克，桑叶 10 克，白菊花 15 克，薄荷 10 克，大青叶 30 克，蝉蜕 10 克，夏枯草 15 克，赤芍 10 克，甘草 6 克。

【用法】 取上药加水 500 毫升，煎沸，取药汁分 2 次服，每日 1 剂。

【功效】 疏风，清热，解毒。

【主治】 急性传染性结膜炎属疠气外侵者，症见眼部剧烈刺激，异物感，结膜充血，黏性分泌物，涩痒交作。

【方二】 柴胡蒺藜汤
【来源】《实用单方验方大全》
【组成】柴胡 15 克，白蒺藜 10 克，麻黄 10 克，赤芍 10 克，吴茱萸 5 克。
【用法】取上药加水 500 毫升煎沸后，取药汁分 2 次服，每日 1 剂。
【功效】疏风祛寒，散邪解毒。
【主治】急性传染性结膜炎属疠气外侵者，症见患眼结膜充血色淡红，水样分泌物，涩痒不适。

【方三】 泻肺清胃汤
【来源】验方
【组成】石膏 30 克，赤芍 10 克，黄芩 10 克，桑白皮 10 克，防风 6 克。
【用法】取上药加水 600 毫升，煎沸，取药汁分 2 次服，每日 1 剂。
【功效】清胃泻肺，解毒散邪。
【主治】急性传染性结膜炎肺胃积热者，症见患眼灼热刺痛，结膜充血显著，黏性或脓性分泌物增多。

【方四】 连菊公英方
【来源】《实用单方验方大全》
【组成】黄连 9 克，菊花 30 克，蒲公英 30 克。
【用法】取上药加水 600 毫升煎沸，取药汁分 2 次服，每日 1 剂。
【功效】清热解毒，散邪。
【主治】急性传染性结膜炎属肺胃积热者，症见患眼热痛，结膜充血明显，分泌物较多。

【方五】 四顺清凉饮
【来源】验方
【组成】当归 12 克，赤芍 12 克，酒大黄 8 克，生甘草 6 克。
【用法】将上药加冷水 500 毫升，煎沸，取药汁分 3 等份，早、晚各服 1 份，另 1 份用纱布浸洗眼睛，每日 3 次。
【功效】清热凉血，解毒明目。
【主治】急性传染性结膜炎属疫热伤络者，症见患眼灼痛，结膜充血见点片状出血，流泪。

（三）葡萄膜炎

葡萄膜由虹膜、睫状体和脉络膜所组成，这三部分组织在解剖上紧密连接，在病变时相互影响。葡萄膜炎为常见眼病之一，其发病原因复杂，根据炎症部位临床上可分为三类。（1）虹膜睫状体炎（前葡萄膜炎）：眼痛畏光，视力减退，角膜后沉着物（KP），房水混浊，虹膜水肿，瞳孔缩小，虹膜后粘连等。（2）脉络膜炎（后葡萄膜炎）：视力减退，眼前黑影飘动，玻璃体混浊，视网膜黄白色圆形渗出灶。（3）全葡萄膜炎：同时具有前后葡萄膜炎的症候表现。

本病属祖国医学"瞳神缩小""瞳神干缺""视瞻昏渺""云雾移睛"范畴。临床可分为肝经风热、肝胆火炽、风湿挟热、阴虚火旺四个证型。（1）肝经风热型：症见起病较急，眼球坠痛，畏光流泪，睫状充血，角膜后沉着物，房水混浊，瞳孔缩小，虹膜肿胀，或自觉眼前黑影飘动，视物模糊，眼部见玻璃体混浊呈尘状，眼底散在灰白色渗出灶。全身症状可见头痛发热，口干，舌红、苔薄白，脉浮数。治宜祛风清热。（2）肝胆火炽型：症见眼痛加剧，视力下降明显，睫状充血或混合充血，角膜后沉淀物增多，房水重度混浊，瞳孔明显缩小；或见玻璃体重度混浊，呈絮状或纱幕状，甚者无法窥见眼底。全身可见烦躁口苦，舌质红、苔黄，脉弦数。治宜清泻肝胆。（3）风湿挟热型：症见发病或急或缓，眼球及眼眶闷痛，视物昏朦或见眼前黑影飘动，瞳孔缩小或偏缺不圆，房水混浊，虹膜纹理不清；或见玻璃体混浊，眼底灰黄色不规则渗出灶。全身可见头重胸闷，股节疼痛，舌苔黄腻，脉濡数。治宜祛风除湿清热。（4）阴虚火旺型：症见病势较缓或病至后期，眼干涩不适，视物不清，眼球疼痛及睫状充血时轻时重，反复发作，瞳孔多见干缺不圆，或眼部见玻璃体混浊，眼底渗出灶色素沉着，全身可见头晕烦躁，咽干，舌红少津、苔少，脉细数。治宜滋阴降火。

【方一】新制柴连汤
【来源】验方
【组成】柴胡、蔓荆子、荆芥、防风各12克，黄连、黄芩、栀子各6克，龙胆草10克，赤芍9克，木通4克，甘草6克。

【用法】取上药加水 500 毫升，煎沸，取药汁分 2 次服，每日 1 剂。

【功效】祛风，清热，利湿。

【主治】葡萄膜炎属风湿挟热者，症见瞳神紧小，抱轮红赤，目珠坠痛，黑睛后壁有少量灰白色点状沉着物，神水不清，畏光流泪，视力减退，舌红苔薄白或微黄，脉浮数或弦数。

【方二】柴芩汤

【来源】验方

【组成】柴胡 10 克，黄芩 10 克，赤芍 10 克，荆芥 10 克，生甘草 10 克。

【用法】取上药加水 500 毫升，煎沸，取药汁分 2 次服，每日 1 剂。

【功效】祛风散邪，清肝泻热。

【主治】葡萄膜炎属肝经风热者，症见起病较急，眼症具悉，伴头痛，发热，口干，舌红，脉浮数。

【方三】复明冲剂

【来源】验方

【组成】龙胆草 10 克，金银花 10 克，黄柏 10 克，丹皮 10 克，玄参 10 克。

【用法】取上药加水 500 毫升，煎沸，取药汁分 2 次服，每日 1 剂。

【功效】清热泻火，祛风散邪。

【主治】葡萄膜炎属肝经风热者，症见起病较急，眼症俱悉，伴头痛发热，口干，舌红，苔薄白，脉浮数。

【方四】当归龙荟丸

【来源】《丹溪心法》

【组成】当归 10 克，龙胆草 10 克，黄连 10 克，黄柏 10 克，黄芩 10 克，山栀 10 克，生大黄、芦荟各 6 克，木香 6 克，夏枯草 20 克。

【用法】取上药加水 500 毫升，煎沸，取药汁分 2 次服，每日 1 剂。

【功效】清肝泻火，明目。

【主治】葡萄膜炎属肝胆火炽者，症见眼睛赤痛，眼前有黑影浮动，视力下降，晨光流泪，口苦，大便干结，小便黄少，舌质红，苔薄黄，脉弦大。

（四）青光眼

具有病理性高眼压或视乳头血液灌注不良合并视功能障碍者，称为青光眼。青光眼发病率约占全民的1%，40岁以上的发病率约为2.5%。本病主要体征为高眼压，视乳头萎缩及凹陷、视野缺损及视力下降。青光眼一般分为三类：原发性青光眼、继发性青光眼和先天性青光眼。原发性青光眼最常见，是一种常见致盲眼病，临床又分为三种类型：（1）急性闭角青光眼，初起时有轻度眼胀、头痛视物朦胧等前驱症状，发作期眼剧烈胀痛、恶心、呕吐、头痛、视力高度减退，眼压高达6.7~10.7千帕，由于眼压过高或反复发作，最终可导致失明。（2）慢性开角青光眼，起病缓慢，大多数患者无任何症状，仅少数病例在眼压升高时感到头昏，头痛，眼胀或视蒙等，眼压不稳定，24小时内眼压波动超过1.074帕，视野缺损，视乳头凹陷增大。（3）慢性闭角青光眼，发作性视朦、虹视、眼压升高，反复发作后视乳头凹陷扩大，视野缺损。本病的治疗措施有药物降压及手术治疗二种，闭角型青光眼以手术治疗为主，开角型青光眼以药物治疗为主，其中急性闭角青光眼是极易致盲的眼病，发作时必须紧急处理，其原则是先用缩瞳剂等药物迅速开放房角，降低眼压，眼压下降后及时选择适当手术以防止再发。

本病属中医学"绿风内障""青风内障"范畴。临床常见有风火攻目、痰火上扰、气郁化火、阴虚风动、肝肾两亏五个证型。（1）风火攻目型：症见发病急剧，剧烈眼痛及同侧头痛，视力骤降，混合充血，角膜雾状混浊，瞳孔散大，眼压明显升高，全身伴恶心呕吐，发热寒战，舌质红、苔黄，脉弦数。治宜清热泻火，凉肝熄风。（2）痰火上扰型：起病急骤，头眼剧痛诸症与风火攻目者同，常伴身热面赤，眩晕，恶心呕吐，舌质红，苔黄腻，脉滑数。治宜降火逐痰，平肝熄风。（3）气郁化火型：眼部主症具备，全身尚有情志不舒，胸闷暖气，呕吐泛恶，口苦，舌红苔黄，脉弦数。治宜疏肝清热，降逆和胃。（4）阴虚风动型：症见劳倦后眼症加重，头眩眼胀，视物昏朦，虹视，五心烦热，舌红少苔，脉细数。治宜滋阴降火，柔肝熄风。（5）肝肾两亏型：症见病久视力渐降，视野明显缩小，眼压持续升高，视乳头凹陷加深扩大，色苍白，全身症见头晕耳鸣，腰膝酸软，精神倦怠，舌淡、苔薄，脉细无力。治宜补益肝肾，降压明目。

【方一】 绿风羚羊汤

【来源】 验方

【组成】 羚羊角 0.3 克，玄参 10 克，黄芩 10 克，车前子 10 克，制大黄 10 克。

【用法】 羚羊角 10 克研末备用，余四药加水 500 毫升同煎煮沸后，取药汁将羚羊角粉 0.15 克送服。每日 1 剂。

【功效】 清热熄风，凉肝熄风。

【主治】 急性闭角青光眼发作期属风火攻目者，症见发病急剧，剧烈眼痛及同侧头痛，混合充血，角膜雾状混浊，眼压明显升高。

【方二】 龙胆泻肝汤

【来源】 《医方集解》

【组成】 龙胆草 20 克，炒栀子 12 克，黄芩 9 克，木通 4 克，车前子 15 克，柴胡 20 克，泽泻 12 克，丹皮 12 克，生甘草 6 克。

【用法】 取上药加水 500 毫升，煎沸，取药汁分 2 次服，每日 1 剂。

【功效】 泻肝胆实火，清热解毒。

【主治】 急性闭角青光眼发作期属肝胆火炽者，症见发病急剧，剧烈眼痛及同侧头痛，混合充血，角膜雾状混浊，眼压明显升高。

【方三】 茯苓合剂

【来源】 验方

【组成】 茯苓 15 克，当归 9 克，半夏 12 克。

【用法】 取上药加水 300 毫升，武火煎煮浓缩成 10 毫升口服，每日 1 剂。

【功效】 利水活血，降压和胃。

【主治】 各种类型青光眼，眼部主症具备，全身症状不明显者。

【方四】 五苓散

【来源】 《伤寒论》

【组成】 茯苓 9 克，猪苓 9 克，白术 6 克，泽泻 12 克，桂枝 6 克。

【用法】 取上药加水 500 毫升，煎沸，取药汁分 2 次服，每日 1 剂。

【功效】 温肾通阳，化气利水。

【主治】 慢性青光眼属肝肾亏虚者，症见眼压升高，视乳头凹陷扩大，色苍白，视野缺损。

（五）老年性白内障

老年性白内障多见于 50 岁以后，其发病率随着年龄的增长而增加。随着人类平均年龄的增长，老年性白内障的发病率有逐渐增加的趋势，成为常见的致盲原因之一。本病以晶状体混浊为主征，最初的发病部位多在皮质或核性，因而有皮质性白内障与核性白内障之分。皮质性白内障是老年性白内障最常见的类型，根据病程的进展，一般可分为四期，即初发期、膨胀期、成熟期和过熟期；核性白内障是老年性白内障的另一种形态，较皮质白内障少见，白内障的混浊由晶体的胚胎核开始，渐向成年核发展。老年性白内障的治疗早期可用药物控制，应内外结合，至成熟或接近成熟时则需手术治疗。

本病属中医学"圆翳内障"范畴，临床可分为肝肾亏虚、脾胃气虚、阴虚阳亢三个证型。（1）肝肾亏虚型：症见不同程度的晶体混浊、视力减退，或见单眼复视、近视等，全身伴有头晕耳鸣，腰酸背痛，舌淡，脉细弱，治宜补益肝肾。（2）脾胃气虚型：眼症同前，全身可见面色无华，精神萎靡，饮食乏味，舌质淡边有齿痕，脉缓弱。治宜健脾益气。（3）阴虚阳亢型：眼症同前，全身可见头痛晕眩，口干，舌赤、苔少，脉细弦。治宜滋阴平肝。

【方一】 明目汤

【来源】 验方

【组成】 熟地 9 克，元参 9 克，杞果 15 克，旱莲草 10 克，桑椹子 15 克，党参 15 克，当归 15 克，白芍 20 克，车前子 15 克。

【用法】 取上药加水 500 毫升，煎沸，取药汁分 2 次服，每日 1 剂。

【功效】 补肝肾益精血，明目退翳。

【主治】 老年性白内障属肝肾亏虚者，症见视力减退，晶体混浊，头晕耳鸣，腰膝酸软，舌淡、苔薄，脉细无力。

【方二】 祛障明目汤

【来源】 验方

【组成】 茺蔚子 20 克，白芍 15 克，当归 6 克，女贞子 6 克，菊花 10 克，枸杞 45 克，决明子 10 克，防风 12 克，香附 15 克，首乌 30 克，红花

6克。

【用法】取上药加水500毫升，煎沸，取药汁分2次服，每日1剂。

【功效】补益肝肾，祛瘀明目。

【主治】老年性白内障属肝肾亏虚者，症见视力减退，晶体混浊，头晕耳鸣，腰膝酸软，舌红，苔薄黄，脉细数。

【方三】 启明汤

【来源】验方

【组成】熟地黄12克，山茱萸9克，山药12克，泽泻6克，茯苓6克，丹皮6克，枸杞子12克，菊花12克，黄芪18克，石决明9克，蝉蜕12克，木贼10克。

【用法】取上药加水500毫升，煎沸，取药汁分2次服，每日1剂。

【功效】补益肝肾明目。

【主治】老年性白内障属肝肾亏虚者，症见晶珠混浊，视物昏蒙，头晕耳鸣，失眠多梦，腰膝酸软，舌红，苔薄，脉细。

【方四】 蠲翳饮

【来源】验方

【组成】石决明30克，草决明20克，枸杞子20克，白芍15克，女贞子20克。

【用法】取上药加水500毫升，煎沸，取药汁分2次服，每日1剂。

【功效】养阴平肝，蠲翳明目。

【主治】老年性白内障属阴虚阳亢者，症见眼症同前，头痛、头晕、口干、舌赤、苔少，脉细弦。

【方五】 茵芩消障汤

【来源】验方

【组成】茵陈10克，黄芩6克，石斛、枸杞子各12克，车前子6克，荷叶9克，柴胡12克，杏仁9克，当归12克，陈皮9克，甘草6克。

【用法】取上药加水500毫升，煎沸，取药汁分2次服，每日1剂。

【功效】清热泻火、祛湿养阴。

【主治】老年性白内障属肝肾亏损、阴虚挟湿热者，症见眼症同前，视物不清，情绪烦躁，口臭，口干不欲饮，舌质红，苔黄厚欠润，脉沉弦。

第九章 耳鼻喉科常见疾病

（一）非化脓性中耳炎

非化脓性中耳炎是因咽鼓管功能障碍而引起的中耳积液，又称分泌性中耳炎、渗出性中耳炎、卡他性中耳炎、中耳积液等，临床以耳内胀闷，听力下降为特征。临床表现可见：（1）听力下降。呈传导性耳聋，常发生于感冒之后，改变头位可影响听力。若鼓室内液体稀薄，平卧时听力有所改善，站立时听力反差。（2）耳鸣。耳内有气泡声或吹哨声，在擤鼻和吞咽时更为明显。（3）鼓膜内陷。鼓膜色泽浑浊，内陷，槌骨柄突出，或可见鼓膜后方有气泡或液平。本病常见于感冒之后，与咽鼓管功能障碍密切相关。积液黏稠而成胶冻者，又称为胶耳。非化脓性中耳炎可分为急性和慢性两种。治疗以清除中耳积液，改善中耳通气引流及病因治疗为原则。

中医称本病为"耳胀""耳闭"，临床可分为风邪犯耳、痰浊积聚、气滞血瘀、脾气虚弱、肝肾阴虚五个证型。（1）风邪犯耳型：症见耳中胀闷，耳鸣，听力下降，鼻塞流涕，或有咳嗽咯痰、头痛等症，舌薄白，脉浮。治宜疏风清热，散邪通窍。（2）痰浊积聚型：症见耳胀不适，听力不聪，头晕头重，或有咳嗽咯痰、胸脘痞闷。检查见鼓室积液，量多难消，舌苔白腻，脉濡或滑。治宜宣肺化痰，通利耳窍。（3）气滞血瘀型：症见耳胀、耳中闭气，或有刺痛感，耳鸣不聪。检查见鼓膜浑浊、内陷，或增厚、粘连，或有鼓室积液，舌质紫暗或有瘀点，脉涩。治宜行气活血，通窍开闭。（4）脾气虚弱型：症见耳闭时轻时重，面色无华，食少腹胀，或有便溏。检查见鼓膜内陷，或有鼓室积液，舌淡、苔白，脉弱。治宜健脾益气，升清通窍。（5）肝肾阴虚型：症见耳闭，听力下降，头晕眼花，腰膝酸软，手足心热，舌红、苔少，脉细数。治宜补肝益肾，行气通窍。

【方一】 三拗汤

【来源】《太平惠民和剂局方》

【组成】麻黄 3 克，杏仁 10 克，甘草 3 克。

【用法】取上药加水 500 毫升，煎沸，取药汁分 2 次服，每日 1 剂。

【功效】宣肺化痰，开闭通窍。

【主治】非化脓性中耳炎，属风邪犯耳型，耳中胀闷，耳鸣，听力下降，鼻塞流涕，或有咳嗽咯痰、头痛等症。

【方二】 二陈汤

【来源】《太平惠民和剂局方》

【组成】陈皮 6 克，半夏 6 克，茯苓 10 克，甘草 3 克。

【用法】取上药加水 500 毫升，煎沸，取药汁分 2 次服，每日 1 剂。

【功效】燥湿化痰，开闭通窍。

【主治】非化脓性中耳炎，属痰浊积聚型，耳胀不适，听力不聪，头晕头重，或有咳嗽咯痰、胸脘痞闷。

【方三】 三子养亲汤

【来源】《韩氏医通》

【组成】苏子 10 克，白芥子 10 克，莱菔子 10 克。

【用法】取上药加水 500 毫升，煎沸，取药汁分 2 次服，每日 1 剂。

【功效】顺气降逆，化痰通窍。

【主治】非化脓性中耳炎，属痰浊积聚型，耳胀不适，听力不聪，头晕头重，咳嗽咯痰量多、胸脘痞闷。

【方四】 通气散

【来源】《医林改错》

【组成】香附 30 克，川芎 15 克，柴胡 30 克。

【用法】取上药加水 500 毫升，煎沸，取药汁分 2 服，每日 1 剂。

【功效】行气活血，通窍开闭。

【主治】非化脓性中耳炎，属气滞血瘀型，耳胀、耳中闭气，或有刺痛感，耳鸣不聪。

【方五】 四君子汤

【来源】《太平惠民和剂局方》

【组成】党参 10 克，白术 10 克，茯苓 10 克，甘草 3 克。

【用法】取上药加水 500 毫升，煎沸，取药汁分 2 次服，每日 1 剂。

【功效】益气升清，通窍开闭。

【主治】非化脓性中耳炎，属脾气虚弱型，耳闭时轻时重，面色无华，食少腹胀，或有便溏。

（二）急性化脓性中耳炎

急性化脓性中耳炎是中耳黏膜的急性化脓性炎症，病变的主要部位在鼓室。临床以耳内流脓，听力下降为特征。临床表现可见：（1）耳痛。耳深部痛，逐渐加重，呈搏动性或刺痛。但在耳内流脓后，疼痛减轻。（2）早期鼓膜充血。鼓膜穿孔后可见有脓液从鼓膜后流出。本病的发生主要有两条感染途径：咽鼓管途径多见于上呼吸道感染之后；外耳道鼓膜途径则多见于鼓膜外伤之后。主要致病菌为肺炎球菌、流感嗜血杆菌、溶血性链球菌、葡萄球菌。好发于儿童。治疗应尽早使用抗生素，局部引流。

中医称本病为"脓耳"，临床可分为邪热外侵、肝胆火热两个证型。（1）邪热外侵型：症见急性发作，耳深部痛，头痛，听力下降。发热，面红目赤，小便黄赤。检查见鼓膜充血，舌红、苔黄，脉浮数。治宜疏散风热，解毒消肿。（2）肝胆火热型：症见耳内流脓，色黄质稠，或有夹血，口苦咽干，小便黄赤，大便干结。检查见鼓膜穿孔，流脓较多，舌红、苔黄，脉弦数。治宜清泄肝胆，化湿排脓。

【方一】清肺汤

【来源】经验方

【组成】桑白皮 10 克，黄芩 5 克，鱼腥草 10 克，白芷 6 克，柴胡 5 克。

【用法】取上药加水 500 毫升，煎沸，取药汁分 2 次服，每日 1 剂。

【功效】疏风清热，排脓止痛。

【主治】急性化脓性中耳炎，属邪热外侵型，突然发作，耳深部痛，头痛，听力下降，恶寒发热，鼻塞，咳嗽。

【方二】泻肝排脓汤

【来源】经验方

【组成】龙胆草 6 克，夏枯草 10 克，木通 3 克，黄柏 6 克，泽泻 10 克。

【用法】取上药加水 500 毫升，煎沸，取药汁分 2 次服，每日 1 剂。

【功效】泻肝解毒，排脓通窍。

【主治】急性化脓性中耳炎，属肝胆火热型，耳内流脓，色黄质稠，或有夹血，口苦咽干，小便黄赤，大便干结。

【方三】 苦冰滴耳液

【来源】经验方

【组成】苦参 15 克，冰片 6 克，香油（食油亦可）30 克。

【用法】将香油用锅勺盛之置火上，烧沸，即将苦参放入待其焦黄即捞出，再将冰片放入搅匀，待凉备用。每日滴耳 3 次，每次 2~3 滴。

【功效】清热利湿通窍。

【主治】风火湿热或污水灌耳而诱发。

【方四】 田螺汤

【来源】《奇法妙术》

【组成】田螺数十个。

【用法】上药洗净后煎汤，待汤凉后备用。取药液冲洗耳内，每日 3~4 次，每次冲洗后，隔 5 小时即用棉棒捻耳内，擦净，然后再冲洗，数次即愈、屡试屡验。

【主治】急性化脓性中耳炎。

（三）慢性化脓性中耳炎

慢性化脓性中耳炎是中耳黏膜、骨膜或涉及骨质的慢性化脓性炎症，为最常见耳部疾病。多发于青少年。临床上以耳内长期或间隙流脓、鼓膜穿孔、听力下降为主要表现，常与慢性乳突炎合并存在，甚至可引起严重的颅内、颅外并发症而危及生命。本病多因急性化脓性中耳炎误治或失治所致。常见的致病菌为变形杆菌、金黄色葡萄球菌、绿脓杆菌，其中以革兰氏阴性杆菌较多，亦可混合感染。临床把本病分为单纯型、骨疡型及胆脂瘤型三型。治疗以消除病因，控制感染，清除病灶及通畅引流为主。

中医称本病为"脓耳"，临床可分为脾虚湿困、肾阴亏虚两个证型。(1) 脾虚湿困型：症见耳内流脓，量较多，日久不愈。倦怠乏力，食少便溏，舌质淡红、苔白腻，脉细无力。治宜健脾利湿，补托排脓。(2) 肾阴亏虚型：症见耳内流脓，时多时少，混有豆腐渣样物，带秽臭味。听力检查传导性耳聋或混合性耳聋。头晕头痛，腰酸乏力。X 线乳突摄片见骨破坏，舌质红、苔薄，脉细数。治宜补肾培元，祛湿化浊。

【方一】 **薏苡附子败酱汤**

【来源】 经验方

【组成】 薏苡仁 30 克，附子 6 克，败酱草 15 克。

【用法】 取上药加水 500 毫升，煎沸，取药汁分 2 次服，每日 1 剂。

【功效】 健脾，化湿，排脓。

【主治】 慢性化脓性中耳炎，属脾虚湿困型，耳内流脓，量较多，日久不愈。倦怠乏力，食少便溏，舌质淡红、苔白腻。

【方二】 **黄芪建中汤**

【来源】 《金匮要略》

【组成】 黄芪 20 克，桂枝 9 克，芍药 20 克，甘草 6 克，大枣 5 枚。

【用法】 取上药加水 500 毫升，煎沸，取药汁分 2 次服，每日 1 剂。

【功效】 温中，补气，排脓。

【主治】 慢性化脓性中耳炎，属气虚者，耳内流脓，日久不愈。平素易于感冒，倦怠乏力，食少，便溏，舌质红、苔白腻，脉细无力。

（四）慢性鼻炎

慢性鼻炎为鼻腔黏膜和黏膜下层的非特异性炎症持续数月以上，或炎症反复发作，间歇期内黏膜亦不能恢复正常者。临床以持续性或间歇性、交替性鼻塞，鼻涕增多为特征。本病多因急性鼻炎治疗不彻底发展、演变而致。临床上分为慢性单纯性鼻炎和慢性肥厚性鼻炎。临床表现：（1）慢性单纯性鼻炎。鼻塞呈间歇性或交替性，一般在白天、活动后鼻塞减轻或消失，夜间、静坐过久、疲劳或遇寒冷时鼻塞加重。侧卧时，上侧鼻腔通气良好，下侧鼻腔阻塞。鼻涕多为清液性。检查见鼻黏膜充血肿胀，以下鼻甲为主，表面光滑，触之有弹性，以探针压之可使黏膜凹陷，移去探针后凹陷处可很快平复。对血管收缩剂反应敏感。（2）肥厚性鼻炎。鼻塞为持续性，鼻音较重，嗅觉减退明显，鼻涕量少而黏，不易擤出。检查可见鼻腔黏膜呈暗红色或苍白色，鼻甲增生肥大，表面高低不平，呈结节样或桑椹样，触之弹性差，以探针压之不易凹陷，移去探针后凹陷不易很快平复。对血管收缩剂反应不敏感。本病的治疗原则为根除病因，恢复鼻腔通气功能，清除分泌物。

中医称本病为"鼻窒"，临床可分肺虚邪滞、气滞血瘀为两个证型。(1) 肺虚邪滞型：症见鼻塞多为间歇性，时轻时重，鼻涕白黏、量多，遇寒加重。或伴气短乏力。大便溏薄等症。鼻黏膜肿胀，色淡红，舌苔薄白，脉细弱。治宜补益肺气，祛风通窍。(2) 气滞血瘀型：症见鼻塞多为持续性，鼻涕黏稠，不易擤出，嗅觉迟钝。伴头昏、耳鸣、记忆力减退等症。鼻黏膜充血，呈暗红或深红色。鼻甲肿大，表面不光滑，如桑椹样，触之较硬，缺乏弹性，对一般滴鼻剂收缩反应较差，舌质紫暗或有瘀点，脉涩。治宜调和气血，行滞化瘀。

【方一】 加味玉屏风汤

【来源】 经验方

【组成】 黄芪 15 克，白术 10 克，辛夷 10 克，细辛 3 克，甘草 5 克。

【用法】 取上药加水 800 毫升同煎，先用武火煎沸后，改用文火煎 30 分钟，药汁一次服完，每日 1 剂。

【功效】 益气，固表，通窍。

【主治】 慢性鼻炎，属肺虚邪滞型，鼻塞多为间歇性，时轻时重，鼻涕白黏、量多，遇寒加重。

【方二】 活血通窍汤

【来源】 经验方

【组成】 当归 10 克，赤芍 10 克，川芎 10 克，白芷 6 克，细辛 3 克。

【用法】 取上药加水 800 毫升同煎，先用武火煎沸后，改用文火煎 30 分钟，药汁一次服完，每日 1 剂。

【功效】 理气，活血，通窍。

【主治】 慢性鼻炎，属气滞血瘀型，鼻塞多为持续性，鼻涕黏稠，不易擤出，嗅觉迟钝。

（五）鼻窦炎

鼻窦炎是一种常见疾病，临床表现以鼻塞、多脓涕、头痛为特征。包括急性、慢性两种。急性化脓性鼻窦炎是鼻腔黏膜的急性化脓性炎症，其反复发作未彻底治疗可转化为慢性。本病形成除全身抗病能力下降外，主要与细菌感染有关。致病菌以化脓性球菌为主，其次为杆菌，另外还有真菌和厌氧菌。急性化脓性鼻窦炎的治疗以抗感染为主，慢性化脓性鼻窦炎除抗菌治疗外，还可配合手术治疗。

中医称本病为"鼻渊"，可分为实证鼻渊和虚证鼻渊。临床有肺经风热、胆经郁热、脾胃湿热、肺脾气虚四个证型。（1）肺经风热型：多见于发病初期，或慢性鼻渊因外感而急性发作。鼻塞，涕多色白或微黄，头痛，咳嗽，咯痰。鼻黏膜充血，鼻甲肿大，舌苔薄白，脉浮数。治宜疏风清热，芳香通窍。（2）胆经郁热型：多见于急性鼻渊，或慢性鼻渊急性发作。鼻塞，头痛较甚，涕多色黄或浊。身热，口渴，大便干燥。鼻黏膜充血明显，肿胀，鼻腔内可见较多脓性分泌物，舌红、苔黄腻，脉弦数。治宜清泻胆热，利湿通窍。（3）脾胃湿热型：多见于急性鼻渊后期。鼻塞流涕缠绵不愈。伴头昏，食欲不振，大便溏薄。鼻黏膜充血肿胀，鼻腔内可见较多黄浊分泌物，舌苔黄腻，脉濡数。治宜清脾泻热，利湿祛浊。（4）肺脾气虚型：多见于慢性鼻渊。鼻塞，头昏，记忆力减退，鼻涕混浊，时多时少。少气乏力，大便溏薄。鼻黏膜不充血，但肿胀，并有黏性或脓性分泌物，舌淡、苔白，脉细弱。治宜温补肺气，疏散风寒。

【方一】苍芩汤
【来源】朱日升。苍芩汤治疗鼻渊28例报告。江西中医药，1985，（5）：26
【组成】苍耳子12克，黄芩18克，辛夷花10克，防风15克，甘草6克。
【用法】取上药加水800毫升同煎，先用武火煎沸后，改用文火煎30分钟，药汁一次服完，每日1剂。5天为一疗程。
【功效】清热解毒，疏风通窍。
【主治】急、慢性鼻窦炎。

【方二】白芷黄芩汤
【来源】李广振。白芷黄芩汤治疗额窦炎。实用中西医结合杂志，1990，（5）：2840
【组成】白芷30克，黄芩30克。

【用法】取上药加水 800 毫升同煎，先用武火煎沸后，改用文火煎 30 分钟，药汁一次服完，每日 1 剂。

【功效】清热通窍。

【主治】鼻窦炎，属肝经郁热型，鼻塞，头痛较甚，涕多色黄或浊。身热口渴，大便干燥。鼻黏膜充血明显，肿胀，鼻腔内可见较多脓性分泌物，舌红、苔黄腻，脉弦数。

【方三】鼻渊汤

【来源】经验方

【组成】辛夷 6 克，柴胡 3 克，当归 10 克，枸杞子 10 克，贝母 10 克。

【用法】取上药加水 800 毫升同煎，先用武火煎沸后，改用文火煎 30 分钟，药汁一次服完，每日 1 剂。

【功效】清肝，活血，通窍。

【主治】急慢性鼻窦炎，属肝胆火热型，多见于急性鼻渊，或慢性鼻渊急性发作。鼻塞不通，头痛较甚，涕多色黄或浊。身热，口干口苦，大便干燥。鼻黏膜充血明显，肿胀，鼻腔内可见较多脓性分泌物，舌红、苔黄腻，脉弦数。

【方四】苇茎汤

【来源】王韶军。苇茎汤治疗慢性化脓性鼻窦炎 54 例。辽宁中医杂志，1990，(7)：36

【组成】苇茎 30 克，薏苡仁 15 克，桃仁 50 枚，冬瓜仁 15 克。

【用法】上药加水 1000 毫升，先煮苇茎，取汁 500 毫升，去渣，加入其他药，煮取 300 毫升，分 2 次服，每日 1 剂。

【功效】清肺化痰，逐瘀排脓。

【主治】慢性化脓性鼻窦炎，脓涕量多，咳吐腥臭黄痰者。

(六) 过敏性鼻炎

过敏性鼻炎为机体对某些变应原敏感性增高而呈现以鼻腔黏膜为主的变应性疾病。以阵发性鼻痒及喷嚏、大量清水样涕、鼻塞为特征。临床表现可见阵发性鼻痒，打喷嚏，少则几个，多则几十个，继之流大量清水样鼻涕，不能控制，伴以鼻塞和嗅觉减退。检查可见鼻黏膜水肿，呈苍白色或浅兰色，以下鼻甲为主。本病可发生于任何年龄，临床可分为常年性过敏性鼻炎和季节性过敏性鼻炎。本病的形成与个体差异有关，目前多认为过敏性鼻炎的发病机理属 I 型变态反应。治疗主要为脱敏及抗过敏。

中医称本病为"鼻鼽"，临床可分为肺气虚寒、脾气虚弱、肾阳亏虚三个证型。（1）肺气虚寒型：症见常因感受风冷异气而发病，恶风寒，面白，气短，咳嗽，咯痰色白，舌苔薄白，脉浮。治宜温补肺脏，祛风散寒。（2）脾气虚弱型：症见鼻痒而喷嚏连作，清涕量多，四肢乏力，大便溏薄，舌淡、苔白，脉细弱。治宜健脾化湿，益气敛涕。（3）肾阳亏虚型：症见鼻痒，鼻塞，喷嚏较多，遇风冷则易发作。畏寒肢冷，小便清长，大便溏薄，舌淡、苔白，脉沉细。治宜温补肾阳，摄纳肾气。

【方一】　玉屏风散

【来源】　林文森。益气固表为主治疗变态反应性鼻炎 255 例总结。上海中医药杂志，1987，（1）：22

【组成】　黄芪 60 克，防风 30 克，白术 60 克。

【用法】　取上药加水 800 毫升同煎，先用武火煎沸后，改用文火煎 30 分钟，药汁一次服完，每日 1 剂。

【功效】　益气固表。

【主治】　过敏性鼻炎，属肺气虚寒型，常因感受风冷异气而发病，恶风寒，面白，气短，咳嗽，咯痰色白，舌苔薄白，脉细。

【方二】　脱敏一号

【来源】　经验方

【组成】　黄芪 10 克，白术 10 克，防风 5 克，辛夷 5 克，甘草 6 克。

【用法】　取上药加水 800 毫升同煎，先用武火煎沸后，改用文火煎 30 分钟，药汁一次服完，每日 1 剂。

【功效】　益气固表。

【主治】　变态反应性鼻炎，属肺气不足，卫表不固者，遇风冷即易发作。

【方三】　甘草干姜汤

【来源】　王乃英。补土暖金治鼻鼽。四川中医，1991，（2）

【组成】　甘草 12 克，干姜 6 克。

【用法】　取上药加水 800 毫升同煎，先用武火煎沸后，改用文火煎 30

分钟，药汁一次服完，每日 1 剂。

【功效】温中益气。

【主治】过敏性鼻炎，属肺脾气虚者，鼻痒而喷嚏连作，清涕量多，四肢乏力，易感冒，大便溏薄，舌淡、苔白，脉细弱。

【方四】固卫冲剂

【来源】周维容. 辨证论治为主治疗过敏性鼻炎 80 例. 中西医结合杂志，1990，(9)：555

【组成】生黄芪 30 克，炒白术 10 克，防风 10 克，干姜 10 克，炙甘草 20 克。

【用法】上药煎煮，浓缩，制成冲剂，分 3 小包，分 3 次冲服。以上为 1 日量。

【功效】温补脾肺，通利鼻窍。

【主治】过敏性鼻炎，属脾气虚弱型，鼻痒而喷嚏连作，清涕量多，四肢乏力，大便溏薄，舌淡、苔白，脉细弱。

【方五】四物汤

【来源】《和剂局方》

【组成】当归 10 克，白芍 10 克，川芎 8 克，熟地 12 克。

【用法】取上药加水 800 毫升同煎，先用武火煎沸后，改用文火煎 30 分钟，药汁一次服完，每日 1 剂。

【功效】养血熄风。

【主治】过敏性鼻炎，属血虚者，鼻痒而喷嚏连作，头晕乏力。鼻甲淡白，舌淡、苔白，脉细弱。

（七）急性咽炎

急性咽炎为咽峡黏膜及黏膜下组织的急性炎症。临床以咽干、咽痛、发热等为主要表现。咽部检查：黏膜充血、肿胀，淋巴滤泡增生，甚至咽侧束肿胀。下颌角淋巴结肿大、压痛。常发生于秋冬及冬春之交。本病的形成主要为病毒与细菌感染，主要为柯萨奇病毒、腺病毒、副流感病毒、链球菌、葡萄球菌及肺炎双球菌。治疗主要以抗炎为主。

中医称本病为"急喉痹"，临床可分为风寒外袭、风热外袭、肺胃实热三个证型。（1）风寒外袭型：症见咽痛，口不渴，恶寒，不发热或微发热，咽黏膜水肿，不充血或轻度充血，舌质淡红、苔薄白，脉浮紧。治宜辛温解表，疏散风寒。（2）风热外袭型：症见咽痛，口微渴，发热，微恶寒，咽部轻度充血，水肿，舌边尖红、苔薄白，脉浮数。治宜疏风清热，解毒利咽。（3）肺胃实热型：症见咽痛较剧，口渴多饮，咳嗽，痰黏稠，发热，大便偏干，小便短黄。咽部充血较甚，舌红、苔黄，脉数有力。治宜泄热解毒，利咽消肿。

【方一】半夏汤

【来源】徐生生。半夏汤加味治疗咽喉肿痛 20 例。新中医，1990，（8）：29

【组成】姜制半夏 10 克，桂枝 10 克，射干 12 克，甘草 4 克。

【用法】取上药加水 500 毫升同煎，先用武火煎沸后，改用文火煎 30 分钟，药汁一次服完，每日 1 剂。

【功效】温经散寒，利咽消肿。

【主治】急性咽炎，属风寒外袭型，咽痛，口不渴，恶寒，不发热或微发热，咽黏膜水肿，不充血或轻度充血，舌质淡红、苔薄白，脉浮紧。

【方二】桔梗汤

【来源】《伤寒论》

【组成】桔梗 6 克，甘草 3 克。

【用法】取上药加水 500 毫升同煎，先用武火煎沸后，改用文火煎 30 分钟，药汁一次服完，每日 1 剂。

【功效】宣肺利咽，清热解毒。

【主治】急性咽炎，属风热外袭型，咽痛，口微渴，发热，微恶寒，咽部轻度充血，水肿，舌边尖红、苔薄白，脉浮数。

【方三】甘桔元射汤

【来源】《四圣悬枢》

【组成】甘草 6 克，桔梗 6 克，玄参 3 克，射干 3 克。

【用法】取上药加水 800 毫升同煎，先用武火煎沸后，改用文火煎 30 分钟，药汁一次服完，每日 1 剂。

【功效】养阴清热，利咽开音。

【主治】急性咽炎，属风热外袭型，伴有伤阴者，咽痛，口干，发热，微恶寒，声音嘶哑，咽部轻度充血等。

【方四】 *调味承气汤*

【来源】《伤寒论》

【组成】 大黄 12 克，炙甘草 6 克，芒硝 12 克。

【用法】 取前二昧药加水 500 毫升同煎，先用武火煎沸后，去渣，加入芒硝，改用微火煎沸，药汁一次服完，每日 1 剂。

【功效】 泻热解毒，利咽消肿。

【主治】 急性咽炎，属肺胃实热型，咽痛较剧，口渴多饮，咳嗽，痰黏稠，发热，大便偏干，小便短黄。咽部充血较甚，舌红、苔黄，脉数有力。

【方五】 *利咽散*

【来源】《疡医大全》

【组成】 山豆根 6 克，桔梗 6 克，甘草 3 克，玄参 10 克，绿豆 20 克。

【用法】 取上药加水 800 毫升同煎，先用武火煎沸后，改用文火煎 30 分钟，药汁一次服完，每日 1 剂。

【功效】 清热养阴，解毒利咽。

【主治】 急性咽炎，属风热外袭型，伴有伤阴者，症见咽痛，口干，发热，咽部轻度充血等。

（八）慢性咽炎

慢性咽炎为咽部黏膜、黏膜下及淋巴组织的弥漫性炎症。临床以咽部不适为特征，常为上呼吸道慢性炎症的一部分。临床表现见咽部不适，如干燥、发痒、微痛、异物感、痰阻感、清嗓频作等。咽部检查见黏膜弥漫性充血，咽后壁淋巴滤泡增生。本病病程长，症状顽固，不易治愈。除急性咽炎反复发作转为慢性，各种鼻病、慢性扁桃体炎、龋齿对咽部的影响外，长期烟酒过度，有害气体、风尘的刺激，都可引起本病。治疗应消除各种致病因素，增强体质，戒除烟酒，改善工作环境，积极治疗鼻等邻近器官的慢性炎症。

中医称本病为"慢喉痹"，临床可分为阴虚肺燥、肺脾气虚、痰热蕴结三个证型。（1）阴虚肺燥型：症见咽喉干疼、灼热，多言之后症状加重，呛咳无痰，频频求饮，而饮量不多，午后及黄昏时症状明显。咽部充血呈暗红色，黏膜干燥，或有萎缩，或有淋巴滤泡增生，舌红、苔薄，脉细数。治宜滋养肺阴，润燥利咽。（2）肺脾气虚型：症见咽喉干燥，但不欲饮，咳嗽有痰易咯，平时畏寒易感冒，神倦乏力，语声低微，大便溏薄。咽部充血较轻，舌苔白润，脉细数。治宜健脾益气，升清利咽。（3）痰热蕴结型：症见咽喉不适，因受寒、疲劳、多言之后症状加重。咳嗽，咯痰黏稠，口渴喜饮。咽黏膜充血，呈深红色，肥厚，有黄白色分泌物附着，舌红、苔黄腻，脉滑数。治宜清热理气，化痰利咽。

【方一】 增液汤

【来源】 尹明凡。增液汤加味治疗慢性咽炎 32 例小结。河南中医，1991，（4）：33

【组成】 玄参 30 克，麦冬 24 克，生地 24 克。

【用法】 取上药加水 800 毫升同煎，先用武火煎沸后，改用文火煎 30 分钟，药汁一次服完，每日 1 剂。

【功效】 养阴润燥利咽。

【主治】 慢性咽炎，属阴虚肺燥型，咽喉干疼、灼热，多言之后症状加重，呛咳无痰，频频求饮，而饮量不多，午后及黄昏时症状明显。咽部充血呈暗红色，黏膜干燥或有萎缩，或有淋巴滤泡增生，舌红、苔薄，脉细数。

【方二】 滋阴利咽汤

【来源】 许风祥。滋阴利咽汤治疗慢性咽炎。河北中医，1987，（3）：5

【组成】 玄参 9 克，麦冬 9 克，野菊花 9 克，胖大海 6 克，甘草 6 克。

【用法】 取上药加水 500 毫升同煎，先用武火煎沸后，改用文火煎 30 分钟，药汁一次服完，每日 1 剂。

【功效】 滋阴利咽。

【主治】 慢性咽炎，属阴虚肺燥型，咽喉干疼、灼热，多言之后症状加重，频频求饮，而饮量不多，午后及黄昏时症状明显。咽部充血呈暗红色，黏膜干燥或有萎缩，或有淋巴滤泡增生，舌红、苔薄，脉细数。

【方三】 清咽饮

【来源】 王鸿莉。自拟清咽饮治疗小儿慢性咽炎。河北中医，1992，（1）：32

【组成】 胖大海 2 克，天门冬 2 克，麦门冬 2 克，乌梅 2 克，丹参 2 克。

【用法】取上药加水 500 毫升同煎，先用武火煎沸后，改用文火煎 30 分钟，药汁一次服完，每日 1 剂。

【功效】养阴清热，生津活血。

【主治】慢性咽炎，属阴虚肺燥型，咽喉干疼、灼热，多言之后症状加重，呛咳，频频求饮。

【方四】松蛋糖油饮

【来源】王广坝。松蛋糖油饮治疗咽炎。江苏中医，1991，（4）：22

【组成】瓦松 30 克，蜂糖 30 克，鸡蛋 3 枚，芝麻油 3 克

【用法】将瓦松加水 500 毫升，急火煎至 300 毫升，去渣，兑入鸡蛋清、糖油搅匀。温服，每日 1 剂，分 3 次服。

【功效】养阴利咽。

【主治】慢性咽炎，属阴虚肺燥型，症见咽喉干疼、灼热，多言之后症状加重，呛咳无痰，频频求饮，而饮量不多，午后及黄昏时症状明显。咽部充血呈暗红色，黏膜干燥或有萎缩，或有淋巴滤泡增生，舌红、苔薄，脉细数。

【方五】干姜附子汤

【来源】李肇。干姜附子汤治寒性咽痛 2 例。新中医，1987，（3）：43

【组成】干姜 10~15 克，附子 5 克。

【用法】取上药加水 500 毫升同煎，先用武火煎沸腾，改用文火煎 30 分钟，药汁一次服完，每日 1 剂。

【功效】温肾散寒。

【主治】慢性咽炎，素体肾阳不足，复感寒邪，致咽痛，畏寒，口淡不渴，大便溏薄，小便清长。

【方六】玄海泡剂

【来源】徐化然经验方

【组成】玄参 10 克，胖大海 2 枚，生甘草 5 克，桔梗 5 克，藏青果 5 克，僵蚕 3 克。

【用法】每日 1 剂，沸水冲泡，频频服用。10 天为 1 个疗程。

【功效】宣肺利咽祛痰。

【主治】慢性咽炎。有不同程度的咽部不适、隐痛、干燥，痒咳和异物感。

（九）急性扁桃体炎

急性扁桃体炎是腭扁桃体的急性非特异性炎症。临床以咽喉肿痛，吞咽困难，扁桃体肿大等为特征。起病较急，咽喉疼痛，吞咽加重，疼痛剧烈者可见吞咽困难，并伴有耳痛。常伴有畏寒，发热。检查见咽部黏膜急性充血，扁桃体肿大、充血，表面可有黄白色分泌物。下颌角淋巴结肿大、压痛。血常规化验示白细胞总数及中性粒细胞明显增加。本病多发于冬春季节，尤以青少年为多见。本病的形成除机体抗病能力下降外，与细菌的入侵密切相关，乙型溶血型链球菌为本病的主要致病菌。治疗以抗炎消肿为主。

中医称本病为"急乳蛾"，临床可分为风热外侵及胃火炽盛两个证型。（1）风热外侵型：症见咽痛，轻度吞咽困难。伴发热、恶寒、咳嗽、咯痰等症。咽黏膜及扁桃体充血，未成脓，舌苔薄白，脉浮数。治宜疏风清热，消肿利咽。（2）胃火炽盛型：症见咽痛较甚，吞咽困难。身热，口渴，大便秘结。咽部及扁桃体充血红肿，见有瘀点或小脓肿，舌红、苔黄，脉洪数。治宜清泻胃火，消肿利咽。

【方一】紫正散
【来源】《重楼玉钥》
【组成】紫荆皮6克，荆芥穗3克，防风3克，细辛1克。
【用法】取上药加水500毫升同煎，先用武火煎沸后，改用文火煎30分钟，药汁一次服完，每日1剂。
【功效】疏风，祛邪，利咽。
【主治】急性扁桃体炎初期，恶寒微发热，咽痛，扁桃体肿大充血不明显者。

【方二】二一煎
【来源】赵伟强。二一煎治疗小儿急性扁桃体炎。四川中医，1992，（2）：20
【组成】一枝黄花12~20克，一点红15~30克。
【用法】取上药加水500毫升同煎，先用武火煎沸后，改用文火煎30分钟，药汁一次服完，每日1剂。

【功效】清热解毒，利咽。

【主治】急性扁桃体炎初期，属风热外侵型，咽痛，轻度吞咽困难。伴发热、恶寒、咳嗽、咯痰等症。咽黏膜及扁桃体充血，未成脓，舌苔薄白，脉浮数。

【方三】 七叶一枝花散

【来源】禹纯瑛。七叶一枝花散剂治疗急性化脓性扁桃体炎30例。中西医结合杂志，1991，（7）：444

【组成】七叶一枝花

【用法】将七叶一枝花根茎切片、晒干、熏烤、研成细末，过80目筛。每次服2克，开水冲服，每日3次。

【功效】清热解毒，利咽。

【主治】急性化脓性扁桃体炎，属胃火炽盛型，咽痛较甚，吞咽困难。身热，口渴，大便秘结。咽部及扁桃体充血红肿，见有脓点或小脓肿，舌红、苔黄，脉数。

【方四】 大黄牡丹皮汤

【来源】吕云钊。大黄牡丹皮汤加味治疗小儿化脓性扁桃体炎。辽宁中医杂志，1991，（6）：36

【组成】大黄12克，牡丹皮3克，桃仁9克，冬瓜仁12克，芒硝9克。

【用法】前五味加水500毫升同煎，先用武火煎沸后，改用文火煎30分钟，去渣，入芒硝，再煎沸，凉后药汁一次服完，每日1剂。

【功效】清热泻火，活血消肿。

【主治】急性化脓性扁桃体炎，属胃火炽盛型，症见咽痛较甚，吞咽困难。身热，口渴，大便秘结。咽部及扁桃体充血红肿，见有斑点或小脓肿，舌红、苔黄，脉洪数。

【方五】 十甘汤

【来源】粟坪华。十甘汤治疗儿童急性扁桃体炎。湖南中医杂志，1987，（1）：54

【组成】甘草20克，十大功劳40克。

【用法】取上药加水500毫升同煎，先用武火煎沸后，改用文火煎30分钟，药汁一次服完，每日1剂。

【功效】清热解毒，利咽。

【主治】儿童急性扁桃体炎，属胃火炽盛型，咽痛较甚，拒食。身热，口渴，大便秘结。咽部及扁桃体充血红肿，见有斑点或大片脓痂。

【方六】　加味升降散

【来源】刘振湖。升降散加味治疗扁桃体炎 150 例。光明中医，1996，(1)：35

【组成】白僵蚕 10 克，大黄 10 克，蝉蜕 8 克，姜黄 9 克。

【用法】取上药加水 500 毫升同煎，先用武火煎沸后，改用文火煎 30 分钟，药汁一次服完，每日 1 剂。

【功效】宣泄郁火。

【主治】急性化脓性扁桃体炎，属胃火炽盛型，咽痛较甚，吞咽困难。身热，口渴，大便秘结。咽部及扁桃体充血红肿，表面有脓性分泌物。

（十）慢性扁桃体炎

慢性扁桃体炎为腭扁桃体的慢性炎症。临床以扁桃体长期肿大不消，炎症反复发作为特征。临床表现为咽喉干燥，微痛微痒，有阻塞感或有痰阻感。检查扁桃体肿大，不充血，表面有脓性分泌物，或挤压扁桃体时有脓性分泌物被挤出。本病多发于青少年，急性扁桃体炎反复发作而未经适当治疗，隐窝积脓引流不畅，机体抵抗力下降及变态反应形成，是慢性扁桃体炎发病的重要因素。常因受凉、疲劳而急性发作。治疗应根据具体情况，使用抗生素，必要时行扁桃体摘除术。

中医称本病为"慢乳蛾"，临床可分为肺肾阴虚、脾气虚弱两个证型。（1）肺肾阴虚型：症见咽部干燥，灼热，微痛不适。干咳少痰，手足心热，精神疲乏，或午后低热，颧赤。扁桃体暗红、肿大，或有少许脓液附于表面，舌红、苔薄、脉细数。治宜养阴清热，生津利咽。（2）脾气虚弱型：症见咽部不适，微痒或干燥，或有异物感，咯痰色白，面色少华，声音低怯，神疲乏力，食少，便溏。扁桃体肿大，充血较轻或不充血，挤压时有少许脓液，舌质淡胖、苔白润，脉细弱。治宜健脾益气，利咽消肿。

【方一】　四君子汤

【来源】黎济民。四君子汤治疗小儿慢性扁桃体炎 20 例。贵阳中医学院学报，1989，(1)：34

【组成】党参 10 克，白术 6 克，茯苓 10 克，甘草 3 克。

【用法】取上药加水 500 毫升同煎，先用武火煎沸后，改用文火煎 30 分钟，药汁一次服完，每日 1 剂。

【功效】补中益气，温养脾胃。

【主治】慢性扁桃体炎，属脾气虚弱型，咽部不适，微痒或干燥，或有异物感，咯痰色白，面色少华，声音低怯，神疲乏力，食少，便溏。扁桃体肿大，充血较轻或不充血，挤压时有少许脓液，舌质淡胖、苔白润，脉细弱。

【方二】 甘桔元射汤

【来源】《四圣悬枢》

【组成】甘草 6 克，桔梗 6 克，玄参 3 克，射干 3 克。

【用法】取上药加水 500 毫升同煎，先用武火煎沸后，改用文火煎 30 分钟，药汁一次服完，每日 1 剂。

【功效】养阴清热，利咽。

【主治】慢性扁桃体炎，属肺肾阴虚型，咽部干燥，灼热，微痛不适；干咳少痰，手足心热，精神疲乏，或午后低热，颧赤，扁桃体暗红、肿大，或有少许脓液附于表面，舌红、苔薄，脉细数。

（十一）咽异感症

咽异感症是指患者咽部有异物样梗阻感，而客观检查无器质性病变者。临床以咽部有异物样梗阻感，进食正常为特征。临床表现见咽部有异物样梗阻感，吐之不出，咽之不下，空咽时明显，进食反而消失，时有胸闷不适。症状时轻时重，与情绪变化有关。咽喉部检查无器质性病变，食道钡透视检查无异常。本病多发于中年妇女，与情绪有关。

中医称本病为"梅核气"。临床可分为痰气互结、肝郁气滞、心脾气虚三个证型。（1）痰气互结型：症见咽中如有痰或其他异物感，咽之不下，吐之不出。时作嗳气、呃逆、恶心、泛泛欲吐，胸脘胀满，舌苔薄白腻，脉弦滑。治宜理气化痰开郁。（2）肝郁气滞型：症见咽中梗阻感，嗳气频频，或作呃逆，胁下胀闷，嗳气后稍舒，舌苔薄白，脉弦。治宜疏肝理气解郁。（3）心脾气虚型：症见咽中异物感，不思饮食，口中无味，面白神疲，少气懒言，或时时悲伤欲哭，夜寐不实，易惊醒或惶恐不安，小便清长，大便溏薄，舌淡、苔白，脉弱。治宜健脾宁心安神。

【方一】 四逆散

【来源】 王文川。郁香四逆散治疗咽异感症 43 例。福建中医药，1991，
（2）：39

【组成】 甘草 3 克，枳实 6 克，柴胡 3 克，芍药 10 克，郁金 10 克，制
香附 6 克。

【用法】 取上药加水 500 毫升同煎，先用武火煎沸后，改用文火煎 30
分钟，药汁一次服完，每日 1 剂。

【功效】 疏肝和脾，解郁利咽。

【主治】 梅核气，属肝郁气滞型，咽中梗阻感，嗳气频频，或作呃逆，
胁下胀闷，嗳气后稍舒，舌苔薄白，脉弦。

【方二】 越鞠丸

【来源】 《丹溪心法》

【组成】 苍术 10 克，香附 10 克，川芎 10 克，神曲 10 克，山栀 10 克。

【用法】 取上药加水 500 毫升同煎，先用武火煎沸后，改用文火煎 30
分钟，药汁一次服完，每日 1 剂。

【功效】 行气解郁。

【主治】 梅核气，属肝郁气滞型，咽中梗阻感，嗳气频频，吞酸呕吐，
胁下胀痛，嗳气后稍舒，舌苔薄白，脉弦。

【方三】 甘麦大枣汤

【来源】 《金匮要略》

【组成】 甘草 10 克，小麦 15 克，大枣 10 枚。

【用法】 取上药加水 500 毫升同煎，先用武火煎沸后，改用文火煎 30
分钟，药汁一次服完，每日 1 剂。

【功效】 养心安神，补脾益气。

【主治】 梅核气，属心脾气虚型，咽中异物感，不思饮食，口中无味，
面白神疲，少气懒言，或时时悲伤欲哭，夜寐不实，易惊醒或惶恐不安，
小便清长，大便清薄，舌淡、苔白，脉弱。

【方四】 诃子散

【来源】 贺留儒。诃子散治疗梅核气 11 例。实用中西医结合杂志，

1992,（1）：50

【组成】诃子 15 克，甘草 15 克，白糖 15 克。

【用法】先将诃子、甘草研细，再与白糖拌匀。每次取 4 克，口服；每日 3 次，10 天为一疗程。

【功效】养阴利咽。

【主治】梅核气，属气阴不足者，咽干不舒，有异物感。

【方五】四七汤
【来源】《和剂局方》
【组成】半夏 10 克，茯苓 10 克，紫苏叶 6 克，厚朴 9 克。

【用法】取上药加水 500 毫升同煎，先用武火煎沸后，改用文火煎 30 分钟，药汁一次服完，每日 1 剂。

【功效】行气开郁，降逆化痰。

【主治】梅核气，属痰气互结型，喉中如有痰或其他异物感，咽之不下，吐之不出。时作嗳气、呃逆、恶心、泛泛欲吐，胸脘胀满，舌苔薄白腻，脉弦滑。

【方六】礞石滚痰丸
【来源】《丹溪心法》
【组成】酒大黄 250 克，黄芩 250，沉香 15 克，礞石 30 克。

【用法】上药为丸，每次 5 克，每日 2 次。

【功效】降火逐痰。

【主治】梅核气，属痰郁化火者，咯吐黄痰，身热便秘，舌苔黄腻者。

（十二）口腔溃疡

口腔溃疡是一种最常见的口腔黏膜病。临床以反复发作的口腔黏膜溃疡性损害为特征。发作时可见口腔内黏膜可见一个或多个黄豆或豌豆大小的黄白色溃烂点，呈圆形或椭圆形，中央凹陷，表面有黄白色假膜，周围可见红晕。疼痛，影响饮食、讲话。本病可见于任何年龄，但以青壮年多见。本病形成常与失眠、便秘、疲劳、精神紧张、月经周期、维生素缺乏有关。治疗采取病因治疗及维生素治疗。

中医称本病为"口疮"。临床可分为心脾积热、阴虚火旺、气血亏虚三个证型。（1）心脾积热型：症见口内疼痛，口渴，口臭，尿短黄，便秘，口疮数量多，周围充血明显，舌红，苔黄，脉数。治宜清热泻火。（2）阴虚火旺型：症见口内疼痛，口干，手足心热，乏力。口疮1~3个，周围轻微充血，舌红，苔少，脉细数。治宜滋阴降火。（3）气血亏虚型：症见口不渴，或伴畏寒，便溏。口疮数量不多，周围黏膜不充血，舌淡，苔薄白，脉细弱。治宜补益气血。

【方一】加味葛根承气汤
【来源】 经验方
【组成】 葛根15克，大黄10克，芒硝10克，甘草10克。
【用法】 取上药加水500毫升同煎，先用武火煎沸后，改用文火煎30分钟，药汁一次服完，每日1剂。
【功效】 清热泻火。
【主治】 口腔溃疡，属心脾积热型，口内疼痛，口渴，口臭，尿短黄，便秘。口疮数量多，周围充血明显，舌红，苔黄，脉数。

【方二】黄连升麻汤
【来源】《千金要方》
【组成】 黄连3克，升麻9克。
【用法】 取上药加水500毫升同煎，先用武火煎沸后，改用文火煎30分钟，药汁一次服完，每日1剂。
【功效】 清热泻火。
【主治】 口腔溃疡，属心脾积热型，口内疼痛，口渴，口臭，尿短黄，便秘。口疮数量多，周围充血明显，舌红，苔黄，脉数。

【方三】二辛汤
【来源】《景岳全书》
【组成】 细辛9克，生石膏30克。
【用法】 取上药加水500毫升同煎，先用武火煎沸后，改用文火煎30分钟，药汁一次服完，每日1剂。
【功效】 清热泻火。
【主治】 口腔溃疡，属心脾积热型，口内疼痛，口渴，口臭，尿短黄，便秘。口疮数量多，周围充血明显，舌红，苔黄，脉数。

【方四】 玄参丸

【来源】《圣济总录》

【组成】玄参 10 克，天门冬 10 克，麦门冬 10 克。

【用法】取上药加水 500 毫升同煎，先用武火煎沸后，改用文火煎 30 分钟，药汁一次服完，每日 1 剂。

【功效】滋阴降火。

【主治】口腔溃疡，属阴虚火旺型，口内疼痛，口干，手足心热，乏力。口疮 1~2 个或 2~3 个，周围轻微充血，舌红、苔少，脉细数。

【方五】 导赤散

【来源】《小儿药证直诀》

【组成】生地 10 克，生甘草 10 克，木通 3 克，竹叶 10 克。

【用法】取上药加水 500 毫升同煎，先用武火煎沸后，改用文火煎 30 分钟，药汁一次服完，每日 1 剂。

【功效】清热泻火。

【主治】口腔溃疡，属心脾积热型，口内疼痛，口渴，口臭，尿短黄，便秘。口疮数量多，周围充血明显，舌红、苔黄，脉数。